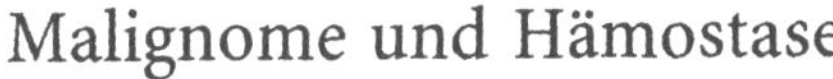

Malignome und Hämostase

Springer
Berlin
Heidelberg
New York
Barcelona
Budapest
Hongkong
London
Mailand
Paris
Santa Clara
Singapur
Tokio

E. Spanuth (Hrsg.)

Malignome und Hämostase

11. Heidelberger Symposium
Neue Entwicklungen
in der Hämostaseologie

Mit 100 Abbildungen und 29 Tabellen

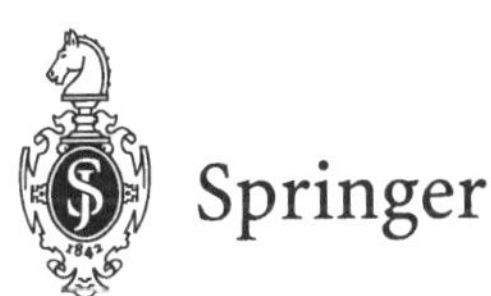

Springer

Dr. Eberhard Spanuth
Boehringer Mannheim
Sandhofer Str. 116
68305 Mannheim

ISBN-13:978-3-540-59253-2

Die Deutsche Bibliothek - CIP-Einheitsaufnahme
Malignome und Hämostase: mit 29 Tabellen/11. Heidelberger Symposium Neue Entwicklungen in der Hämostaseologie. E. Spanuth (Hrsg.). - Berlin; Heidelberg; New York, Barcelona; Budapest; Hong Kong; London, Mailand; Paris; Tokyo; Springer, 1996
ISBN-13:978-3-540-59253-2 e-ISBN-13:978-3-642-79744-6
DOI: 10.1007/ 978-3-642-79744-6

NE: Spanuth, Eberhard [Hrsg.]; Heidelberger Symposium über Neue Entwicklungen in der Hämostaseologie ⟨11, 1994⟩

Umschlaggestattung: Springer-Verlag, Design & Production
Satz: Thomson Press (India) Ltd., Madras

SPIN: 10496300 23/3134/SPS - 5 4 3 2 1 0 - Gedruckt auf säurefreiem Papier

Vorwort

Die auffällige Häufigkeit, mit der maligne Tumoren bei Patienten mit idiopathischen thromboembolischen Komplikationen auftreten, wurde bereits vor mehr als 100 Jahren beschrieben und ist als Trousseau-Phänomen bekannt. In zahlreichen Studien wurde inzwischen der Zusammenhang von Tumor und Thrombose statistisch belegt. Die Häufigkeit von Thromboembolien bei Tumorpatienten liegt zwischen 5 und 15%, bei einzelnen Tumorarten auch darüber.

Die Erforschung der pathophysiologischen Zusammenhänge und die Umsetzung der Ergebnisse in der Therapie stellte deshalb eine Herausforderung dar. Es konnte gezeigt werden, daß durch die Tumorzelle selbst oder indiziert durch spezielle therapeutische Maßnahmen unterschiedliche Mediatoren eine Aktivierung der Thrombozyten, des Endothels und des plasmatischen Gerinnungssystems bewirken können. Für die therapeutische Umsetzung dieser Zusammenhänge im Sinne einer Thromboseprophylaxe ist zunächst der diagnostische Nachweis akuter Aktivierungsprozesse des Hämostasesystems Voraussetzung. Hier hat die Entwicklung der letzten Jahre mit den molekularen Aktivierungsmarkern, insbesondere dem löslichen Fibrin als Indikator einer Thrombinwirkung einerseits und dem D-Dimer als Fibrinolysemarker andererseits, neue Perspektiven eröffnet.

Demgegenüber stellen die Tumormarker ein bereits vielfach in der Routine bewährtes und erprobtes Instrumentarium für Diagnostik und insbesondere Verlaufskontrolle von Krebserkrankungen dar. Der Einsatz der Tumormarker ist unter Betrachtung der methodischen Grenzen und Möglichkeiten und der maßgeblichen diagnostischen Kriterien kritisch zu definieren. Neben der Darstellung des derzeit verfügbaren labordiagnostischen Instrumentariums für Thromboseprophylaxe und Nachsorgeüberwachung von Tumorpatienten und der Betrachtung der pathobiochemischen Reaktionsabläufe in der Wechselwirkung zwischen Tumor und Hämostase werden entsprechende therapeutische Aspekte beleuchtet.

Mannheim, im Juni 1995 E. Spanuth

Inhaltsverzeichnis

Autorenverzeichnis

Bodenmüller, H., Dr.
Boehringer Mannheim, Bahnhofstr. 9–15, 82327 Tutzing

Bruhn, H.D., Prof. Dr.
I. Medizinische Universitätsklinik Kiel, Schittenhelmstr. 12, 24105 Kiel

Dempfle, C.E., Dr.
I. Medizinische Klinik, Klinikum Mannheim,
Institut für Anästhesiologie und Operative Intensivmedizin,
Theodor-Kutzer-Ufer, 68167 Mannheim

Ebert, W., Prof. Dr.
Thoraxklinik Heidelberg-Rohrbach, Amalienstr. 5, 69126 Heidelberg

Harenberg, J., Prof. Dr.
I. Medizinische Klinik, Klinikum Mannheim,
Fakultät für Klinische Medizin Mannheim,
Universität Heidelberg, Theodor-Kutzer-Ufer, 68167 Mannheim

Meier, W., Dr.
Frauenklinik im Klinikum Großhadern
der Ludwig-Maximilians-Universität München,
Marchioninistr. 15, 81377 München

Müller, H., Dr.
Kleingemünder Str. 51, 69118 Heidelberg

Müller-Beissenhirtz, W., Dr.
Institut für Klinische Chemie und Laboratoriumsmedizin,
Bürgerspital, Tunzhoferstr. 14, 70191 Stuttgart

Nawroth, P., Priv.-Doz. Dr.
Universität Heidelberg, Medizinische Klinik I, Bergheimerstr. 58, 69115 Heidelberg

Oehler, G., Prof. Dr.
Rehaklinik Föhrenkamp, Birkenweg 24, 23879 Mölln

Okajima, K.
Department of Laboratory Medicine, Kumamoto University Medical School, Honjo 1-1-1, Kumamoto 860, Japan

Patscheke, H., Prof. Dr.
Medizinisch-diagnostisches Institut, Klinikum Karlsruhe, Moltkestr. 14–18, 76133 Karlsruhe

Scheurlen, H., Dr. (em.)
Institut für Medizinische Biometrie und Informatik, Universität Heidelberg, Im Neuenheimer Feld 305, 69120 Heidelberg

Schirrmacher, V., Prof. Dr.
Deutsches Krebsforschungszentrum, Abteilung Zelluläre Immunologie, Im Neuenheimer Feld 280, 69120 Heidelberg

Schmitt, M., Prof. Dr.
Frauenklinik der Technischen Universität München, Ismaninger Str. 22, 81675 München

Stieber, P., Dr.
Institut für Klinische Chemie, Klinikum Großhadern, Marchioninistr. 15, 81366 München

Wehmeier, A., Priv.-Doz. Dr.
Klinik für Hämatologie, Onkologie und Klinische Immunologie, Zentrum für Innere Medizin der Heinrich-Heine-Universität, Moorenstr. 5, 40225 Düsseldorf

Zacharski, L.R., M.D.
Department of Medicine, Cartmouth Medical School and the Department of Veterans Affairs Medical and Regional Office Center, White River Junction, VT 05009, USA

Klinische Phänomene und pathobiochemische Mechanismen

Veränderungen des Hämostasesystems bei malignen Erkrankungen und deren klinische Bedeutung

H.D. BRUHN und K.-H. ZURBORN

Zusammenfassung. Die klinische Bedeutung paraneoplastischer Hämostasestörungen zeigt sich in der Tatsache, daß hämostaseologische Komplikationen nach den Infektionen die zweithäufigste Todesursache des Tumorpatienten darstellen. Die Gesamtinzidenz manifester Thrombosen beim Tumorpatienten liegt in Abhängigkeit von der Tumorart bei 5–15%. Es führen Lungen- und Pankreastumoren. Jede ätiologisch unklare Thromboembolie muß Anlaß zur Tumorsuche geben. Pathophysiologisch kann als zentraler Mechanismus eine Kombination aus einer Gerinnungsaktivierung durch Tumorprokoagulanzien oder monozytärem Gewebsfaktor und einer Akute-Phase-Reaktion angenommen werden. Die Gerinnungsaktivierung mit Fibrinbildung erfolgt extravaskulär im Tumorgewebe. Dabei wirkt Thrombin nicht nur als Gerinnungsenzym, sondern auch als Gewebshormon. Diese Wirkung des Thrombin als Gewebshormon ist als biochemisches Substrat der Tumorzellenthrombose anzusehen, die als Leitschiene der Tumorausbreitung zu gelten hat. Molekulare Marker der Gerinnungsaktivierung (FPA, TAT, F1 + 2, Fibrinmonomer und D-Dimer) werden in die Blutbahn ausgeschwemmt und sind dort nachweisbar. Die Gerinnungsaktivierung ist meist geringgradig (subklinisch) und erfordert zu ihrem Nachweis empfindliche Bestimmungsmethoden für diese molekularen Marker. Die Akute-Phase-Reaktion induziert eine Hyperfibrinogenämie, eine Hypofibrinolyse durch Anstieg des Plasminogen-Aktivator-Inhibitors (PAI-1) und eine Thrombozytose. Im Rahmen einer Tumortherapie (Operation, Zytostatika- und Strahlentherapie) kommt es zur Akzeleration der Gerinnungsstörung, welche die klinisch eindeutig nachgewiesene erhöhte Thromboseinzidenz in dieser Phase erklärt. Die Freisetzung von Tumorprokoagulanzien beim Zellzerfall zytostatikasensibler Tumoren oder im Rahmen einer Strahlentherapie spielt sicherlich eine entscheidende Rolle. Vom Tumorzerfall unabhängige Mechanismen, wie Akute-Phase-Reaktion, Endothelzellschädigung oder Plättchenaktivierung, dürften ebenfalls wirksam sein, zumal Thrombosen auch bei fehlender oder minimaler Tumormasse (unter adjuvanter Chemotherapie) beobachtet werden. Die klinische Konsequenz aus den angeführten klinischen Beobachtungen und biochemischen Analysen ist die Einleitung einer antithrombotischen Prophylaxe (Heparin, Cumarine, Plättchenfunktionshemmer), um auf diese Weise einerseits der paraneoplastisch entstandenen Thromboseneigung entgegenzuwirken und andererseits hemmend auf den pathophysiologischen Mechanismus der Tumorzellenthrombose als Leitschiene der Tumorausbreitung einzuwirken. Eine konsequente Thromoboembolieprophylaxe verbessert möglicherweise die Prognose desjenigen Tumorpatienten, bei dem eine erfolgversprechende onkologische Therapie möglich ist, wie erste klinische Studien zeigen. Nach bisherigen Ergebnissen sind die Möglichkeiten einer adjuvanten Antikoagulanzientherapie zur direkten Beeinflussung des Tumorwachstums und der Tumorausbreitung in ihrem Erfolg auf einzelne Tumorerkrankungen beschränkt.

Trousseau (1865) beschrieb bereits vor über 100 Jahren die Thrombophlebitis bzw. Phlebothrombose als wichtiges paraneoplastisches Syndrom. Die Bedeutung von Hämostasestörungen für den Tumorpatienten zeigt sich in der Tatsache, daß Thrombosen und Blutungen hinter den Infektionen an zweiter Stelle in der Häufigkeit der Todesursachen folgen, wie eine Sektionsstatistik an 2 696 Fällen zeigt (Tabelle 1, Berger u. Freudenberg 1983). Die Gesamtinzidenz von klinisch manifesten Thrombosen bei Tumorpatienten liegt bei 5–15 % (Ambrus u. Ambrus 1976; Rickels u. Edwards 1983). Bei Autopsien werden sogar in 50 % der Fälle mit malignen Erkrankungen Lungenembolien gefunden (Rickels u. Edwards 1983). Verschiedene Tumorarten gehen unterschiedlich häufig mit thromboembolischen Komplikationen einher. Es führen dabei Lungen- und Pankreastumoren (Tabelle 2, Rickels u. Edwards 1983).

Mit klinisch manifester disseminierter intravaskulärer Gerinnung ist in über 80 % bei akuten Promyelozytenleukämien, seltener bei anderen Formen der Leukämie und in Einzelfällen bei metastasierten Tumoren wie Pankreas- oder anderen Adenokarzinomen zu rechnen.

Nichtbakterielle thrombotische Endokarditiden kommen als verrukös-polypöse Thrombozyten- und Fibrinablagerungen auf morphologisch oft kaum veränderten Schließungsrändern der Mitral- und Aortenklappen in 1–5 % bei

Tabelle 1. Todesursachen bei 2 696 obduzierten Tumorpatienten der Jahre 1950 bis 1976

Todesursachen	*[%]*
Infektionen	30
Thrombosen und Blutungen	28
Organversagen	24
Karzinomatose	18

Tabelle 2. Thromboembolien bei verschiedenen Tumorarten

Tumorart	*(n)*	*[%]*
Lungen	158	27,9
Pankreas	104	18,4
Magen	96	17,0
Kolon	89	15,7
Ovar/Uterus	41	7,2
Prostata	40	7,1

Adenokarzinompatienten vor und geben zu arteriellen Embolien Anlaß (Bick 1978). Mikroangiopathische hämolytische Anämien (MAHA) sind als Komplikation bei metastasierten Mammakarzinomen oder Adenokarzinomen des Magen-Darm-Trakts in bis zu 5 % beschrieben (Lohrmann et al. 1973).

Maligne Paraproteinämien führen selten zur hämorrhagischen Diathese durch Fibrinpolymerisationsstörung, Thrombozytenfunktionsstörung oder Inhibitoren gegen Gerinnungsfaktoren (Rasche 1988). Weiterhin sind in der Literatur bisher ca. 50 Patienten mit einem erworbenen Willebrandt-Syndrom überwiegend bei malignen Lymphomen beschrieben (Rasche 1988).

Die Häufigkeit von Hämostasestörungen im Verlauf einer zytostatischen Tumortherapie ist Tabelle 3 zu entnehmen, Dies betrifft Patienten mit Mammakarzinom, M. Hodgkin, Prostatakarzinom und Leukämien (Levine et al. 1988; Zurborn u. Bruhn 1990).

Pathophysiologie

Gerinnungsaktivierung: Eine entscheidende Rolle in der Pathophysiologie paraneoplastischer Hämostasestörungen spielt die Tumorzelle selbst mit ihren prokoagulatorischen, profibrinolytischen und thrombozytenaktivierenden Eigenschaften (Dvorak 1987; Rickels u. Edwards 1983). Verschiedenste maligne Gewebe, wie maligne Lymphome, Leukämien und Bronchialkarzinome, exponieren in vitro und in vivo Gewebsthromboplastine, und zwar in höherer Aktivität im Vergleich zu den entsprechenden Normalgeweben (Dvorak 1987; Gordon 1985). Eine spezifische Faktor-X-aktivierende Cysteinprotease (“cancer procoagulant”) wird dagegen ausschließlich in malignen (Adenokarzinom) oder embryonalen (Amnion-Chorion-Gewebe menschlicher Plazenta) Geweben gefunden und ist in normalen Geweben reprimiert (Gordon 1985). Tumorzellen können darüber hinaus auch Fibrinolyseaktivatoren bilden und freisetzen, die überwiegend dem Urokinasetyp angehören. Als weitere hämostaseologisch wirksame Mechanismen werden die Kontaktaktivierung des Gerinnungssystems am

Tabelle 3. Häufigkeit von Thromboembolien und disseminierter intravaskulärer Gerinnung bei Zytostatikatherapie

	[%]
Mammakarzinom (adjuvante Therapie)	5–6,8
M. Hodgkin (Stadium III und IV)	6,0
Mammakarzinom (Stadium IV)	17,6
Prostatakarzinom	24,0
Akute myeloische Leukämie	50,0
Akute Monozytenleukämie	66,7
Akute Promyelozytenleukämie	100,0

unphysiologischen Endothel der Neovaskularisation und die Stimulation eines Monozytengewebsfaktors diskutiert (Rickels u. Edwards 1983).

Die Aktivierung des Hämostasesystems durch die Exposition von Gewebsthromboplastin geschieht überwiegend extravaskulär im Tumorgewebe selbst und führt über eine Aktivierung des exogenen Gerinnungssystems zur Thrombinbildung (Abb. 1). Voraussetzung ist ein von der Tumorzelle produzierter Permeabilitätsfaktor, der alle Komponenten des Gerinnungssystems im Tumorgewebe verfügbar macht (Dvorak 1987). Nach Ausschwemmung in die Zirkulation sind erhöhte Spiegel von löslichem Fibrin, Markern der Thrombinwirkung (FPA, TAT) und der sekundären Fibrinolyse (FDP, D-Dimere) im Blut von Tumorpatienten nachweisber (Peuscher et al. 1980; Zurborn u. Bruhn 1990; Abb. 2). In der Remission nach erfolgreicher Tumortherapie geht der Spiegel dieser Parameter deutlich zurück und steigt im Rezidiv wieder an (Peuscher et al. 1980).

Fibrinolysesystem: Lokale Freisetzung von Plasminogenaktivatoren fördert die Gewebeinvasion des Tumors und damit seine Metastasierungsneigung (de Jong et al. 1987). Systemisch hingegen liegt meist eine Hypofibrinolyse vor, die eine Absiedlung von Tumorembolien fördert und damit den Metastasierungsvorgang. Neueste Untersuchungen zeigen, daß möglicherweise eine Erhöhung des Plasminogen-Aktivator-Inhibitors diese Hypofibrinolyse auslöst (de Jong et al. 1987). Seltener ist eine Freisetzung von Plasminogenaktivator aus der malignen Zelle so ausgeprägt, daß eine systemische primäre Hyperfibrinolyse resultiert und eine entsprechende Hämostasestörung mit Blutungsneigung hervorruft. Dies kann in einem Teil der Fälle mit Promyelozytenleukämie auftreten und

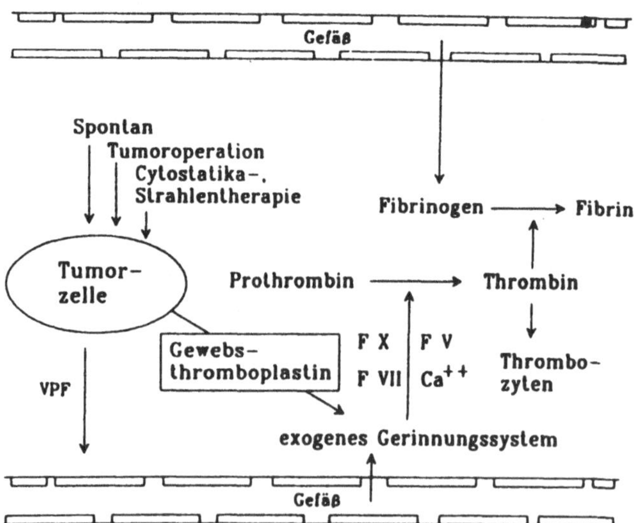

Abb. 1. Mechanismus der extravaskulären Gerinnungsaktivierung im Tumorgewebe. Der vaskuläre Permeabilitätsfaktor (*VPF*) sorgt für die Verfügbarkeit aller nichtzellulären Bestandteile des Gerinnungssystems im Tumorgewebe. Nach Exposition von Gewebsthromboplastin, die spontan oder therapieinduziert während Operationen, Zytostatika- oder Strahlentherapie erfolgt, kommt es zur Aktivierung des exogenen Gerinnungssystems und zur Thrombin- und Fibrinbildung

kasuistisch bei verschiedenen metastasierten Tumoren, wie z.B. dem Prostatakarzinom auftreten (Bick 1978).

Graeff et al. (1994) haben kürzlich zeigen können, daß ein Plasminogenaktivator vom Urokinasetyp und der Inhibitor PAI-1 eine Schlüsselrolle in der tumorassoziierten Proteolyse spielen. Graeff et al. (1994) konnten zeigen, daß der Gehalt von Brustkrebsgewebe an Urokinaseaktivator und an PAI-1 eng korreliert zur rückfallfreien Überlebenszeit. Der Rezeptor für den Urokinaseaktivator an der Oberfläche der Tumorzelle ist also entscheidend für die invasive Potenz des malignen Gewebes, eine Hemmung dieses Urokinaseaktivators könnte demnach auch das Tumorgewebe in seiner invasiven Neigung hemmen.

Akute-Phase-Reaktion: Eine Akute-Phase-Reaktion beim Tumorpatienten wird im Rahmen eines unspezifischen Abwehr- und Wundheilungsprogramms des Organismus gesehen (Schneider 1988). Das vom aktivierten Monozyten-Makrophagen-System sezernierte Interleukin-1 vermittelt dabei das Signal zur hepatischen Synthese verschiedener Plasmaproteine, wozu auch das Fibrinogen gehört und zur Freisetzung von Faktor VIII und Plasminogen-Aktivator-Inhibitor (PAI) aus dem Endothel (Dinarello 1984; Kluft et al. 1985).

Zusammenfassend kann daher als zentraler Mechanismus der tumorinduzierten Hämostasestörung eine Kombination aus Gerinnungsaktivierung durch Prokoagulantien der Tumorzelle selbst oder von Monozyten und einer Akute-Phase-Reaktion angenommen werden.

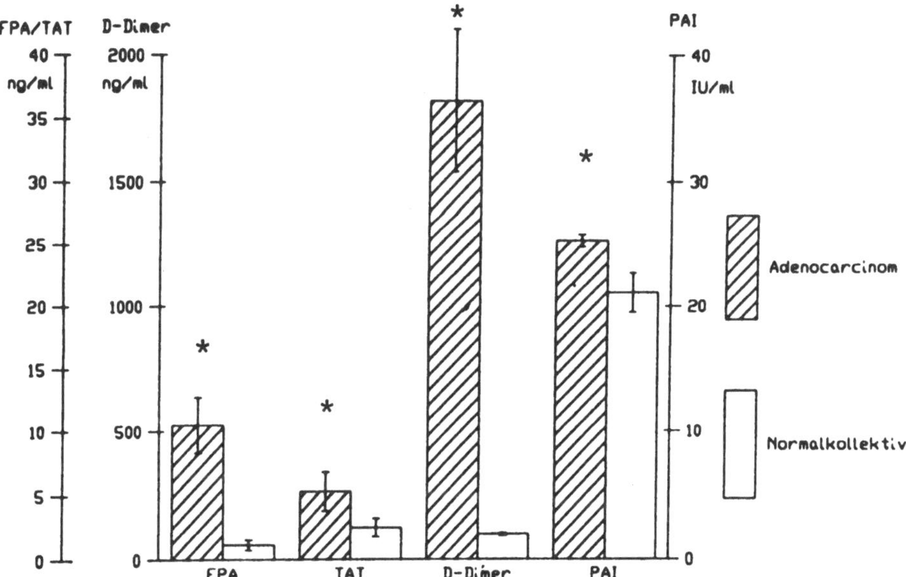

Abb. 2. Hämostaseparameter bei Patienten mit metastasierten Adenokarzinomen (n = 50). Darstellung der Marker einer Thrombinwirkung: Fibrinopeptid A (*FPA*), Thrombin-Antithromnbin-III-Komplexe (*TAT*), der Marker einer sekundären Fibrinolyse (*D-Dimer*) und des Plasminogen- Aktivator-Inhibitors (*PAI*). Angegeben ist jeweils der Median und der Standardfehler des Medians. Signifikante Unterschiede zum Normalkollektiv (n = 35) im U-Test (Mann-Whitney-Test) sind markiert (*$p < 0,05$)

Morphologische Aspekte der Onkohämostaseologie: Gerinnungsvorgänge und Tumorausbreitung

Die Tumorausbreitung kann unterteilt werden in eine extravaskuläre Phase, die Penetration und eine intravaskuläre Phase, die Dissemination (Sträuli 1976). In der experimentellen Onkohämostaseologie konnte gezeigt werden, daß in der Initialphase subkutaner Implantate des Walker-Karzinosarkoms der Ratte Fibrinniederschläge gebildet und offenbar vom Tumor als Leitgerüst für das Wachstum verwendet werden (Jones et al. 1971). Wir kommen in diesem Zusammenhang auch auf historisch zu nennende Beobachtungen zum Thema des Tumorwachstums und der Krebszellenembolisierung (Schmidt 1903). Es wurde schon damals morphologisch nachgewiesen, daß Krebszellenembolien in Lungenarterien des Menschen nachweisbar waren, in deren Zentrum zerklüftete Gruppen von Krebszellen nachweisbar waren (Schmidt 1903). Die Beziehung der Tumorzellenausbreitung zur thromboplastischen Aktivität und zur fibrinolytischen Aktivität der Tumorzellen wurde daher schon frühzeitig erkannt und auch tierexperimentell dokumentiert (Sträuli 1976). Die Bedeutung von Fibrinbildung und Fibrinauflösung in einem Tumorgewebe wurde in diesem Zusammenhang zwar nicht endgültig abgeklärt, jedoch als Hinweis unterschiedlicher thromboplastischer und fibrinolytischer Aktivitäten von Tumorzellen gewertet. Auch die Bedeutung der Blutplättchen wurde in diesem Zusammenhang analysiert. Tierexperimentell waren Tumorzellen in kleinen Lungengefäßen (Walker-Karzinosarkom der Ratte) zunächst von Plättchen umgeben, die Bildung von Tumorembolien, die von Fibrin und Thrombozyten umgeben waren, wurde demonstriert (Jones et al. 1971). Es wurde jedoch schon damals nachgewiesen, daß thromboplastische Vorgänge keine unbedingte Voraussetzung der intravaskulären Arretierung von Tumorelementen darstellen. Es wurde gezeigt, daß menschliche Tumorzellen (HeLa) in Hanks-Lösung, also bei Abwesenheit von Fibrinogen und Thrombozyten, an überlebender Venenwand anhefteten (Warren u. Güldner 1969). Den Enzymen Thrombin und Plasmin wurden also Schlüsselpositionen zugesprochen (Sträuli 1976). Unspezifische Proteaseeffekte dieser Enzyme Thrombin und Plasmin sollten nach diesen Theorien für Penetration und Dissemination von entscheidender Bedeutung sein können. Von morphologischer Seite wurden also schon auch tierexperimentell und im Hinblick auf Befunde der Humanpathologie wesentliche Beiträge zum Verständnis der Tumorzellausbreitung und der Metastasierung geleistet.

Therapieinduzierte Hämostasestörungen

Bei der Operation von Tumorpatienten wird die bekannte perioperative Thromboseneigung durch die tumorbedingte Hämostasestörung verstärkt, daher ist mit einer 2- bis 4fach erhöhten Thromboseneigung im Vergleich zu Operationen bei Nichttumorpatienten zu rechnen (Ambrus u. Ambrus 1976).

Die Bedeutung therapieinduzierter Hämostasestörungen bei der Zytostatikatherapie und bei der Strahlentherapie von Malignomen wird in den letzten Jahren zunehmend erkannt. Verschiedene zytostatikainduzierte Hämostasestörungen sind in Tabelle 4 zusammengefaßt.

Eine Untersuchung an 30 Patienten mit Non-Hodgkin-Lymphomen konnte eine Gerinungsaktivierung bereits 4 h nach Beginn der Zytostatikatherapie nachweisen (Zurborn u. Bruhn 1990). Zu diesem frühen Zeitpunkt lag ein signifikanter Anstieg von Markern der Thrombinwirkung (Fibrinopeptid A und Thrombin-Antithrombin-III-Komplexe) und der sekundären Fibrinolyse nach Fibrinbildung (D-Dimere) vor (Abb. 3). Dies unterstützt die These von der Gerinnungsaktivierung durch freigesetzte Tumorzellthromboplastine beim zytostatikainduzierten Tumorzellzerfall. Die Befunde können durch eine gesteigerte Ex-position des Gewebsthromboplastins beim hohen Zellzerfall von zytostatikasensiblen Tumoren erklärt werden (Zurborn u. Bruhn 1990). Zudem kam es zum signifikanten Anstieg des Plasminogen-Aktivator-Inhibitors (PAI) ebenfalls nach 4 h, was der raschen Reaktion dieses Akute-Phase-Proteins entspricht (Kluft et al. 1985). Dieser durch den PAI-Anstieg im Rahmen einer Akute-Phase-Reaktion ausgelösten Hypofibrinolyse dürfte wesentliche Bedeutung bei der Entwicklung von Thromboembolien unter Zytostatikatherapie zukommen.

Im folgenden sollen weiterhin unsere Befunde betreffend den Einfluß einer Strahlentherapie auf das Hämostasesystem bei Patienten mit verschiedenen Malignomen zur Darstellung kommen: Vor Beginn der Strahlentherapie lag der Fibrinopeptid-A-Spiegel schon im pathologischen Bereich (über 2 ng/ml) bei diesen Patienten und stieg am dritten Tag der Strahlentherapie weiter an ($p < 0{,}01$; Abb. 4). Vor Strahlentherapie lag die Konzentration des Thrombin-Antithrombin-III-Komplexes im Normbereich, stieg jedoch signifikant in den pathologischen Bereich mit 4,9 ng/ml am dritten Tag der Strahlentherapie an ($p < 0{,}01$) und erreichte wieder am 13. Tag die Werte vor Behandlung ($p < 0{,}05$; Abb. 4). Antithrombin III zeigte keine relevanten Änderungen während der gesamten Strahlentherapie. Das Faktor-VIII-assoziierte Protein stieg während

Tabelle 4. Charakteristische thrombotische und hämorrhagische Krankheitsbilder bei bestimmten Tumoren unter Zytostatikatherapie

Krankheitsbild	*Tumorart*
Verbrauchskoagulopathie	akute Promyelozytenleukämie
Mikraongiopathische hämolytische Anämie	Mitomycin C, Adriamycin Cisplatin, 5-Fluorouracil
Budd-Chiari-Syndrom	Adriamycin, Dacarbazin
Bleomycinlunge (akute Form)	Bleomycin
Arterielle Thrombosen	Cisplatin + Bleomycin
	Cisplatin + Vindesin
Venöse Thrombosen	Mammakarzinom
	M. Hodgkin
	Prostatakarzinom

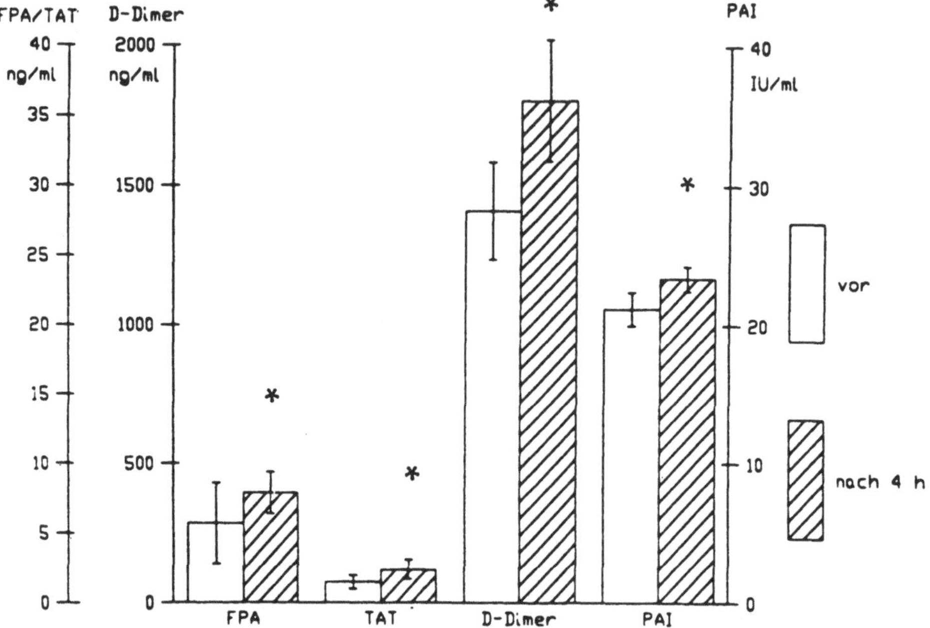

Abb. 3. Hämostaseparameter vor und 4 h nach Beginn einer Zytostatikatherapie bei 30 Patienten mit Non-Hodgkin-Lymphomen. Darstellung der Marker einer Thrombinwirkung, Fibrinopeptid A (*FPA*), Thrombin-Antithrombin-III-Komplexe (*TAT*), der Marker einer sekundären Fibrinolyse (*D-Dimer*) und des Plasminogen-Aktivator-Inhibitors (*PAI*). Angegeben ist jeweils der Median und der Standardfehler des Medians. Signifikante Veränderungen zum Ausgangswert vor Therapiebeginn im Wilcoxon-Test für Paardifferenzen sind markiert (*p < 0, 05)

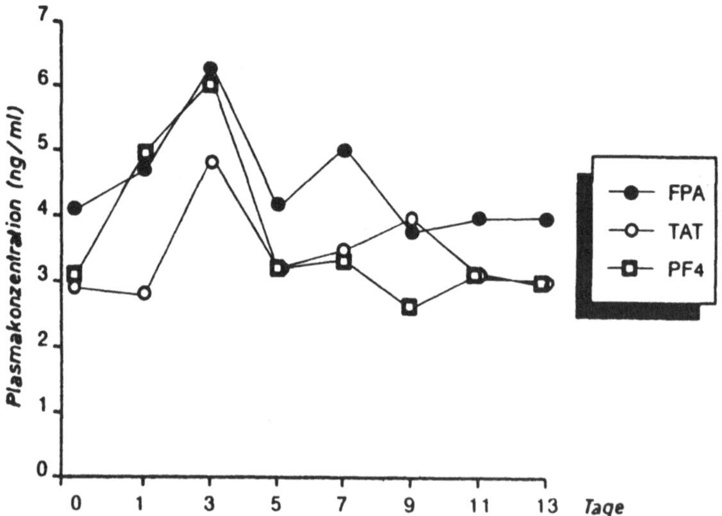

Abb. 4. Einfluß einer Strahlentherapie auf das Hämostasesystem bei Patienten mit verschiedenen Malignomen. Ordinate: Plasmakonzentration (ng/ml). Abszisse: Therapiedauer in Tagen. *FPA* Fibrinopeptid A; *TAT* Thrombin-Antithrombin-III-Komplexe; *PF 4* Plättchenfaktor 4

des gesamten Behandlungsverlaufs signifikant an (Abb. 5). Der Plättchenfaktor 4 war besonders am dritten Tag der Strahlentherapie signifikant erhöht ($p < 0{,}01$; Abb. 4).

Diskussion

Nicht nur die im Rahmen eines Tumorleidens spontan auftretende Thromboseneigung und nicht nur die therapeutisch induzierte Thromboseneigung durch Zytostatika- oder Strahlentherapie muß hier Gegenstand der Diskussion sein. Vielmehr ist in diesem Zusammenhang auch die Tumorzellenthrombose als "Leitschiene" der Metastasierung mit allen ihren pathophysiologischen Voraussetzungen und Konsequenzen in den Mittelpunkt zu rücken. Schon kleinere, lokal freigesetzte Thrombinaktivitäten, wie sie innerhalb einer Tumorzellenthrombose zu erwarten sind, können nach unseren eigenen Untersuchungen die Proliferation der Tumorzellen normalerweise in einem metastasierenden Zellverband stimulieren. Diese Stimulation der Tumorzellen durch kleinere Thrombinmengen, wie sie beim Zerfall der Tumorzellen entstehen, erscheint schon deshalb pathophysiologisch relevant, als an der Oberfläche verschiedener Zellsysteme, besonders auch der Malignomzellen, spezifische Rezeptoren bzw. Rezeptormechanismen nachweisber sind (Bruhn 1993, 1986, Bruhn et al. 1984), die eine thrombininduzierte Steigerung der Zellproliferation realisieren können. Natürlich ist für das Zellwachstum und für die Zellproliferation nicht nur das Thrombin allein von Bedeutung, in gleicher Weise auch nicht die

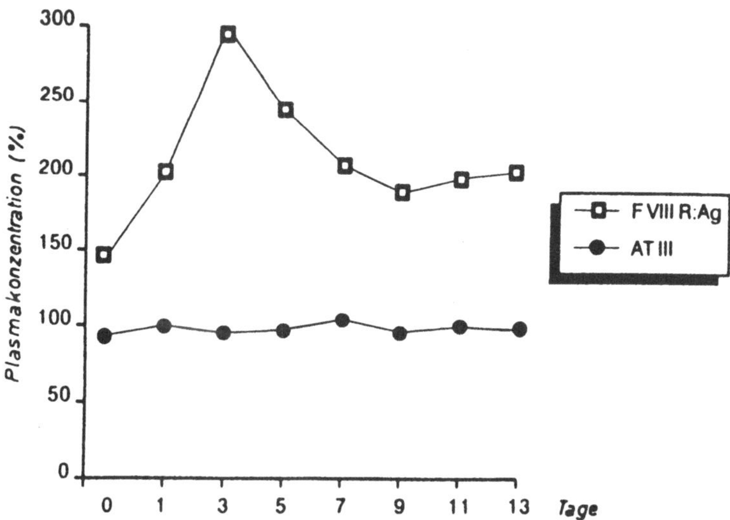

Abb. 5. Einfluß einer Strahlentherapie auf das Hämostasesystem bei Patienten mit verschiedenen Malignomen. Ordinate: Plasmakonzentration [%]. Abszisse: Therapiedauer in Tagen. *F VIII R: Ag* Faktor VIII-assoziiertes Protein. *AT III* Antithrombin III

induzierten Plättchenfaktoren, vielmehr sind auch andere Proteasen in diesem Zusammenhang von klinischer Bedeutung. In diesem Zusammenhang möchten wir v.a. die neueren Untersuchungen von Graeff et al. (1994) hervorheben, die gezeigt haben, daß auch ein Fibrinolyseaktivator vom Urokinasetyp und der Plasminogen-Aktivator-Inhibitor (PAI-1) von großer klinischer Relevanz sind und gut zum Fortschreiten beispielsweise eines Mammakarzinoms korreliert sind.

Aufgrund unserer eigenen Untersuchungen möchten wir das folgende Schema vorschlagen (Abb. 6), wobei das aus Tumorzellen spontan oder unter Therapieeinfluß gebildete Thrombin nun wieder rückwirkend die Tumorzelle in ihrer Proliferation stimulieren kann (Abb. 6). Damit legt die Tumorzelle gewissermaßen ein "parasitäres" Verhalten an den Tag, insofern als sie das Gerinnungssystem des Wirtsorganismus für ihre nutritiven Zwecke ausnutzt, indem sie durch lokale Gerinnungsaktivierung und Thrombinbildung die eigene Proliferation stimuliert. In früheren eigenen Versuchen konnten neuraminidase- und galaktosidasesensible Rezeptoren an der Oberfläche von Leukämie- und Tumorzellen dokumentiert werden (Bruhn et al. 1984). Eine zusätzliche Wirkung des aktivierten Faktors XIIIa und von Plättchenfaktoren ist hierbei durchaus zu diskutieren. Damit wird die Tumorzellenthrombose nicht nur als morphologisches Äquivalent im Sinne einer "Leitschiene" der Metastasierung verständlich, sondern auch als biochemisches Korrelat einer stimulierenden Einflußnahme des Wirtsorganismus auf die Tumorzellproliferation. In diesem Zusammenhang sollen noch eigene frühere Untersuchungsergebnisse angeführt werden, die eine Stimulation der Proliferation von Leukämiezellen (Abb. 7) und von Tumorzellen (Abb. 8) durch Thrombineinfluß nachwiesen. Allerdings reagierten nicht alle Tumorzellen in diesen Untersuchungen mit einer Zunahme der Zellzahl, in einigen Fällen kam es lediglich auch zu einer Zunahme des Thymidineinbaus der Zellen ohne Zunahme der Zellzahl.

Aus den vorliegenden Befunden dürfte auch unter pathophysiologischen Gesichtspunkten hervorgehen, daß eine adjuvante gerinnungshemmende

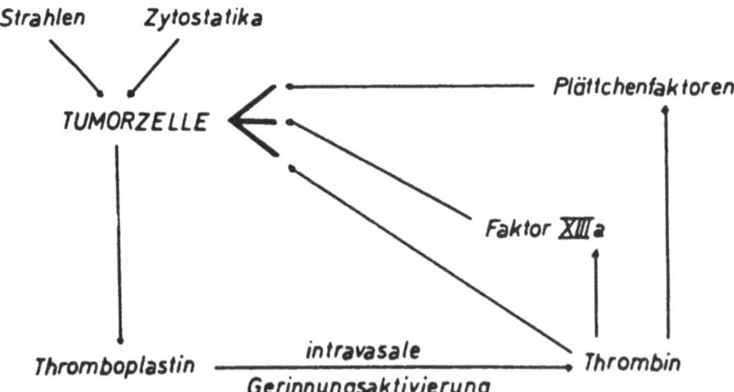

Abb. 6. Durch Freisetzung von Tumorzellenthromboplastinen aus der Tumorzelle bildet sich lokal Thrombin, das seinerseits wieder die Tumorzelle stimulieren kann (schematische Darstellung). Der gleichzeitigen Aktivierung des Faktors XIII zu Faktor XIIIa und der Plättchenfaktoren dürfte eine zusätzliche stimulierende Wirkung zukommen

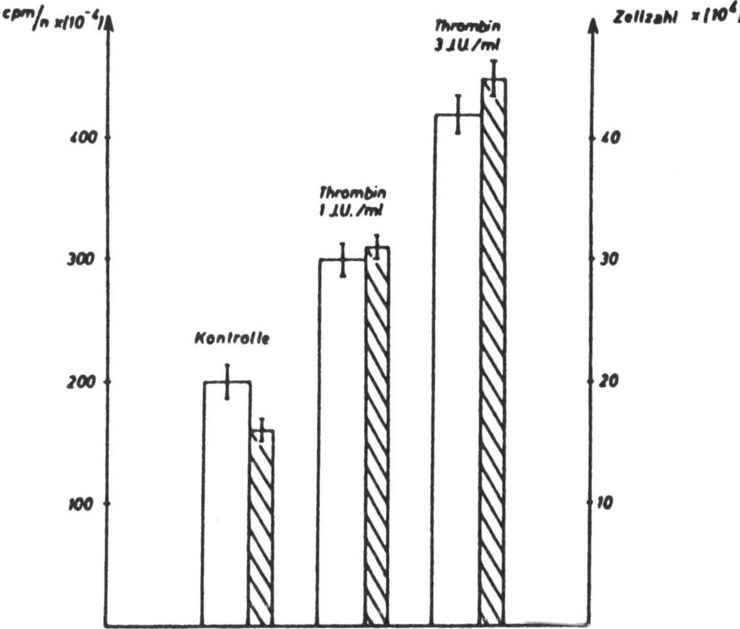

Abb. 7. Einfluß einer 12stündigen Thrombininkubation auf die Proliferation von Zellen einer akuten lymphatischen Leukämie (24 h nach Aussaat). *Weiße Säulen* Zellzahl. *Gestrichelte Säulen* Thymidinaufnahme pro Zelle. Die beobachteten Unterschiede zwischen Kontrolle und Versuchsansätzen waren auf dem 1%-Niveau signifikant. Die Abbildung zeigt in der Mitte jeder Säule die Standardabweichung der Mittelwerte

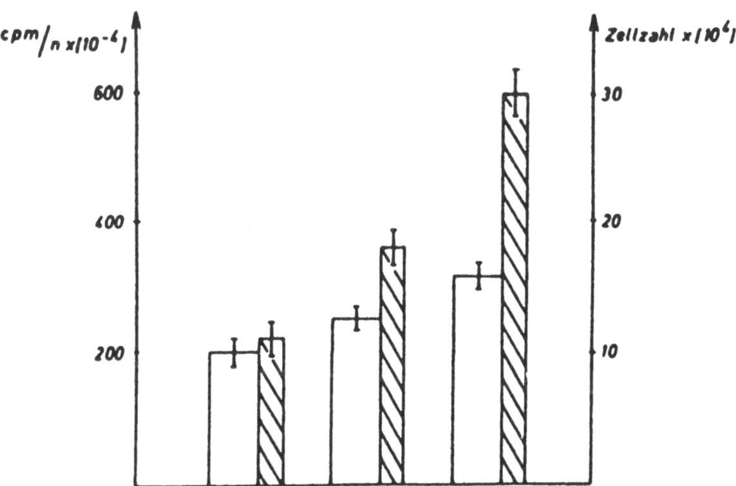

Abb. 8. Einfluß einer 12stündigen Thrombininkubation auf die Proliferation von Zellen eines Sarkoms (24 h nach Aussaat). *Weiße Säulen* Zellzahl. *Gestrichelte Säulen* Thymidinaufnahme pro Zelle. Die beobachten Unterschiede zwischen Kontrolle und Versuchsansätzen waren auf dem 1%-Niveau signifikant. Die Abbildung zeigt in der Mitte jeder Säule die Standardabweichung der Mittelwerte

Behandlung (Heparin, Cumarin) oder eine aggregationshemmende Therapie (Plättchenaggregationshemmer) von Einfluß auf die Ausbreitung eines Malignoms sein dürfte, wobei allerdings die klinische Relevanz einer solchen Aussage nur durch klinische Studien dokumentiert werden kann. Zum einen könnte dabei eine Prophylaxe thromboembolischer Komplikationen erreicht werden und zum anderen über die Hemmung der Tumorzellenthrombose eine Steigerung der Effektivität der Antitumortherapie angestrebt werden. Basierend auf tierexperimentellen und auf ersten klinischen Studien ist ein vorwiegend antimetastatischer Effekt von Heparin, von Thrombozytenfunktionshemmern und von Cumarinen zu erwarten (Gastpar 1982; Hilgard 1976; Thornes 1975). Besondere klinische Relevanz dürfte dabei den Ergebnissen kontrollierter Studien zukommen, wie sie mit Warfarin von Zacharski et al. (1984) bei Lungentumoren durchgeführt wurden. Diese Ergebnisse belegen eine signifikante Verlängerung der medianen Überlebenszeit bzw. signifikant mehr komplette Remissionen beim kleinzelligen Bronchialkarzinom durch eine Warfarinbehandlung. Bereits gesichert ist auch für die klinische Anwendung die Heparintherapie bei der akuten Promyelozytenleukämie, wo eine Verbesserung der Remissionsraten (wohl v.a. in erster Linie durch Reduzierung der zerebralen Blutungen) gelang (Drapkin et al. 1978). Eine Antikoagulanzien-Behandlung unter der Strahlentherapie beim Zervixkarzinom konnte in einer Studie an 2800 Patientinnen nicht nur signifikant die tödliche Lungenarterienembolierate (von 1,7 auf 0,4 %) senken, sondern auch die Fünfjahresüberlebensrate um ca. 7 % erhöhen (Ludwig 1974). Gastpar (1982) konnte mit Thrombozytenfunktionshemmern eine erfolgreiche Langzeitmetastasenprophylaxe bei verschiedenen Tumoren im HNO-Bereich durchführen.

Literatur

Ambrus JL, Ambrus CM (1976) Blood coagulation in neoplastic disease. In: Gastpar H (Hrsg) Onkohämostaseologie. Schattauer, Stuttgart, S 167–193

Berger H, Freudenberg N (1983) Todesursachen bei Malignompatienten. Med Welt 34: 112–118

Bick RL (1978) Alterations of hemostasis associated with malignancy: etiology, pathophysiology, diagnosis and management. Semin Thromb Hemost 5: 1–26

Bruhn HD (1986) Untersuchungen zur Biochemie der Tumorzellenthrombose: Thrombin als Gewebshormon. Behring Inst Mitt 79: 31–36

Bruhn HD, Zurborn KH (1983) Influences of clotting factors (thrombin, factor XIII) and of fibrinonectin on the growth of tumor cells and leukemic cells in vitro. Blut 46: 85–88

Bruhn HD, Heimburger N, Wormsbächer S, Zurborn KH (1984) Untersuchungen zum Mechanismus der Thrombin- und Faktor-XIII-Wirkung auf Fibroblasten und Leukämiezellen. In: Beck EA (Hrsg) Thrombose- und Hämostaseforschung. Berichtsband, 3. Kongreß für Thrombose und Blutstillung. Schattauer, Stuttgart, S 375

Bruhn HD, Knapp S, Senger H, Werner H, Zurborn KH (1988) Auswirkungen einer Strahlen- oder Zytostatikatherapie auf das Hämostasesystem. In: Tilsner V, Matthias FR (Hrsg) Blutgerinnung und Onkologie. XXXI. Hamburger Symposium über Blutgerinnung. Roche, Basel, S 171

Dinarello CA (1984) Interleukin-1 and the pathogenesis of the acute-phase response. N Engl J Med 311: 1413–1418

Drapkin RL, Gee TS, Dowling MD, Arlin Z, McKenzie S, Kempin S, Clarkson B (1978) Prophylactic heparin therapy in acute promyelocytic leukemia. Cancer 41: 248–249

Dvorak HF (1987) Thrombosis and cancer. Hum Pathol 18: 275–284

Gastpar H (1982) Beeinflussung der Metastasierung durch Hemmung der Thrombozytenaggregation. Beitr Onkol 13: 290–306

Gordon SG (1985) Tumorprokoagulans, Gerinnung und Fibrinolyse bei malignen Erkrankungen. Hämostaseologie 5: 160–165

Graeff H, Wilhelm O, Jänicke F, Schmitt M (1994) Tumor-associated proteolysis: Prospects in clinical decision making and tumor-biology oriented therapy. Ann Hematol 68 [Suppl II]: A51

Hilgard P (1976) Tumorausbreitung und Metastasierung als Indikation für Antikoagulation und Fibrinolysetherapie. In: Gastpar H (Hrsg) Onkohämostaseologie. Schattauer, Stuttgart, S 107–109

Jones DS, Wallace AC, Fraser EE (1971) Sequence of events in experimental metastases of Walker 256 tumor: Light, immunofluorescent and electron microscopic observations. J Natl Cancer Inst 46: 493–405

Jong E de, Knot EAR, Piket D, Iburg AHC, Rijken DC, Veenhof KHN, Dooijewaard G, ten Cate JW (1987) Increased plasminogen activator inhibition levels in malignancy. Thromb Haemost 57: 771–782

Kluft C, Verheijen JH, Jie AFH, Rijken DC, Preston FE, Sue-Ling HM, Jespersen J, Aasen AO (1985) The postoperative fibrinolytic shutdown: A rapidly reverting acute phase pattern for the fast-acting inhibitor of tissue-type plasminogen activator after trauma. Scand J Clin Lab Invest 45: 605–610

Levine MN, Gent M, Hirsh J, Arnold A, Goodyear MD, Hryniuk W, De Pauw S (1988) The thrombogenic effect of anticancer drug therapy in women with stage II breast cancer. N Engl J Med 318: 404–407

Lohrmann HP, Adam W, Heymer B, Kubanek B (1973) Microangiopathic hemolytic anemia in metastatic carcinoma. Report of eight cases. Ann Intern Med 79: 368–375

Ludwig H (1974) Anticoagulantien beim fortgeschrittenen Carcinom. Gynäkologe 7: 204–212

Peuscher FE, Cleton FJ, Armstrong L, Stoepman-van Dalen EA, Mourik JA van, Afken WG van (1980) Significance of plasma fibrinopeptide A (fpA) in patients with malignancy. J Lab Clin Med 96: 5–14

Rasche H (1988) Immunkoagulopathien bei Tumorerkrankungen. In: Tilsner V, Matthias FR (Hrsg) Blutgerinnung und Onkologie. XXXI. Hamburger Symposion über Blutgerinnung. Roche, Basel, S 27

Rickles FR, Edwards RL (1983) Activation of blood coagulation in cancer: Trousseau's syndrome revisited. Blood 62: 14–31

Schmidt MN (1903) Die Verbreitungswege der Karzinome und die Beziehung generalisierter Sarkome zu den leukämischen Neubildungen. Fischer, Jena

Schneider W (1988) Bedeutung von Hämostasestörungen für Diagnostik und Therapie von Tumorkrankheiten. Hämostaseologie 8: 34–36

Sträuli P (1976) Morphologische Aspekte der Onkohämostaseologie: Gerinnungsvorgänge und Tumorausbreitung. In: Gastpar H (Hrsg) Onkohämostaseologie. Schattauer, Stuttgart, S 35–50

Thornes RD (1975) Adjuvant therapy of cancer via the cellular immune mechanism or fibrin by induced fibrinolysis and oral anticoagulants. Cancer 35: 91–97

Trousseau A (1865) Phlegmasia alba dolens. Clinique médicale de l'hotel-dieu de Paris. The New Sydenham Society, London, pp 3–94

Warren BA, Güldner FH (1969) Ultrastructure of the adhesion of HeLa cells to human vein wall. Angiologica 6: 32–53

Zacharski LR, Henderson WG, Rickles FR, Formann WB, Cornall CJ, Forcier J, Edwards RL, Headley E, Kim S, O'Donnell JF, O'Dell R, Tornyos K, Kwaan HC (1984) Effect of warfarin anticoagulation on survival in carcinoma of the lung, colon, head and neck, and prostate. Cancer 53: 2046–2052

Zurborn KH, Bruhn HD (1990) Durch Zytostatika- und Strahlentherapie induzierte Hämostasestörungen. In: Bruhn HD (Hrsg) 6. Kongreß der Gesellschaft für Thrombose- und Hämostaseforschung, Kiel, 21.–24. Februar 1990. Schattauer, Stuttgart, S 364

Die Rolle der Thrombozyten und des Endothels bei Malignomen

H. PATSCHEKE und A. RUF

Zusammenfassung. Die hämatogene Ausbreitung eines Malignoms ist ein mehrstufiger Prozeß. Nach Ablösung der Tumorzellen vom Primärtumor und ihrer Migration in die Zirkulation können sie mit Blutzellen interagieren. Zirkulierende Tumorzellen findet man meist mit Thrombozyten und Fibrin assoziiert. Solche Mikrothromben können zufällig in der Mikrozirkulation abgefangen werden, wo dann aus den in ihnen enthaltenen Tumorzellen ein Sekundärtumor hervorgehen kann. Diese Hypothese für den Absiedlungsmechanismus kann jedoch nicht die Organpräferenz erklären, die bei der Fernmetastasierung vieler Tumoren zu beobachten ist. Hierfür scheinen Erkennungsmechanismen maßgeblich zu sein, durch die Tumorzellen mit anderen Blutzellen und dem Endothel spezifisch interagieren. Dabei spielen Adhäsionsmoleküle aus den Proteinfamilien der Selektine, Integrine und der Immunglobulinsuperfamilie eine entscheidende Rolle. Diese Adhäsionsmoleküle sind sowohl auf den Endothelzellen in unterschiedlichen Organen als auch auf verschiedenen Tumorzellen sehr unterschiedlich exprimiert. Es ist daher naheliegend, daß über kontaktvermittelte Interaktionen eine bevorzugte Absiedlung in solchen Organen erfolgt, in denen die Adhäsionsmoleküle von Blut-, Endothel- und Tumorzellen eine adäquate Wechselwirkung zulassen. Die Expressionsdichte der Adhäsionsmoleküle hängt entscheidend von dem Aktivierungszustand der jeweiligen Zelle ab. Dieser wird von löslichen Mediatoren wie Thrombin, Zytokinen, PAF, NO und Eikosanoiden maßgeblich mitbeeinflußt, so daß das funktionelle Zusammenspiel kontaktvermittelter Interaktionen zwischen Tumorzellen, Thrombozyten und Endothelzellen nicht von der Wirkung dieser löslichen Mediatoren zu trennen ist.

Adhäsionsmoleküle und hämatogene Metastasierung

Die hämatogene Ausbreitung eines Malignoms erfolgt in mehreren Schritten. Nach Ablösung der Tumorzellen vom Primärturmor und ihrer Migration in die Zirkulation können sie mit Blutzellen interagieren. Zur Absiedlung der zirkulierenden Tumorzellen bedarf es ihrer Margination und Haftung am Endothel sowie einer Migration ins Gewebe, bevor dort Proliferation und Angiogenese zu einem Sekundärtumor führen können. Das Thema dieses Beitrags sind die zellulären Interaktionen der Tumorzellen in der Blutbahn, insbesondere mit den Thrombozyten und schließlich dem Endothel, die ihrer Migration ins Gewebe vorausgehen.

Zirkulierende Tumorzellen findet man nur selten als nackte Tumorzellen vor. In der Regel sind sie mit Thrombozyten und Fibrin assoziiert. Eine Hypothese für den Absiedlungsmechanismus geht davon aus, daß solche Mikrothromben zufällig in der Mikrozirkulation abgefangen werden, wo dann aus den in ihnen enthaltenen Tumorzellen ein Sekundärtumor hervorgehen kann. Diese Hypothese kann jedoch nicht die Organpräferenz erklären, die bei der Fernmetastasierung vieler Tumoren zu beobachten ist (McCarthy et al. 1991). In den letzten Jahren wurden zahlreiche Erkennungsmechanismen aufgeklärt, durch die Tumorzellen mit anderen Blutzellen und dem Endothel spezifisch interagieren. Dabei spielen Adhäsionsmoleküle auf den Tumorzellen, den Thrombozyten und Endothelzellen eine maßgebliche Rolle. Diese Adhäsionsmoleküle sind auf den Endothelzellen in unterschiedlichen Organen sehr unterschiedlich exprimiert. Das gleiche gilt für die Expression von Adhäsionsmolekülen auf Tumorzellen. Es ist daher plausibel, daß über kontaktvermittelte Interaktionen eine bevorzugte Absiedlung in solchen Organen erfolgt, in denen die Adhäsionsmoleküle von Endothel- und Tumorzellen eine adäquate Wechselwirkung zulassen.

Adhäsionsmoleküle und Tumorzell-Thrombozyten-Interaktion

Die Expression von Adhäsionsmolekülen hängt in hohem Maß vom Aktivierungszustand der Zellen ab. Abbildung 1 gibt dafür ein charakteristisches Beispiel, und zwar für die kontaktvermittelte Interaktion von Tumorzellen mit Thrombozyten. Die Zugabe der Walker-256-Karzinomzellen führt nur dann zu einer ausgeprägten Aggregation der Tumorzellen mit den Thrombozyten, wenn die Thrombozyten mit ADP stimuliert werden. Kommt es zur Interaktion, so geht von ihr ein weiterer Aktivierungsreiz auf die Thrombozyten aus, so daß statt einer reversiblen Aktivierung dann eine irreversible resultiert (Abb. 1, mod. nach Paschen et al. 1979) Diese Interaktion ist hemmbar mit Prostaglandin E1 (Paschen et al. 1979) und anderen Hemmstoffen der Thrombozytenaktivierung. Sie ist außerdem hemmbar mit sogenannten GPIIb/IIIa-Antagonisten, die die Fibrinogenrezeptorfunktion hemmen. Offenbar sind für die Tumorzell-Thrombozyten-Interaktion dieselben Adhäsionsmoleküle erforderlich, die für die Aggregation der Thrombozyten untereinander notwendig sind. Maßgeblich dafür ist das α_{2b}/β_3-Integrin (GPIIb/IIIa-Komplex), das bei der Thrombozytenaktivierung Affinität für Fibrinogen und eine Reihe anderer adhäsiver Proteine erlangt (Ruoslahti 1991). Fibrinogen bindet an diesen Rezeptor durch Erkennungssequenzen am Carboxyterminus seiner γ-Ketten und einem RGD-Motiv im aminoterminalen Bereich der A-α-Ketten. Als bipolares, symmetrisches Molekül kann Fibrinogen Brücken zwischen den Fibrinogenrezeptoren benachbarter Thrombozyten bilden und die Aggregation herbeiführen.

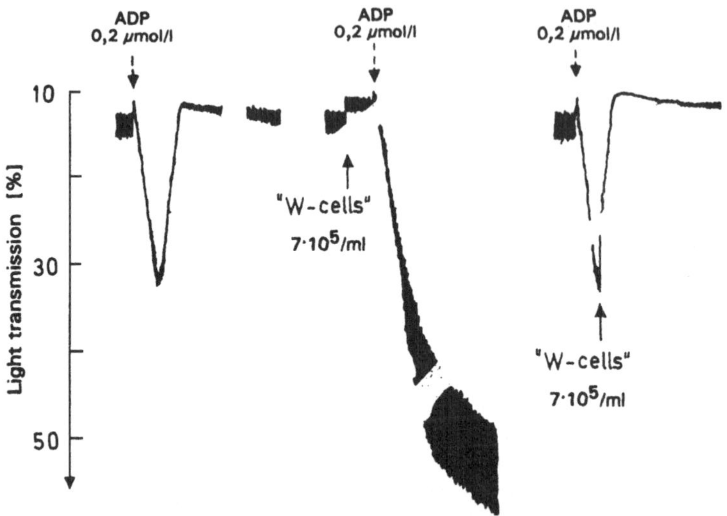

Abb. 1. Koaggregation von Thrombozyten mit Walker-256-Karzinomzellen ("W-cells") nach Stimulation der Thrombozyten mit ADP (mittlere Kurve). Die Koaggregation mit den Tumorzellen bleibt aus, wenn bei Zugabe der Tumorzellen der Gipfel der ADP-induzierten Thrombozytenaggregation bereits überschritten ist (Kurve rechts). Zum Vergleich: Kontrollaggregation des plättchenreichen Plasmas ohne "W-cells" (Kurve links)

Von einer Reihe von Tumorzellinien werden ebenfalls β_3-Integrine wie der GPIIb/IIIa-Komplex und der Vitronektinrezeptor (α_v, β_3-Integrin) exprimiert. Wie der Fibrinogenrezeptor der Thrombozyten können auch diese Integrine adhäsive Proteine wie Fibronektin oder Willebrand-Faktor binden (Giavazzi et al. 1993). Von Walker-256-Karzinomzellen (Abb. 1) wird der Vitronektinrezeptor exprimiert (Shaughnessy et al. 1991).

Die Bedeutung einer β_3-Integrin-vermittelten Interaktion für die Tumorzell-Thrombozyten-Interaktion ist in einer Reihe von Adhäsionsassays in vitro gezeigt worden (Nierodzik et al. 1991). Diese Wechselwirkungen ließen sich außer mit den erwähnten Peptiden mit monoklonalen Antikörpern gegen diese Integrine unterbinden (Nierodzik et al. 1991). Stets wird die Tumorzell-Thrombozyten-Adhäsion erheblich verstärkt, wenn die Thrombozyten durch einen Thrombozytenagonisten wie z.B. Thrombin stimuliert werden. Die gesteigerte Interaktion findet ihre Entsprechung in vivo in einer Zunahme der Tumorausbreitung und besonders der Lungenmetastasierung. So berichteten Nierodzik et al. (1991) für eine Reihe von Tumorzellinien, daß Zahl und Volumen von Lungenmetastasen nach Injektion von Tumorzellen deutlich größer waren, wenn gleichzeitig Thrombin appliziert wurde. Solche In-vivo-Resultate können jedoch nicht eindeutig einem Thrombineffekt auf die Thrombozyten zugeordnet werden. Thrombin hat nämlich neben seiner Gerinnungsaktivität auch proliferative Wirkungen auf zahlreiche Zellspezies und stimuliert auch Endothelzellen.

Thrombin ist der potenteste Thrombozytenagonist und induziert bei Thrombozyten nicht nur einen Formwandel und die Expression des aktiven Fibrinogenrezeptors, sondern verursacht eine vollständige Degranulation der sekretorischen Kompartimente der Thrombozyten. Dabei wird aus den proteinreichen α-Granula der Thrombozyten eine Palette von adhäsiven Proteinen, darunter Fibrinogen, Fibronektin, Willebrand-Faktor, Thrombospondin und Vitronektin, freigesetzt. Hinzu kommt, daß Adhäsionsmoleküle, die in der Membran der α-Granula lokalisiert sind, auf die Oberfläche der Thrombozyten transloziert werden. Dadurch verändern sich die adhäsiven Eigenschaften der Thrombozyten zusätzlich. Das gilt insbesondere für P-Selektin (CD 62 P oder GMP-140 oder PADGEM). P-Selektin sowie E und L-Selektin, die in Endothelzellen bzw. Leukozyten vorkommen, sind sehr ähnlich aufgebaut. Außer einer zytoplasmatischen und transmembranären Domäne besitzen die Selektine mehrere komplement-regulatorische "Protein-Repeats" und eine EGF-Domäne (McEver 1991). Für ihre Funktion entscheidend ist die daran anschließende Lektindomäne, deren bevorzugte Liganden Sialyl-Lewis^{x}- und Sialyl-Lewis^{a}-Antigene sind. Diese Antigene kommen auf vielen Zellen vor und werden von zahlreichen Tumorzellinien stark exprimiert. Die Bedeutung des P-Selektins für die Adhäsion von Thrombozyten an zahlreichen humanen und nichthumanen Tumorzellinien wurde z.B. von Stone u. Wager 1993 demonstriert. Zur Messung der Adhäsion wurde der Rosettentest benutzt und der Prozentsatz von Tumorzellen, an denen mindestens 2 Thrombozyten adhärierten, bestimmt. Dabei zeigte sich, daß wiederum durch Stimulation der Thrombozyten mit Thrombin die Adhäsion drastisch gesteigert wird, während mit einem Anti-P-Selektinantikörper (GE 12) diese Interaktion weitgehend unterbunden werden kann. Das heißt, P-Selektin auf Thrombozyten kommt eine bedeutende Funktion für die Erkennung von Tumorzellen zu, auf denen die Liganden für P-Selektin bestimmte Kohlenhydratreste sind.

Adhäsionsmoleküle und Tumorzell-Endothelzell-Interaktion

Obwohl die Thrombozyten dem P-Selektin ihren Namen geben, wird P-Selektin auch von stimulierten Endothelzellen exprimiert. Nach einer Stimulation der Endothelzellen, z.B. mit Interleukin-1, TNF-α, LPS oder Thrombin werden die Waibel-Palade-Körperchen der Endothelzellen entleert und dabei P-Selektin an die Endothelzellenoberfläche transloziert. Interleukin-1 führt darüber hinaus zur Synthese weiterer Adhäsionsmoleküle, die demgegenüber verzögert auf der Endothelzellenoberfläche erscheinen, zunächst E-Selektin und schließlich ICAM-1 und VCAM-1. ICAM-1 und VCAM-1 gehören wie das konstitutiv exprimierte ICAM-2 zur Immunglobulinsupergenfamilie und spielen neben den Selektinen eine Schlüsselrolle für die Erkennung und Bindung von Leukozyten durch das Endothel (Abb. 2). Durch die Expression dieser Adhäsionsmoleküle erlangt das Endothel in einem Entzündungsgebiet die Eigenschaften, die zum Abbremsen

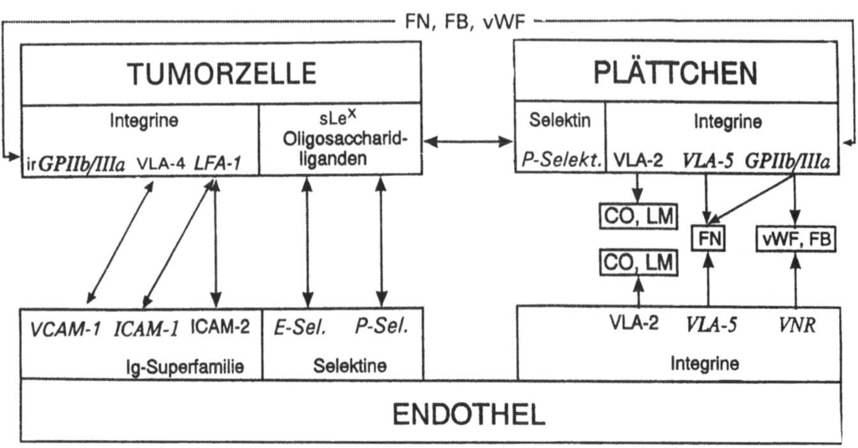

Abb. 2. Adhäsionsmoleküle und kontaktvermittelte Interaktionen zwischen Tumorzellen, Plättchen und Endothelzellen. Die Expression der kursiv gezeichneten Adhäsionsmoleküle hängt von einer Stimulation (Aktivierung) der Zelle ab. *CO* Kollagen, *LM* Laminin, *FN* Fibronektin, *WF* Willebrand-Faktor, *FB* Fibrinogen (s. auch McEver 1991; Ruoslahti 1991)

("rolling") und zur Adhäsion von zirkulierenden Leukozyten am Endothel und schließlich zu ihrer Migration durch das Endothel führen (Bevilacqua u. Nelson 1993). Bindungspartner der Rezeptoren aus der Immunglobulinsuperfamilie wie ICAM-1, ICAM-2 und VCAM-1 sind β_1- und β_2-Integrine auf der Leukozytenoberfläche, insbesondere LFA_1 für ICAM-1 und 2 und VLA-4 für VCAM-1 (Bevilacqua u. Nelson 1993; Abb. 2). Expression und Affinität dieser Integrine hängen ebenfalls stark von der Aktivität der Leukozyten ab, die durch Chemokine wie z.B. Interleukin-8 und über PECAM-1 (CD31), ein weiteres Adhäsionsmolekül aus der Immunglobulinsupergenfamilie, bei der Endothelzell-Leukozyten-Interaktion stimuliert wird.

In jüngster Zeit ist zunehmend deutlich geworden, daß auch Tumorzellen diese Adhäsionskaskade mit "rolling", "triggering", Adhäsion und Migration während der Tumorzell-Endothelzell-Interaktion durchlaufen (Giavazzi et al. 1993). Tumorzellen haben mit Leukozyten eine Reihe von Adhäsionsmolekülen und Adhäsionsliganden gemeinsam. Sie besitzen Sialyl-Lewis^x-Antigene, die mit den P- und E-Selektinen der Endothelzellen interagieren können (Abb. 2). Sialyl-Lewis^x-Antigene gehören auch zu den Kohlenhydratresten auf den Selektinen selbst. Auf Neutrophilen gehören etwa 5 % der Sialyl-Lewis^x-Antigene zu deren L-Selektin-Glykoproteinen. Auf etlichen Tumorzellinien sind die Integrine LFA-1 und VLA-4 nachgewiesen worden, die an ICAM-1, ICAM-2 bzw. VCAM-1 auf den Endothelzellen binden können (Abb. 2).

Bedeutung löslicher Mediatoren für die Expression von Adhäsionsrezeptoren

Auch für Tumorzellen gilt, daß die Expression ihrer Adhäsionsmoleküle von ihrem Aktivierungszustand abhängt. Hier greifen lösliche Mediatoren wie z.B. einige Eikosanoide regulierend ein. Während der Linolsäureabkömmling 13-HODE (13(S)-Hydroxyoctadekadiensäure) in Tumorzellen die Integrinexpression niedrig hält, führt 12-HETE (12(S)-Hydroxyeicosatetraensäure) zur verstärkten Expression von β_3-Integrinen auf einigen Tumorzellinien durch Aktivierung der Proteinkinase C (Liu et al. 1991). 12-HETE ist ein Abkömmling der Arachidonsäure im Eikosanoidstoffwechsel von Thrombozyten und manchen Tumorzellinien. So wird die Wirkung einiger löslicher Mediatoren von Zell-Zell-Interaktionen wiederum über Adhäsionsmoleküle und damit Zell-Zell-Kontakte vermittelt.

Abbildung 2 faßt schematisch die erörterten kontaktvermittelten Interaktionen zwischen Tumorzellen, Thrombozyten und Endothelzellen zusammen. Ihr funktionelles Zusammenspiel ist nicht von der Wirkung löslicher Mediatoren wie Thrombin, Zytokinen, PAF, NO und Eikosanoiden zu trennen (Abb. 3), da diese über den Aktivierungszustand der beteiligten Zellen und ihre Rezeptorexpression mitbestimmen. Die beschriebenen Interaktionen bieten zahlreiche Ansätze für therapeutische Konzepte. Seit Mitte der 80er Jahre wurde eine Reihe von Inhibitoren für lösliche Mediatoren verfügbar und mit begrenztem Erfolg auch klinisch erprobt. In neuester Zeit kamen spezifische Inhibitoren der durch Zell-Zell-Kontakt-vermittelten Interaktionen hinzu. Dazu gehören monoklonale Antikörper gegen bestimmte Integrine sowie Peptide und Peptidomimetika, die die Interaktion von Integrinen mit ihren Liganden wie

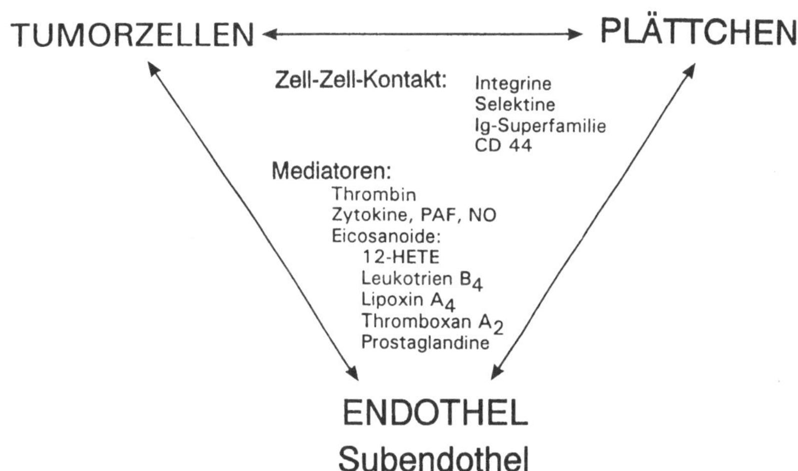

Abb. 3. Vermittler der funktionellen Interaktionen von Tumorzellen, Plättchen und Endothel

Fibrinogen, Fibronektin u.a. adhäsiven Proteinen inhibieren. Für eine Hemmung der Selektin-vermittelten Interaktionen werden bestimmte Oligosacharide eingesetzt. Einige dieser therapeutischen Ansätze haben bereits das Stadium der klinischen Prüfung erreicht.

Literatur

Bevilacqua MP, Nelson RM (1993) Endothelial leukocyte adhesion molecules in inflammation and metastasis. Thromb Haemostas 70: 152–154

Giavazzi R, Foppolo M, Dossi R, Remuzzi A (1993) Rolling and adhesion of human tumor cells on vascular endothelium under physiological flow conditions. J Clin Invest 92: 3038–3044

Liu B, Timar J, Howlett J, Diglio CA, Honn KV (1991) Lipoxygenase metabolites of arachidonic acid and linoleic acid modulate the adhesion of tumor cells to endothelium via regulation of protein kinase C. Cell Regul 2: 1045–1055

McCarthy SA, Kuzu I, Gatter KC, Bicknell R (1991) Heterogeneity of the endothelial cell and its role in organ preference of tumour metastasis. TiPS 12: 462–467

McEver RP (1991) Selectins: Novel receptors that mediate leukocyte adhesion during inflammation. Thromb Haemostas 65: 223–228

Nierodzik ML, Plotkin A, Kajumo F, Karpatkin S (1991) Thrombin stimulates tumor-platelet adhesion in vitro and metastasis in vivo. J Clin Invest 87: 229–236

Paschen W, Patscheke H, Wörner P (1979) Aggregation of activated platelets with Walker 256 carcinoma cells. Blut 38: 17–24

Ruoslahti E (1991) Integrins. J Clin Invest 87: 1–5

Shaughnessy SG, Lafrenie RM, Buchanan MR, Podor TJ, Orr FW (1991) Endothelial cell damage by Walker carcinosarcoma cells is dependent on vitronectin receptor-mediated tumor cell adhesion. Am J Pathol 138: 1535–1543

Stone JP, Wagner DD (1993) P-selectin mediates adhesion of platelets to neurobalstoma and small cell lung cancer. J Clin Invest 92: 804–813

Hämostasestörungen bei myeloproliferativen Erkrankungen

A. WEHMEIER

Zusammenfassung. Myeloproliferative Erkrankungen beruhen auf einer Veränderung der Knochenmarkstammzelle mit konsekutiver Expansion der klonalen Hämatopoese in allen Zellreihen. Abgesehen von Patienten mit chronisch-myeloischer Leukämie (CML), die durch den Übergang in eine rasch tödlich verlaufende Blastenkrise bedroht sind, leiden Patienten mit chronisch-myeloproliferativen Erkrankungen (cMPE) neben Symptomen der extramedullären Blutbildung und Organomegalie vorwiegend unter Blutungen, Thrombosen und Mikrozirkulationsstörungen. Komplikationshäufigkeit und Symptomatik variieren bei den einzelnen Erkrankungen erheblich, so daß die Polycythaemia vera überwiegend durch Thromboseneigung, die essentielle Thrombozythämie durch zerebrale und periphere Durchblutungsstörungen und die Osteomyelofibrose durch Blutungen gekennzeichnet ist. Durch Einbeziehung der Megakaryozytopoese in den Krankheitsprozeß werden morphologisch und funktionell abnorme Blutplättchen gebildet, die primär als Auslöser dieser Komplikationen betrachtet werden. Dabei ist eine Vielzahl von Störungen beschrieben, deren Beitrag zur klinischen Symptomatik jedoch nicht belegt ist. Strittig ist auch, ob den Komplikationen eine megakaryozytäre Bildungsstörung oder eine Thrombozytenaktivierung in der Zirkulation zugrunde liegt. Neben thrombozytären Anomalien darf aber die Proliferation der übrigen Zellreihen und ihre Interaktion mit Endothelzellen als bedeutender pathogenetischer Faktor für Hämostasestörungen nicht außer acht gelassen werden. Als Prognosefaktoren für vaskuläre Komplikationen konnten bisher allerdings nur Art und Stadium der Erkrankung, vorausgegangene Ereignisse und Hämatokrit $>45\,\%$ gesichert werden. Dagegen haben Thrombozytenzahl und Alter bei Erstdiagnose sowie Thrombozytenfunktionsuntersuchungen in vitro bisher keine sichere prädiktive Bedeutung für Blutungen oder Thrombosen. Zur Therapie und Prophylaxe thrombohämorrhagischer Komplikationen stehen Zytoreduktion und Plättchenfunktionshemmung zur Verfügung. Die Normalisierung der Zellzahlen sollte heute überwiegend mittels Aderlaß, Hydroxyharnstoff und Interferon-α erfolgen und kann nicht nur die Hämostasekomplikationen, sondern auch die Gesamtsymptomatik günstig beeinflussen. Mikrozirkulationsstörungen sprechen besonders gut auf Acetylsalicylsäure an, wobei durch Verwendung niedriger Dosierungen die sonst häufigen Blutungskomplikationen reduziert werden konnten. Bei optimaler therapeutischer Einstellung ist die Lebensqualität der Patienten mit cMPE heute kaum eingeschränkt und die

Überlebenszeit mit Ausnahme der CML und fortgeschrittener Osteomyelofibrose nicht verkürzt.

Einleitung

Der Begriff "myeloproliferative Erkrankungen" wurde erst 1951 von Dameshek geprägt. Er spekulierte in einem Editorial der Zeitschrift *Blood*, daß mehreren schon lange bekannten Erkrankungen, die mit Vermehrung reifer Blutzellen einhergehen, als gemeinsame Pathogenese die Transformation hämatopoetischer Stammzellen zugrunde lag (Dameshek 1951). Dieses Konzept wurde durch Arbeiten von Fialkow und anderen bestätigt (Adamson et al. 1976; Fialkow et al. 1981), die nachwiesen, daß es sich um klonale Erkrankungen sehr früher Progenitorzellen handelt, die Erythrozytopoese, Granulozytopoese einschließlich der basophilen, eosinophilen und monozytären Reihe, Megakaryozytopoese und partiell auch die Lymphozytopoese betreffen (Raskind et al. 1985; Taylor et al. 1989). Die klonalen Progenitorzellen haben offenbar in vivo einen Wachstumsvorteil und führen zur allmählichen Verdrängung der normalen Hämatopoese, so daß bei Diagnosestellung nahezu alle peripheren Blutzellen dem myeloproliferativen Klon entstammen. Klinisch wird dies nicht immer deutlich, da meist die Proliferation einer Zellreihe (beispielweise der Erythrozytopoese bei Polycythaemia vera oder der Megakaryozytopoese bei essentieller Thrombozythämie) im Vordergrund steht.

Klinischer Verlauf myeloproliferativer Erkrankungen

Trotz gemeinsamer Pathogenese unterscheiden sich myeloproliferative Erkrankungen in ihrem klinischen Verlauf erheblich voneinander. Abzugrenzen ist v.a. die chronisch myeloische Leukämie (CML), die als einzige Krankheit dieser Gruppe durch einen schon seit 1960 nachweisbaren molekularen Marker in Form des Philadelphia-Chromosoms gekennzeichnet ist. Die CML geht nach einem chronischen Stadium, das dem anderer cMPE sehr ähnlich ist, regelhaft in einen akut leukämischen Verlauf über, der klinisch kaum beherrschbar ist und in wenigen Wochen bis Monaten zum Tod führt. Unbehandelt sind nach 3 Jahren etwa die Hälfte und nach 5 Jahren ca. 90% der Patienten in diese Blastenkrise übergegangen (Sokal 1976).

Selbst unter derzeit optimaler Therapie mit hochdosiertem Interferon-α beträgt die mediane Überlebenszeit nur 6 Jahre (The Italian Cooperative Study Group on Chronic Myeloid Leukemia 1994). Bei anderen myeloproliferativen Erkrankungen stellt der Übergang in einen Blastenschub die Ausnahme dar (Cervantes et al. 1991), so daß die Prognose dieser Patienten günstiger ist. So lag die mediane Überlebenszeit der an unserer Klinik zwischen 1976 und 1986 diagnostizierten Patienten mit Polycythaemia vera (PV) bei 7 Jahren, und von den Patienten mit essentieller Thrombozythämie lebten am Ende der

Beobachtungszeit noch 80% (Abb. 1). Die Polycythaemia vera Study Group publizierte mediane Überlebenszeiten zwischen 7,8 Jahren für Chlorambucil- und 9,7 Jahren für ^{32}P-behandelte Patienten (Berk et al. 1981), und in einer Studie aus Ulm wurde das mediane Überleben polyzythämischer Patienten mit 9,4 Jahren angegeben (Anger et al. 1989). Dagegen betrug die Überlebenszeit von 147 Patienten mit essentieller Thrombozythämie 73,5% nach 7 Jahren (Fenaux et al. 1990). Das längere Überleben der Patienten mit essentieller Thrombozythämie erklärt sich teilweise aus ihrer günstigeren Altersstruktur. Insgesamt wird davon ausgegangen, daß das Überleben bei Patienten mit PV und ET gegenüber einem altersentsprechenden Vergleichskollektiv nicht signifikant eingeschränkt ist, während Patienten mit CML und Osteomyelofibrose eine krankheitsbedingt verkürzte Überlebenszeit aufweisen (Rozman et al. 1991). Morbidität und Mortalität der cMPE resultieren einerseits aus Organomegalie infolge extramedullärer Hämatopoese und im fortgeschrittenen Stadium häufig "ausgebranntem" oder fibrosiertem Knochenmark, andererseits aber aus Thrombosekomplikationen, Mikrozirkulationsstörungen und Blutungsneigung.

Häufigkeit von Blutungen, Mikrozirkulationsstörungen und Thrombosen

Häufigkeit und Art von Hämostasestörungen sind bei den einzelnen myeloproliferativen Erkrankungen sehr unterschiedlich ausgeprägt. Thrombotische

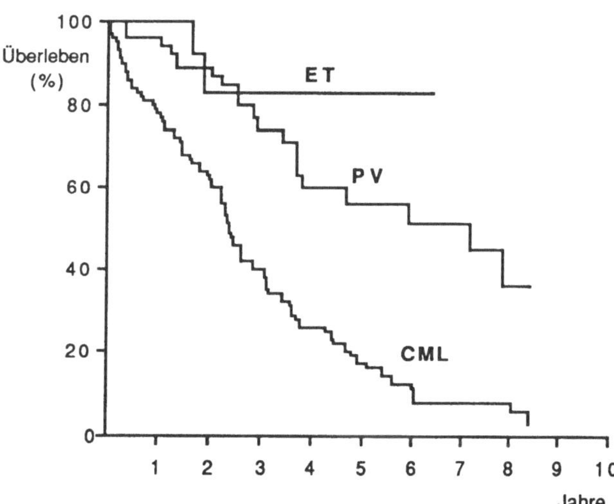

Abb. 1. Überlebenswahrscheinlichkeit von Patienten mit myeloproliferativen Erkrankungen. Retrospektive Aufarbeitung der zwischen 1976 und 1986 an der Medizinischen Klinik der Universität Düsseldorf diagnostizierten Patienten. *CML* 115 Patienten mit chronisch myeloischer Leukämie, *PV* 84 Patienten mit Polycythämia vera, *ET* 26 Patienten mit essentieller Thrombozythämie. (Aus Wehmeier et al. 1991)

Komplikationen sind v.a. bei CML, aber auch bei Osteomyelofibrose eher selten (Barbui et al. 1983; Mason et al. 1974; Wehmeier et al. 1991), während sie bei etwa 40–50% der Patienten mit PV beobachtet werden (Abb 2; Anger et al. 1989; Berk et al. 1981; Najean et al. 1987). In unserem Kollektiv traten in etwa der Hälfte der Fälle 2 oder mehr thrombotische Ereignisse im Krankheitsverlauf auf. Die Neigung zu Thrombosen und v.a. zu Mikrozirkulationsstörungen ist auch bei essentieller Thrombozythämie ausgeprägt, obwohl in der Literatur sehr unterschiedliche Häufigkeiten berichtet werden (Murphy et al. 1986; Bellucci et al. 1986; Thiele et al. 1987; Chistolini et al. 1990; McIntyre et al. 1991; Colombi et al. 1991; Hehlmann et al. 1988; Cortelazzo et al. 1990; Schafer 1991; Fenaux et al. 1990). Die Unterschiede sind am ehesten auf Patientenselektion zurückzuführen, wobei Patienten mit vaskulären Risikofaktoren vermehrt arterielle Komplikationen aufzuweisen scheinen (Watson u. Key 1993). In unserem eigenen Kollektiv betrug die Häufigkeit von Blutungskomplikationen 16% und von thrombotischen Ereignissen 20% der Patienten (Abb. 2). Die Blutungsbereitschaft von Patienten mit CML (in chronischer Phase) und PV ist gering, während bei Osteomyelofibrose in unserem Kollektiv 57% der Patienten teilweise mehrere Blutungsereignisse aufwiesen (Wehmeier et al. 1991). Auch Art und Lokalisation der vaskulären Komplikationen variieren in Abhängigkeit von

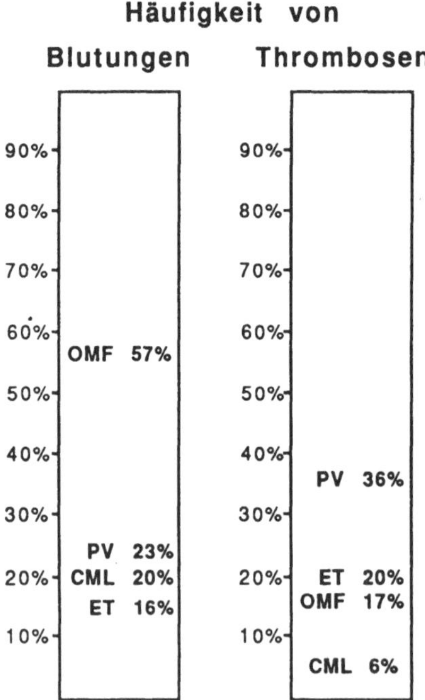

Abb. 2. Häufigkeit von Blutungs- und Thrombosekomplikationen bei 260 Patienten mit myeloproliferativen Erkrankungen während einer medianen Nachbeobachtungszeit von 31 Monaten

der hämatologischen Erkrankung: So stehen bei essentieller Thrombozythämie Mikrozirkulationsstörungen und arterielle Probleme im Vordergrund, die sich häufig in Form neurologischer Symptomatik (Schwindel, migräneartiger Kopfschmerz, TIA, Apoplex) oder an den Extremitäten in Form lokalisierter peripherer Durchblutungsstörungen, Erythromelalgie, livider Verfärbung oder Nekrose bemerkbar machen (Schafer 1991). Bei Patienten mit Polycythaemia vera hingegen werden überwiegend venöse Thrombosen, Lungenembolien und überproportional häufig auch Thrombosen im Bereich der Milzvene, der Mesenterialvenen, der V. portae und der Lebervenen beobachtet (Berk et al. 1986; Anger et al. 1989; Wehmeier et al. 1991; Teofili et al. 1992).

Thrombozytendefekte bei cMPE: Bildungsstörung oder sekundäre Aktivierung?

Die Megakaryozyten entstammen bei myeloproliferativen Erkrankungen der klonalen Hämatopoese und weisen schon lichtmikroskopisch häufig Anomalien auf. Bei CML und fortgeschrittener Osteomyelofibrose werden charakteristischerweise kleine, mononukleäre Megakaryozyten beobachtet, die allerdings meist etwas größer sind als die Mikromegakaryozyten bei myelodysplastischen Erkrankungen. Bei essentieller Thrombozythämie dagegen und auch bei Polycythaemia vera stehen große, hochpolyploide Zellen im Vordergrund, so daß die Heterogenität der Megakaryozytenpopulation bei myeloproliferativem Syndrom gesteigert ist (Queißer et al. 1976; Thiele et al. 1983; Kanz et al. 1990). Auch die aus diesen Zellen freigesetzte Blutplättchenpopulation ist in bezug auf Volumen (und andere Parameter) sehr heterogen (Tabelle 1). Daher ist die von automatischen Partikelzählgeräten ausgegebene Plättchenvolumenverteilungsbreite (PDW) erhöht (Small u. Bettigole 1981; Wehmeier 1991), und lichtmikroskopisch werden (v.a. bei extramedullärer Blutbildung) Riesenplättchen und Megakaryozytenfragmente gesehen. Vielfach weisen diese abnormen Plättchen auch elektronenmikroskopisch Veränderungen auf, wobei meist eine Vermehrung von Endomembranstrukturen und ein Verlust von Zellorganellen und Granula vorherrscht. Summarisch schlagen sich diese Veränderungen in einer verminderten Plättchendichte nieder (Holme u. Murphy 1984; Wehmeier et al. 1988).

Solch schwere morphologische Veränderungen sind mit funktionellen Störungen verbunden, und diese wurden primär für die Hämostasekomplikationen bei cMPE verantwortlich gemacht. Die Speichergranula ("dense granules") der Blutplättchen und damit auch die in ihnen gespeicherten funktionell aktiven Substanzen wie ADP und Serotonin sind meist vermindert (Caranobe et al. 1980; Pareti et al. 1982). Andererseits werden Sekretionsprodukte der α-Granula, wie β-Thromboglobulin oder Plättchenfaktor 4, in erhöhter Konzentration im Plasma gefunden. Dies wird üblicherweise als Zeichen der Aktivierung von Blutplättchen und Sekretion der Granula betrachtet, könnte bei cMPE jedoch

Tabelle 1. Pathologische Befunde bei chronisch myeloproliferativen Erkrankungen mit Auswirkungen auf die Hämostasefunktion

Megakaryozyten-Blutplättchen-System:

- Hyperproliferation der Megakaryozyten mit veränderter Ploidieverteilung, Reifungsstörungen und morphologischen Anomalien;
- morphologische Anomalien der Blutplättchen, veränderte Volumenverteilung und verminderte spezifische Dichte;
- spontane Plättchenaggregation in vitro, Aggregationsdefekte im PRP bei gesteigerter Aggregation in Vollblut;
- erworbener Speicherdefekt, verminderte Serotoninaufnahme und -speicherung;
- gesteigerte Sekretion plättchenspezifischer Proteine;
- erworbener von Willebrand-Defekt;
- Glykoproteinverschiebungen der Plättchenmembran;
- Veränderung von Membranrezeptorfunktionen (Adrenalin; Fibrinogen, F_c-Rezeptor);
- Veränderungen des Arachidonsäurestoffwechsels;
- Veränderungen der Gerinnungsaktivität der Blutplättchen.

Übrige Zellreihen und sekundäre Veränderungen:

- erhöhter Hämatokrit mit Verschlechterung der Fließeigenschaften des Bluts;
- Aktivierung der Hämostase durch Blastenvermehrung;
- Stimulation von Knochenmarkstromazellen und -fibroblasten (Fibrosierung);
- Aktivierung von Endothelzellen, Veränderung der lokalen Hämostase und Fibrinolyse.

auch auf gestörte Speicherung zurückzuführen sein (Ireland et al. 1982; Wehmeier et al. 1990). Die spontane (nicht induzierte) Thromboxanbildung der Thrombozyten ist gesteigert (Landolfi et al. 1992), während häufig ein Defekt des Lipoxygenasestoffwechselwegs besteht (Schafer 1982). Des weiteren können Störungen der intrathrombozytären Signaltransduktion sowie veränderte Membraneigenschaften die Funktion der Blutplättchen bei cMPE beeinträchtigen. Es wurden sowohl Verschiebungen der Relation von Membranglykoproteinen (Clezardin et al. 1985; Greaves et al. 1986) als auch scheinbar spezifische Defekte, wie Verminderung adrenerger Rezeptoren (Kaywin et al. 1978; Swart et al. 1984) oder Störungen der Fibrinogenbindung beschrieben (Landolfi et al. 1988; Mazzucato et al. 1984). Dementsprechend lassen sich in vitro zahlreiche Funktionsstörungen der Blutplättchen durch Messung der Adhäsion an Fremdoberflächen und der Aggregation im plättchenreichen Plasma nachweisen (Boneu et al. 1980; Pareti et al. 1982). Auch der bei vielen Patienten nachweisbare erworbene von Willebrand-Defekt der Blutplättchen (Budde et al. 1986; López-Fernàndez et al. 1987) kann zur Erklärung dieser Störungen beitragen.

Andererseits treten v.a. bei sehr hoher Thrombozytenzahl Spontanaggregate auf. Daher wurde postuliert, daß die Defekte auf einer Aktivierung der Blutplättchen in der Zirkulation beruhen (Boughton et al. 1977). Als Argumente für diese Hypothese können gelten, daß die Plasmaspiegel plättchenspezifischer Proteine erhöht sind, ein erworbener Speicherdefekt besteht, die Thromboxanbildung gesteigert ist und nach Aderlaßtherapie bei Polyzythämie eine teilweise Verbesserung dieser Störungen beobachtet wird (Boughton 1978).

Allerdings ist durch den Nachweis der Klonalität in Verbindung mit genetischen und strukturellen Aberrationen eine megakaryozytäre Bildungsstörung gesichert. Auch zeigte sich bei Langzeituntersuchungen, daß funktionelle Aggregationsdefekte und Sekretion plättchenspezifischer Proteine über lange Zeit praktisch unverändert bestehen bleiben, ohne Veränderungen bei Blutungs- oder Thrombosekomplikationen (Ireland et al. 1982; Wehmeier et al. 1990). Außerdem wird auch nach Phlebotomie keine Normalisierung der Befunde erreicht. Viele funktionelle Defekte sowie Veränderungen der Membranrezeptoren wären prinzipiell sowohl mit einer Bildungsstörung als auch einer Aktivierung der Blutplättchen vereinbar. Ein spezifisch megakaryozytärer oder thrombozytärer Defekt wurde bisher allerdings bei myeloproliferativen Erkrankungen nicht identifiziert, so daß auch die Möglichkeit in Betracht gezogen werden muß, daß maximal stimulierte Proliferation der Megakaryozytopoese und unphysiologische extramedulläre Blutbildung zu den Veränderungen beitragen.

Darüber hinaus hat die Proliferation der übrigen Zellreihen, v.a. der Erythrozytopoese, erhebliche Auswirkungen auf die Hämostasefunktion (vgl. Tabelle 1). So stellt der Hämatokrit einen bedeutenden Risikofaktor für thrombotische Komplikationen dar (Pearson u. Wetherley-Mein 1978; Wehmeier et al. 1991). Aber auch die Vermehrung granulozytärer und v.a. monozytärer Zellen kann direkt und indirekt die Hämostase beeinflussen (Gilbert et al. 1989). Die Bedeutung aktivierter Endothelzellfunktionen konnte durch Nachweis einer gesteigerten Produktion fibrinolytischer Faktoren (Friedenberg et al. 1992) bei Patienten mit cMPE gezeigt werden. Es muß unterstellt werden, daß die Interaktion des myeloproliferativen Klons einerseits mit Knochenmarkstromazellen und andererseits mit Endothel auf vielfältige Weise (Expression von Zytokinen, Adhäsionsmolekülen) zum Fortschreiten der Erkrankung und auch zu Hämostasekomplikationen beiträgt.

Gibt es Prognosefaktoren für Hämostasestörungen bei MPD?

Pathophysiologische Betrachtungen stellen jedoch bei der klinischen Einschätzung des Blutungs- und Thromboserisikos und für die Therapieentscheidung kaum eine Hilfe dar. Leider können nur wenige Prognosefaktoren für Hämostasekomplikationen bei cMPE als gesichert gelten. Wie bereits oben ausgeführt, stellen Subtyp und Stadium der myeloproliferativen Erkrankung bedeutende Einflußfaktoren zur Einschätzung des Blutungs- und Thromboserisikos dar. Patienten mit Knochenmarkfibrose und Patienten in Akzeleration oder im Blastenschub haben ein hohes Blutungsrisiko. Darüber hinaus kann es als gesichert gelten, daß Patienten, bei denen bereits eine Komplikation aufgetreten ist, ein erhöhtes Risiko für ein zweites vaskuläres Ereignis aufweisen. Dies betrifft v.a. Patienten mit PV und Thromboseneigung (Berk et al. 1986; Wehmeier et al. 1991) sowie Patienten mit Osteomyelofibrose und Blutungskomplikationen, von denen in unserem Kollektiv etwa die Hälfte erneut geblutet hat. Von allen Laborparametern hat lediglich der Hämatokrit (HK) weitgehend gesicherte prädiktive Bedeutung (Berk et al. 1986; Najean et al. 1987; Wehmeier et al. 1991), wobei bereits bei HK > 45 % das Risiko thrombotischer Komplikationen erhöht ist (Pearson u. Wetherley-Mein 1978). Daneben gibt es eine Reihe von Faktoren, deren Bedeutung kontrovers diskutiert wird. Die Thrombozytenzahl wird häufig als Risikofaktor angeschuldigt und auch als Richtschnur für die therapeutische Einstellung verwandt. Einige Autoren haben bei hohen Thrombozytenzahlen (meist > 10^{12}/l) über eine höhere Zahl von Blutungskomplikationen und teilweise auch arteriellen Komplikationen berichtet (Mason et al. 1974; Barbui et al. 1983; Bellucci et al. 1986; Lahuerta-Palacios et al. 1988). In der überwiegenden Mehrzahl der Studien an größeren Patientenzahlen, so auch in unserer eigenen Untersuchung an 260 Patienten, erwies sich die Thrombozytenzahl bei Diagnosestellung jedoch nicht als prädiktiver Parameter für Hämostasekomplikationen (Kessler et al. 1982; Buss et al. 1985; Hehlmann et al. 1988; Fenaux et al. 1990; Cortelazzo et al. 1990; Colombi et al. 1991; McIntyre et al. 1991). Anders muß jedoch die Thrombozytenzahl im Verlauf bei einem symptomatischen Patienten beurteilt werden: hier gibt es zahlreiche Fälle v.a. von ET und PV, in denen Mikrozirkulationsstörungen bei sinkender Thrombozytenzahl nach Therapie sistieren und ab einem bestimmten Wert nach Abklingen des Therapieeffekts wieder zunehmen (Übersicht: Schafer 1991). Dies bedeutet, daß die Thrombozytenzahl bei symptomatischen Patienten ein sinnvoller Verlaufsparameter mit enger Korrelation zu vaskulären Komplikationen sein kann, daß aber andererseits ein Patient mit hoher Thrombozytenzahl bei Diagnose kein vermehrtes Blutungs- oder Thromboserisiko haben muß. Bei CML-Patienten könnte eine Korrelation zu Blutungsereignissen auch dadurch vorgetäuscht sein, daß zunehmende Thrombozytose ein häufiges Zeichen der Akzeleration darstellt, und daß in der Akzelerationsphase ein deutlich vermehrtes Blutungsrisiko besteht (Mason et al. 1974). Auch die Thrombozytenfunktion in vitro läßt sich bei cMPE nicht als Indikator einer klinischen Neigung zu Hämostasekomplikationen nutzen. Zwar weisen die meisten Patienten eine verminderte Plättchenaggregation im plättchenreichen Plasma mit einem oder sogar mehreren Induktoren, am häufigsten mit Adrenalin auf. Die Funktionsstörungen sind individuell recht verschieden ausgeprägt, verändern sich aber während der chronischen Erkrankungsphase kaum. Patienten mit zahlreichen Störungen weisen zwar tendenziell mehr Hämostasekomplikationen auf, aber im Einzelfall erwies sich diese Information als zu unspezifisch (Barbui et al. 1983; Wehmeier et al. 1989). Darüber hinaus konnten wir in einer Längsschnittstudie keinen Zusammenhang zwischen klinischen Komplikationen und dem Ausfall der Plättchenfunktionsuntersuchungen vor oder nach einer solchen Komplikation erbringen (Wehmeier et al. 1990). Wahrscheinlich spielen hierbei auch methodische Gründe eine Rolle. So ist im Gegensatz zur Aggregation im plättchenreichen Plasma (PRP) die Aggregation im Vollblut nach dem Impedanzprinzip bei Patienten im Vergleich zu Kontrollen sogar gesteigert, und zwar auch bei den

Patienten, die im PRP Aggregationsstörungen gezeigt hatten (Balduini et al. 1991). Es ist jedoch bisher nicht belegt, daß Aggregationsuntersuchungen im Vollblut eine bessere Korrelation zu klinischen Komplikationen aufweisen als Untersuchungen in PRP.

Mehrfach wurde auch eine Altersabhängigkeit der Hämostasekomplikationen bei cMPE postuliert. Besonders junge Patienten mit essentieller Thrombozythämie scheinen eine relativ niedrige Komplikationsrate zu haben (Hoagland u. Silverstein 1978; Randi et al. 1990; McIntyre et al. 1991), während junge Patienten mit Polycythaemia vera in Abhängigkeit vom Hämatokrit häufig Thrombosen entwickeln (Najean et al. 1987). In unserem eigenen Kollektiv entsprach die Altersverteilung bei Blutungskomplikationen recht genau der Altersverteilung bei Diagnosestellung, während Thrombosen bei Patienten unter 40 Jahren vermindert und über 70 Jahren überproportional häufig beobachtet wurden (Wehmeier et al. 1991). Dabei sollte jedoch berücksichtigt werden, daß auch in der Normalbevölkerung die Thromboseinzidenz altersabhängig ist. Wichtiger als das Alter ist jedoch wahrscheinlich der Erfolg einer zytoreduktiven Therapie. In unserer allerdings retrospektiven Studie stellten wir fest, daß die meisten Komplikationen sich vor und kurz nach Diagnosestellung ereigneten, während nach Einleitung einer zytoreduktiven Behandlung (sowohl nach Aderlaß wie auch nach Chemotherapie mit Hydroxyurea oder Alkylanzien) die Inzidenz von Blutungen und Thrombosen auf ein nahezu gleichbleibend niedriges Niveau absank. Ähnliche Erfahrungen wurden auch von anderen Autoren publiziert (Najean et al. 1987; Fenaux et al. 1990) und scheinen insbesondere auch für die Therapie der ET mit Interferon-α zu gelten (Gisslinger et al. 1991; Giles 1991).

Therapeutische Optionen

Prinzipiell werden zwei unterschiedliche Therapieformen zur Prophylaxe von Hämostasestörungen bei cMPE eingesetzt: Zytoreduktion und Plättchenfunktionshemmung. Ziel der Zytoreduktion muß die Normalisierung der Zellzahlen, d.h. Absenkung bis in den Normbereich sein. Während beim HK ein Grenzwert von 45% angestrebt wird (Pearson u. Wetherley-Mein 1978), ist die Höhe der anzustrebenden Thrombozytenzahlen bisher nicht eindeutig definiert. Aufgrund der zunehmenden Berichte über Komplikationen bei Thrombozytenzahlen unter $10^{12}/l$ (Fenaux et al. 1990) ist auch hier eine Normalisierung, d.h. Absenkung unter $400 \times 10^9/l$, anzustreben. Daher muß eine Einstellung zwischen $600-1000 \times 10^9/l$, wie vielfach praktiziert, wahrscheinlich als unzureichend angesehen werden. Bei symptomatischen Patienten, v.a. solchen mit Mikrozirkulationsstörungen, kann man sich zur Einschätzung des Therapieeffekts gut am Rückgang der Symptome orientieren. Bei asymptanmatischen Patienten dagegen wird eine Therapienotwendigkeit angesichts des günstigen Spontanverlaufs vielfach bestritten. Es sollte jedoch bedacht werden, daß auch bei jungen Patienten schwere thrombotische Komplikationen völlig ohne Prodromalerscheinungen auftreten können.

Alkylierende Substanzen sind zwar in nahezu allen Fällen wirksam, jedoch aufgrund ihrer kanzerogenen Potenz nur noch in Einzelfällen indiziert. Hydroxyharnstoff ist preiswert, gut steuerbar und hat offenbar ein geringeres kanzerogenes Potential (Kaplan et al. 1986; Löfvenberg u. Wahlin 1988). Interferon (IFN)-α ist ebenfalls in etwa 70-80% der Fälle von Thrombozythämie gut wirksam und wird bei chronisch myeloproliferativen Erkrankungen in deutlich niedrigerer Dosierung verabreicht als bei CML, bei der eine zytogenetische Remission angestrebt wird (Silver 1990). Falls das Medikament gut toleriert wird und keine Langzeitnebenwirkungen auftreten, stellt IFN-α trotz der umständlichen Applikationsweise und der hohen Kosten möglicherweise v.a. bei jungen Patienten die Therapie der ersten Wahl dar. Generell zeichnet sich die zytoreduktive Therapie dadurch aus, daß neben Megakaryozyten auch die übrigen Zellreihen in ihrer Proliferation gehemmt werden und so auch Krankheitserscheinungen wie Juckreiz und Milzvergrößerung kontrolliert werden können. Ob demgegenüber selektiv megakaryozytenproliferationshemmende Medikamente wie das Quinazolonderivat Anagrelide einen Vorteil bieten (Anagrelide Study Group 1992), muß sich erst in prospektiv vergleichenden Studien erweisen.

Im Gegensatz dazu hat die Therapie mit Thrombozytenfunktionshemmern die Reduktion aktivierter Blutplättchen zum Ziel. Dementsprechend ist ihr Einsatz zur Prophylaxe arterieller Thrombosen und zur Behandlung von zerebralen und peripheren Durchblutungsstörungen indiziert (Fröhli et al. 1983). In einer Studie der Polycythaemia vera Study Group war die Gabe von Thrombozytenfunktionshemmern einer zytoreduktiven Behandlung in der Prophylaxe vaskulärer Komplikationen unterlegen (Tartaglia et al. 1986). Zur Thrombozytenfunktionshemmung wird heute überwiegend niedrig dosierte Acetylsalicylsäure (ASS, 100-300 mg/Tag) verwandt. Unter dieser Dosierung treten die früher häufigen gastrointestinalen Blutungen deutlich seltener auf. Allerdings kann die Blockade des Zyklooxygenasewegs bei Patienten, die schon intrinsische Thrombozytendefekte aufweisen, eine zusätzliche Blutungsbereitschaft induzieren (Barbui et al. 1987). ASS sollte daher nur bei Patienten eingesetzt werden, die bisher keine Blutungsneigung erkennen ließen.

Unter optimaler Therapie, die allerdings regelmäßige Kontrollen und gute Compliance des Patienten voraussetzt, können heute Blutungen, Thrombosen und Mikrozirkulationsstörungen bei chronisch myeloproliferativen Erkrankungen weitgehend vermieden werden. Eine optimale Einstellung der Zellzahlen (v.a. des HK) muß eindeutig das Ziel der therapeutischen und propylaktischen Maßnahmen sein, denn dadurch läßt sich nicht nur vielfach eine Lebensverlängerung erreichen, sondern die Lebensqualität so verbessern, daß in den meisten Fällen kaum Einschränkungen im Alltag gegeben sind.

Literatur

Adamson JW, Fialkow PJ, Murphy S, Prchal JF, Steinmann L (1976) Polycythemia vera: stem-cell and probable clonal origin of the disease. N Engl J Med 295: 913–916

Anagrelide Study Group (1992) Anagrelide, a therapy for thrombocythemic states: experience in 577 patients. Am J Med 92: 69–76

Anger B, Haug U, Seidler R, Heimpel H (1989) Polycythemia vera. A clinical study of 141 patients. Blut 59: 493–500

Balduini CL, Bertolino G, Noris P, Piletta GC (1991) Platelet aggregation in platelet-rich plasma and whole blood in 120 patients with myeloproliferative disorders. Am J Clin Pathol 95: 82–86

Barbui T, Cortelazzo S, Viero P, Bassan R, Dini E, Semeraro N (1983) Thrombohaemorrhagic complications in 101 cases of myeloproliferative disorders: Relationship to platelet number and function. Eur J Cancer Clin Oncol 19: 1593–1599

Barbui T, Buelli M, Cortelazzo S, Viero P, Gaetano G (1987) Aspirin and risk of bleeding in patients with thrombocythemia. Am J Med 83: 265–268

Bellucci S, Janvier M, Tobelem G, Flandrin G, Charpak Y, Berger R, Boiron M (1986) Essential thrombocythemias. Clinical evolutionary and biological data. Cancer 58: 2440–2447

Berk PD, Goldberg JD, Silverstein MN, Weinfeld A, Donovan PB, Ellis JT, Landaw SA, Laszlo J, Najean Y, Pisciotta AV, Wasserman LR (1981) Increased incidence of acute leukemia in polycythemia vera associated with chlorambucil therapy. N Engl J Med 304: 441–447

Berk PD, Goldberg JD, Silverstein MN (1986) Therapeutic recommendations in polycythemia vera based on Polycythemia vera Study Group protocols. Semin Hematol 23: 132–143

Boneu B, Nouvel C, Sié P, Caranobe C, Combes D, Laurent G, Pris J, Bierme R (1980) Platelets in myeloproliferative disorders I. A comparative evaluation with certain platelet function tests. Scand J Haematol 25: 214–220

Boughton BJ (1978) Chronic myeloproliferative disorders: Improved platelet aggregation following venesection. Br J Haematol 39: 589–598

Boughton BJ, Corbett WEN, Ginsburg AD (1977) Myelorpoliferative disorders: a paradox of in-vivo and in-vitro platelet function. J Clin Pathol 30: 228–234

Budde U, Dent JA, Berkowitz SD, Ruggeri ZM, Zimmerman TS (1986) Subunit composition of plasma von Willebrand factor in patients with the myeloproliferative syndrome. Blood 68: 1213–1217

Buss DH, Stuart JJ, Lipscomb GE (1985) The incidence of thrombotic and hemorrhagic disorders in association with extreme thrombocytosis: an analysis of 129 cases. Am J Hematol 20: 365–372

Caranobe C, Sié P, Nouvel C, Laurent G, Pris J, Boneu B (1980) Platelets in myeloproliferative disorders. II. Serotonin uptake and storage: correlations with mepacrine labelled dense bodies and with platelet density. Scand J Haematol 25: 289–295

Cervantes F, Tassies D, Salgado C, Rovira M, Pereira A, Rozman C (1991) Acute transformation in nonleukemic chronic myeloproliferative disorders: actuarial probability and main characteristics in a series of 218 patients. Acta Haematol 85: 124–127

Chistolini A, Mazzucconi MG, Ferrari A, La Verde G, Ferrazza G, Dragoni F, Vitale A, Arcieri R, Mandelli F (1990) Essential thrombocythemia: A retrospective study on the clinical course of 100 patients. Haematologica 75: 537–540

Clezardin P, McGregor JL, Dechavanne M, Clemetson KJ (1985) Platelet membrane glycoprotein abnormalities in patients with myeloproliferative disorders and secondary thrombocytosis. Br J Haematol 60: 331–344

Colombi M, Radaelli F, Zocchi L, Maiolo AT (1991) Thrombotic and hemorrhagic complications in essential thrombocythemia. A retrospective study of 103 patients. Cancer 67: 2926–2930

Cortelazzo S, Viero P, Finazzi G, D'Emilio A, Rodeghiero F, Barbui T (1990) Incidence and risk factors for thrombotic complications in a historical cohort of 100 patients with essential thrombocythemia. J Clin Oncol 8: 556–562

Dameshek W (1951) Some speculations on the myeloproliferative syndromes. Blood 6: 372–375

Fenaux P, Simon M, Caulier T, Lai JL, Goudemand J, Bauters F (1990) Clinical course of essential thrombocythemia in 147 cases. Cancer 66: 549–556

Fialkow PJ, Faguet GB, Jacobson RJ, Vaidya K, Murphy S (1981) Evidence that essential thrombocythemia is a clonal disorder with origin in a multipotent stem cell. Blood 58: 916–919

Friedenberg WR, Roberts RC, David DE (1992) Relationship of thrombohemorrhagic complications to endothelial cell function in patients with chronic myeloproliferative disorders. Am J Hematol 40: 283–289

Fröhli P, Graf C, Rhyner K (1983) Die Prophylaxe vaskulärer Komplikationen bei Polycythaemia vera und primärer Thrombozythämie mit niedrig dosierter Acetylsalicylsäure. Schweiz Med Wochenschr 113: 1622–1627

Gilbert HS, Praloran V, Stanley ER (1989) Increased circulating CSF-1 (M-CSF) in myeloproliferative disease: association with myeloid metaplasia and peripheral bone marrow extension. Blood 74: 1231–1234

Giles FJ (1991) Maintenance therapy in the myeloproliferative disorders: the current options. Br J Haematol 79 [Suppl 1]: 92–95

Gisslinger H, Chott A, Scheithauer W, Gilly B, Linkesch W, Ludwig H (1991) Interferon in essential thrombocythemia. Br J Haematol 79 [Suppl 1]: 42–47

Greaves M, Pickering C, Gugliotta L, Preston FE (1986) Platelet membrane glycoprotein abnormalities in myeloproliferative disorders. Br J Haematol 62: 780–782

Hehlmann R, Jahn M, Baumann B, Köpcke W (1988) Essential thrombocythemia. Clinical characteristics and course of 61 cases. Cancer 61: 2487–2496

Hoagland HC, Silverstein MN (1978) Primary thrombocythemia in the young patient. Mayo Clin Proc 53: 578–580

Holme S, Murphy S (1984) Studies of the platelet density abnormality in myeloproliferative disorders. J Lab clin Med 103: 373–383

Ireland H, Lane DA, Wolff S, Foadi M (1982) In vivo platelet release in myeloproliferative disorders. Thromb Haemost 48: 41–45

Kanz L, Hollen C, Friese P, Burstein SA (1990) Analysis of megakaryocyte ploidy in patients with thrombocytosis. Int J Cell Cloning 8: 299–306

Kaplan ME, Mack K, Goldberg JD et al. (1986) Long-term management of polycythemia vera with hydroxyurea: a progress report. Semin Hematol 23: 167–171

Kaywin P, McDonough M, Insel PA, Shattil SJ (1978) Platelet function in essential thrombocythemia. Decreased epinephrine responsiveness associated with a deficiency of platelet α-adrenergic receptors. N Engl J Med 299: 505–509

Kessler CM, Klein HG, Havlik RJ (1982) Uncontrolled thrombocytosis in chronic myeloproliferative disorders. Br J Haematol 50: 157–167

Lahuerta-Palacios JJ, Bornstein R, Fernández-Debora FJ, Gutiérrez-Rivas E, Ortiz MC, Larregla S, Calandre L, Montero-Castillo J (1988) Controlled and uncontrolled thrombocytosis. Its clinical role in essential thrombocythemia. Cancer 61: 1207–1212

Landolfi R, De Cristofaro R, Castagnola M, De Candia E, D'Onofrio G, Leone G, Bizzi B (1988) Increased platelet-fibrinogen affinity in patients with myeloproliferative disorders. Blood 71: 978–982

Landolfi R, Ciabattoni G, Patrignani P, Castellana MAL, Pogliani E, Bizzi B, Patrono C (1992) Increased thromboxane biosynthesis in patients with polycythemia vera: evidence for aspirin-suppressible platelet activation in vivo. Blood 80: 1965–1971

Löfvenberg E, Wahlin A (1988) Management of polycythemia vera, essential thrombocythemia and myelofibrosis with hydroxyurea. Eur J Hematol 41: 375–381

López-Fernàndez MF, López-Berges C, Martin R, Pardo A, Ramos FJ, Batlle J (1987) Abnormal structure of von Willebrand factor in myeloproliferative syndrome is associated to either thrombotic or bleeding diathesis. Thromb Hemost 58: 753–757

Mason JE, De Vita VT, Canellos GP (1974) Thrombocytosis in chronic granulocytic leukemia: incidence and clinical significance. Blood 44: 483–487

Mazzucato M, De Marco L, De Angelis V, De Roia D, Bizzaro N, Casonato A (1989) Platelet membrane abnormalities in myeloproliferative disorders: decrease in glycoproteins Ib and IIb/IIIa complex is associated with deficient receptor function. Br J Haematol 73: 369–374

McIntyre KJ, Hoagland HC, Silverstein MN, Petitt RM (1991) Essential thrombocythemia in young adults. Mayo Clin Proc 66: 149–154

Murphy S, Iland H, Rosenthal D, Laszlo J (1986) Essential thrombocythemia: an interim report from the Polycythemia vera Study Group. Semin Haematol 23: 177–182

Najean Y, Mugnier P, Dresch C, Rain J (1987) Polycythaemia vera in young people: an analysis of 58 cases diagnosed before 40 years. Br J Haematol 67: 285–291

Pareti FI, Gugliotta L, Mannuci L, Guarini A, Mannuci PM (1982) Biochemical and metabolic aspects of platelet dysfunction in chronic myeloproliferative disorders. Thromb Haemost 47:84–89

Pearson TC, Wetherley-Mein G (1978) Vascular occlusive episodes and venous hematocrit in primary proliferative polycythemia. Lancet II: 1219–1222

Queißer W, Weidenauer G, Queißer U, Kempgens U, Müller U (1976) Megakaryocyte polyploidization in myeloproliferative disorders. Blut 32: 13–20

Randi ML, Fabris F, Girolami A (1990) Thrombocytosis in young people: Evaluation of 57 cases diagnosed before the age of 40. Blut 60: 233–237

Raskind WH, Jacobson R, Murphy S, Adamson JW, Fialkow PJ (1985) Evidence for the involvement of B lymphoid cells in polycythemia vera and essential thrombocythemia. J Clin Invest 75: 1388–1390

Rozman C, Giralt M, Feliu E, Rubio D, Cortés MT (1991) Life expectancy of patients with chronic nonleukemic myeloproliferative disorders. Cancer 67: 2658–2663

Schafer AI (1982) Deficiency of platelet lipoxygenase activity in myeloproliferative disorders. N Engl J Med 306: 381–386

Schafer AI (1991) Essential thrombocythemia. Prof Hemost Thromb 10: 69–96

Silver RT (1990) Interferon in the treatment of myeloproliferative diseases. Semin Hematol 27 [Suppl 4]: 6–14

Small BM, Bettigole RE (1981) Diagnosis of myeloproliferative disease by analysis of the platelet volume distribution. Am J Clin Pathol 76: 685–691

Sokal JE (1976) Evaluation of survival data for chronic myelogenous leukemia. Am J Hematol 1: 493

Swart SS, Pearson D, Wood JK, Barnett DB (1984) Functional significance of the platelet alpha2-adrenoceptor: studies in patients with myeloproliferative disorders. Thromb Res 33: 531–541

Tartaglia AP, Goldberg JD, Berk PD, Wasserman LR (1986) Adverse effects of antiaggregating platelet therapy in the treatment of polycythemia vera. Semin Hematol 23: 172–176

Taylor KMcD, Shetta M, Talpaz M, Kantarjian HM, Hardikar S, Chinault AC, McCredie KB, Spitzer G (1989) Myeloproliferative disorders: usefulness of X-linked probes in diagnosis. Leukemia 3: 419–422

Teofili L, De Stefano V, Leone G, Micalizzi P, Iovino MS, Alfano G, Bizzi B (1992) Hematological causes of venous thrombosis in young people: high incidence of myeloproliferative disorder as underlying disease in patients with splanchnic venous thrombosis. Thromb Haemost 67: 297–301

The Italian Study Group on Chronic Myeloid Leukemia (1994) Interferon alfa-2a as compared with conventional chemotherapy for the treatment of chronic myeloid leukemia. N Engl J Med 330: 820–825

Thiele J, Holgado S, Choritz H, Georgii A (1983) Density distribution and size of megakaryocytes in inflammatory reactions of the bone marrow (myelitis) and chronic myeloproliferative diseases. Scand J Haematol 31: 329–341

Thiele J, Moedder B, Kremer B, Zankovich R, Fischer R (1987) Chronic myeloproliferative diseases with an elevated platelet count (in excess of 1,000,000μl): A clinicopathological study on 46 patients with special emphasis on primary (essential) thrombocythemia. Hematol Pathol 1: 227–237

Watson KV, Key N (1993) Vascular complications of essential thrombocythemia: a link to cardiovascular risk factors. Br J Haematol 83: 198–203

Wehmeier A (1991) Differentialdiagnostische Parameter der Thrombozytose. Lab Med 15: 546–550

Wehmeier A, Scharf RE, Schneider W (1988) Abnormal platelet subpopulations in myeloproliferative disorders in relation to platelet function. In: Barbui T, Cortelazzo S, Viero P, Gorini S, de Gaetano D (eds) Cellular blood components in haemostasis and thrombosis. Libbey, Paris, pp 117–121

Wehmeier A, Scharf RE, Fricke S, Schneider W (1989) Bleeding and thrombosis in chronic myeloproliferative disorders: relation of platelet disorders to clinical aspects of the disease. Haemostasis 19: 251–259

Wehmeier A, Fricke S, Scharf RE, Schneider W (1990) A prospective study of haemostatic parameters in relation to the clinical course of myeloproliferative disorders. Eur J Haematol 45: 191–197

Wehmeier A, Daum I, Jamin H, Schneider W (1991) Incidence and clinical risk factors for bleeding and thrombotic complications in myeloproliferative disorders. Ann Hematol 63: 101–106

D-Dimere bei Patienten mit malignen Erkrankungen

G. Oehler und E. J. Schulte

Zusammenfassung. D-Dimere entstehen bei der plasminvermittelten Lyse von quervernetztem Fibrin und können spezifisch mit enzymimmunologischen Methoden nachgewiesen werden. Maligne Erkrankungen können zu einer gesteigerten Gerinnungsneigung mit Fibrinbildung und konsekutiver Fibrinolyse führen. In der vorliegenden Studie wurde geprüft, ob die Gerinnungsveränderungen bei Tumorpatienten sich auf die Höhe des D-Dimerspiegels im Plasma auswirken. Signifikant höhere D-Dimerwerte als gesunde Kontrollpersonen oder Patienten mit gutartigen nichtthrombotischen Erkrankungen hatten 235 Patienten mit soliden Tumoren und 46 Patienten mit malignen hämatologischen Erkrankungen. Bei 55 Patienten mit kolorektalem Karzinom bestand eine signifikante Korrelation zwischen der Höhe des D-Dimers und des CEA. Die Höhe des D-Dimerspiegels war außerdem vom Stadium der Tumorerkrankung abhängig. Die geringe Spezifität der D-Dimerbestimmung schränkt ihren Nutzen als sog. Tumormarker ein.

Maligne Erkrankungen sind überdurchschnittlich häufig mit Störungen der Gerinnung und Fibronolyse assoziiert. Klinisch wird dies in einer gegenüber nichtmalignen Erkrankung gesteigerten Thromboseinzidenz erfaßbar (Rickless u. Edwards 1983; Yoda et al. 1981). Seltener und i. allg. an das Hinzutreten weiterer begünstigender Faktoren gebunden ist das Auftreten einer Verbrauchskoagulopathie. Wenn klinische Zeichen einer Gerinnungsaktivierung fehlen, können Veränderungen klinisch-chemischer Parameter allein wegweisend sein. Hierzu gehören die sog. D-Dimere im Plasma. Diese entstehen als Endprodukte der fibrinolytischen Einwirkung auf das Fibrin, das zuvor unter Einfluß von Thrombin und Faktor XIII quervernetzt wurde (Markus 1984). D-Dimere gelten daher nach den vorliegenden Ergebnissen als ein sensitiver Parameter zur frühzeitigen Erfassung einer aktivierten intravaskulären Gerinnung. Mit monoklonalen Antikörpern gegern die y-y-Quervernetzungssequenz konnte ein ELISA entwickelt werden, mit dem die D-Dimere spezifisch meßbar werden (Stötzer et al. 1988; Whitaker et al. 1984).

Erhöhte D-Dimerspiegel wurden bei Patienten mit Lungenmetastasen und bei gynäkologischen Tumoren beschrieben. Beim Ovarialkarzinom ist eine Korrelation der D-Dimere mit dem Tumorstadium und auch mit den Tumormarker CA 125 nachzuweisen (Hafter et al. 1985).

In der vorliegenden Studie wurde das Verhalten der D-Dimere bei Patienten mit verschiedenen malignen Erkrankungen in unterschiedlichem Progressionsgrad untersucht. Zusätzlich wurden Hämostaseparameter bestimmt. Bei Patienten mit kolorektalem Karzinom wurde der Zusammenhang von D-Dimeren und CEA als tumorassoziierte Parameter untersucht.

Patientenkollektiv und Methodik

Das untersuchte Kollektiv umfaßte insgesamt 423 Personen. Dieser wurden 65 sich gesund fühlende Kontrollpersonen (60% weiblich, 40% männlich; Alter $\bar{x} = 40$ Jahre) gegenübergestellt.

a) 53 Patienten von Normalstationen mit gutartigen entzündlichen und nichtentzündlichen Erkrankungen, keine manifesten Gerinnungsstörungen, keine Thrombosen (41% weiblich, 59% männlich; Alter $\bar{x} = 57{,}7$ Jahre).
b) 235 Patienten mit verschiedenartigen soliden malignen Tumoren in unterschiedlichem Metastasierungsgrad (32% weiblich, 68% männlich; Alter $\bar{x} = 62{,}0$ Jahre, Tabelle 1).
c) 46 Patienten mit Neoplasien des hämatopoetischen Systems (70% weiblich, 30% männlich; Alter $\bar{x} = 58{,}6$ Jahre, Tabelle 1).
d) 19 Patienten mit phlebographisch gesicherter Phlebothrombose (47% weiblich, 53% männlich; Alter $\bar{x} = 54{,}1$ Jahre).
e) 5 Tumorpatienten mit gleichzeitig bestehender Phlebothrombose (100% weiblich; Alter $\bar{x} = 67{,}7$ Jahre).

Die Diagnosen der Patienten mit malignen Erkrankungen waren histologisch oder zytologisch gesichert. Unter den 235 Patienten mit soliden Tumoren befanden sich 48 Patienten mit nichtmeta-

Tabelle 1. Art der malignen Erkrankung in den Kollektiven der Patienten mit soliden Tumoren und malignen hämatologischen Erkrankungen

Erkrankungsart	*Anzahl (n)*
Kolorektales Karzinom	59
Magenkarzinom	19
Ösophaguskarzinom	10
Pankreaskarzinom	15
Karzinom der Leber/Gallenwege	12
Hypernephrom	6
Prostatakarzinom	4
Plattenepithelkarzinom (Bronchial-Ca)	32
Kleinzelliges Bronchialkarzinom	22
Adenokarzinom (Bronchial-Ca)	16
Großzelliges und undifferenziertes Bronchialkarzinom	8
Mammakarzinom	7
Ovarialkarzinom	7
Uteruskarzinom (Endometrium-, Zervix-)	5
Malignes Melanom	3
Pleuramesotheliom	3
Tumor mit unklarer Primärlokalisation	7
Akute myeloische Leukämie	21
Chronisch myeloische Leukämie	1
M. Hodgkin	6
Non-Hodgkin-Lymphom	13
Plasmozytom	5

stasiertem Tumor, bei 26 Patienten waren Lymphknotenmetastasen, bei 88 Patienten viszerale Metastasen nachgewiesen. Bei 73 Patienten war der Metastasierungsgrad nicht bekannt oder nicht eindeutig festzulegen.

Keiner der Patienten der Gruppe b und c bot einen klinischen Anhalt für eine Thrombose, bei keinem der Patienten mit einem soliden Tumor lag eine Blutungsneigung vor. Bei einigen der hämatologischen Patienten bestand eine Blutungsneigung bei ausgeprägter Thrombozytopenie infolge der Grunderkrankung. Bei allen 5 Patienten der Gruppe e war ein Tumor in fortgeschrittenem Stadium mit viszeraler Metastasierung bekannt. Blutentnahmen zur Bestimmung von D-Dimer, Fibrinogen, Quickwert, PTT, Thrombinzeit und karzinoembryonalem Antigen (CEA) erfolgten in allen Fällen vor einer geplanten Operation, Zytostatikagabe oder Strahlentherapie. Die untersuchten Patienten waren mit Ausnahme der Thrombosepatienten nicht medikamentös antikoaguliert.

Die Bestimmung der D-Dimere erfolgte mit "Asserachrom D-Dimer" (Boehringer Mannheim), es wurde ein studieneigener Normbereich aus Plasma von 65 Gesunden erstellt. Fibrinogen wurde nach der Methode von Clauss mit "Fibrinogen a" (Boehringer Mannheim, Normbereich 1500–4500 mg/l), die Thromboplastinzeit (Quick) mit "Hepato Quick" (Boehringer Mannheim, Normbereich 70–130 %), die Thrombinzeit mit "Testthrombin 30 IU/ml" (Behringwerke, Marburg, Normbereich 14–21 s) in einer Endverdünnung des Testthrombins von 3 IU/ml und die partielle Thromboplastinzeit (PTT) mit "Pathromtin" (Behringwerke, Marburg, Normbereich 28–40 s) bestimmt. Das CEA wurde mit einem ELISA (CEA-EIA Monoclonal One-Step, Fa. Abott, Wiesbaden) gemessen. Die Durchführung der Bestimmungen erfolgte nach der Herstellerangabe.

Statistik: Fibrinogen wurde als normalverteilt angesehen, D-Dimere und CEA wurden als logarithmisch normal verteilt angenommen. Ermittelt wurden Mittelwert, ein- und 2fache Standardabweichungen und Korrelationskoeffizient. Angewandt wurden Varianzanalyse und multipler Paarvergleich als parametrische Tests sowie der χ^2-Test.

Ergebnisse

Die D-Dimere in den Kollektiven gutartig erkrankter Patienten, Tumorpatienten, hämatologischer Patienten, Patienten mit Phlebothrombose sowie der Gruppe von Tumorpatienten mit gleichzeitig bestehender Phlebothrombose waren jeweils signifikant ($p < 0{,}001$) höher als die Werte der Kontrollgruppe. Bei Patienten mit malignen soliden Tumoren oder hämatologischen Erkrankungen, bei Patienten mit alleiniger Phlebothrombose oder Tumor und Phlebothrombose lag das D-Dimer auch signifikant ($p < 0{,}001$) höher als bei Patienten mit gutartigen Erkrankungen (Abb. 1).

Die Höhe der D-Dimere zeigte bei soliden Tumoren eine Abhängigkeit vom Progressionsgrad des Tumors. Die Unterschiede bzgl. der D-Dimerspiegel in den Patientengruppen mit nichtmetastasiertum Tumor und Lymphknotenmetastasen ($p < 0{,}01$), nichtmetastasiertem Tumor und viszeralen Metastasen ($p < 0{,}0001$) bzw. Lymphknotenmetastasen und viszeralen Metastasen ($p < 0{,}001$) waren jeweils signifikant (Abb. 2). Gleichfalls stieg das Fibrinogen in den Untergruppen von Patienten mit nichtmetastasierten ($\bar{x} = 3510$ mg/l) über lymphknotenmetastasierte ($\bar{x} = 4160$ mg/l) zu viszeral metastasierten Tumoren ($\bar{x} = 4160$ mg/l) an (Unterschied zwischen Patienten mit nichtmetastasiertem und viszeral metastasiertem Tumor signifikant, $p < 0{,}01$).

Bei Patienten mit kolorektalem Karzinom ($n = 55$) in unterschiedlichem Progressionsgrad bestand eine positive Korrelation von D-Dimeren und dem tumorassoziierten Antigen CEA ($r = 0{,}605$; $p < 0{,}0001$; Abb. 3).

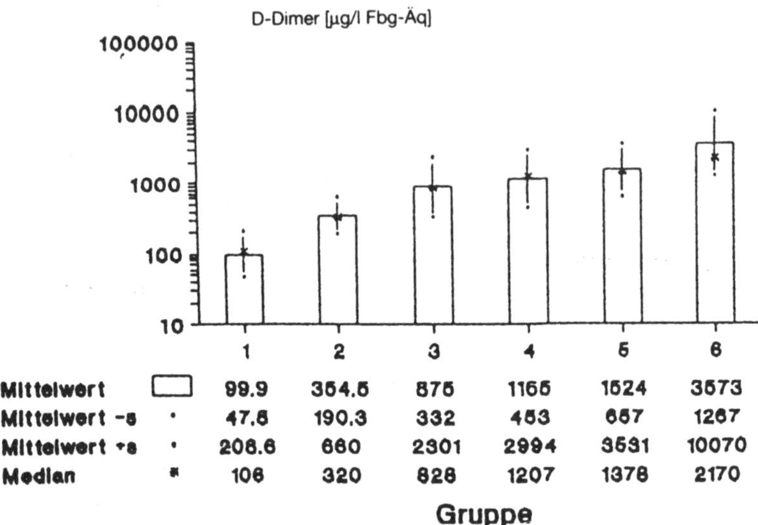

		1	2	3	4	5	6
Mittelwert	□	99.9	354.5	875	1165	1524	3573
Mittelwert -s	•	47.5	190.3	332	453	657	1267
Mittelwert +s	•	208.6	660	2301	2994	3531	10070
Median	*	106	320	828	1207	1378	2170

Abb. 1. Dimerkonzentration bei Gesunden und verschiedenen Patientengruppen. *1* Kontrollguppe, *2* Hospitalisierte, *3* Tumor, *4* maligne hämatologische Erkrankung, *5* Thrombose, *6* Tumor und Thrombose, *Fbg-Äq* Fibrinogenäquivalent, angegeben sind $\bar{x} + s$ und Median

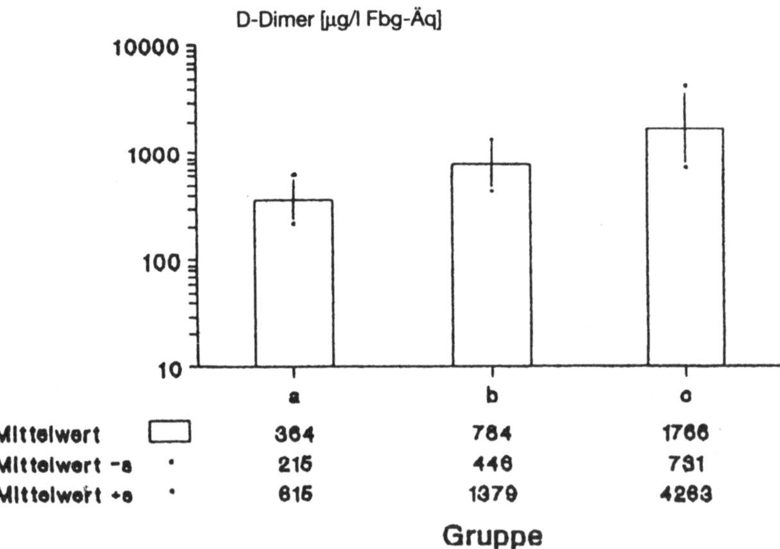

		a	b	c
Mittelwert	□	364	764	1766
Mittelwert -s	•	215	446	731
Mittelwert +s	•	615	1379	4263

Abb. 2. D-Dimerkonzentration bei unterschiedlichen Metastasierungsgraden. *a* keine Metastasen, *b* Lymphknotenmetastasen, *c* Fernmetastasen, *Fbg-Äq* Fibrinogenäquivalent, angegeben sind $\bar{x} + s$

Bei soliden malignen Tumoren und malignen hämatologischen Erkrankungen konnte kein wesentlicher Einfluß der Tumorart oder der Art der malignen hämatologischen Erkrankungen auf die Höhe der D-Dimere nachgewiesen werden.

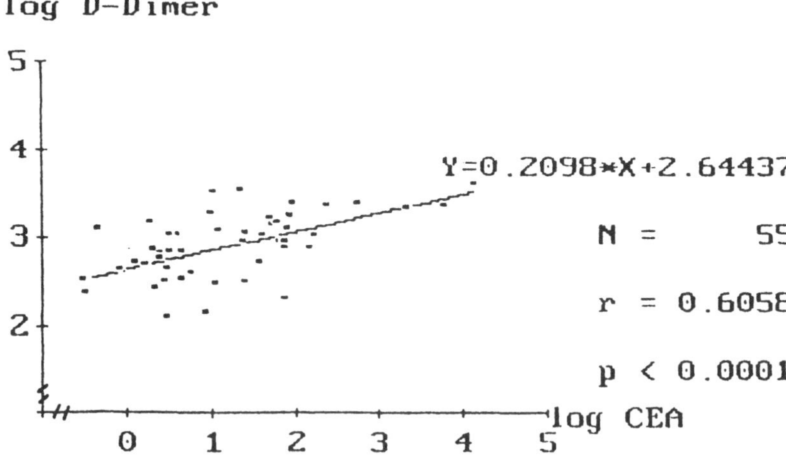

Abb. 3. Korrelation zwischen D-Dimer und CEA bei Patienten mit kolorektalem Karzinom. D-Dimer in ug/l Fibrinogenäquivalent, CEA in u/1

Untersuchungen zur Sensitivität der D-Dimerbestimmung ergaben ein über den Normbereich (bis 431 ug/l Fibrinogenäquivalent) erhöhtes D-Dimer bei 74% aller Patienten mit soliden malignen Tumoren (bei 35,4% der nichtmetastasierten, 88,5% der lymphknotenmetastasierten und 96,9% der fern metastasierten Tumoren), bei 84,8% der Patienten mit malignen hämatologischen Erkrankungen und 94,7% der Thrombosepatienten. Bezüglich der Spezifität der D-Dimerbestimmung fand sich bei 96,9% der Gesunden und 71,7% der Patienten mit gutartigen Erkrankungen das D-Dimer im Normbereich (Tabelle 2).

Diskussion

Ein Ansteig quervernetzter Fibrinspaltprodukte (D-Dimere) im Plasma ist, unabhängig von einem Vorhandensein klinisch manifester Gerinnungsstörungen, bei Patienten mit verschiedenartigen malignen Erkrankungen nachweisbar. Dabei läßt sich ein positiver Zusammenhang zwischen dem Ausmaß des Anstiegs der D-Dimere und dem Ausmaß der Metastasierung beobachten. Ein Einfluß der Tumorhistologie oder -lokalisation auf die Höhe der Fibrinspaltprodukte war in den untersuchten Kollektiven nicht zu zeigen. Geringe, nicht signifikante Unterschiede für die D-Dimere bei verschiedenen Tumorarten waren eher auf die inhomogene Verteilung bzgl. der Metastasierungsgrade in den Untergruppen zu beziehen.

Durch die Bestimmung der D-Dimere läßt sich eine vorliegende Phlebothrombose mit hoher Sensitivität erfassen. Die hierbei erhöhten D-Dimere haben

Tabelle 2. Häufigkeit normaler und erhöhter D-Dimerwerte in verschiedenen Kollektiven mit benignen, malignen und thrombotischen Erkrankungen. D-Dimer in ug/l Fibrinogenäquivalent

	Im Normbereich (< 431) [%]	*Erhöht (> 431) [%]*
Kontrollgruppe	96,9	3,1
Benigne Erkrankungen	71,7	28,3
Solider Tumor	26,0	74,0
keine Metastasen	64,6	35,4
Lymphknotenmetastasen	11,5	88,5
viszerale Metastasen	3,4	96,6
Hämatologische Erkrankungen	15,2	84,8
Phlebothrombose	5,3	94,7

sich in mehreren vorliegenden Studien aber nicht als hinreichend spezifisch erwiesen, um einen bestehenden klinischen Thromboseverdacht allein labortechnisch, ohne z.B. weitere abbildende diagnostische Verfahren, zu erhärten (Bounameaux et al. 1989; Goldhaber et al. 1988; Heaton et al. 1987; Speiser et al. 1990). Hingegen besteht bei verschiedenen Untersuchern Übereinstimmung darüber, daß beim Vorliegen normwertiger D-Dimerspiegel eine akute Thrombose mit großer Wahrscheinlichkeit ausgeschlossen ist. Bei den in der vorliegenden Studie untersuchten gutartig erkrankten Patienten sowie Patienten mit soliden oder hämatologischen Neoplasien bestand klinisch kein Thromboseverdacht. Es wurden bei 28,3 % der Hospitalisierten mit benignen Erkrankungen, 74 % der Patienten mit malignem soliden Tumor und 84 % der Patienten mit hämatologischer Erkrankung über den als Norm festgelegten Bereich erhöhte D-Dimerwerte beobachtet. Im Rahmen einer bei Malignompatienten erhöhten Thromboseinzidenz war bei einzelnen Patienten des Kollektivs das nicht erkannte Vorliegen einer Thrombose und eines dadurch verursachten D-Dimeranstiegs letztlich nicht auszuschließen. Allein erklärt dies die D-Dimererhöhung im Gesamtkollektiv nicht.

Durch eine maligne Erkrankung kann eine chronisch verlaufende, meist klinisch nicht symptomatisch werdende Gerinnungsaktivierung induziert werden. Sekundär ist eine Fibrinolysesteigerung möglich. Der Verbrauch von Gerinnungsfaktoren kann durch eine adäquate oder übermäßige Neusynthese von Faktoren kompensiert werden (Imaoka et al. 1986). Infolgedessen ist häufig eine Hyperfibrinogenanämie meßbar. Weitere Untersucher haben gezeigt, daß bei Tumorpatienten Thrombin-Antithrombin-Komplexe oder Fibrinipeptid A vermehrt meßbar werden als Ausdruck einer Gerinnungsaktivierung (Peuscher et al. 1980; Rocha et al. 1989). Die D-Dimere gelten als frühzeitig ansteigende und sensitive Parameter für eine Gerinnungsaktivierung mit nachfolgender Fibrinolyse (Wieding et al. 1989).

In diesem Zusammenhang kann die Erhöhung der D-Dimere, die bei 74 % der Patienten mit soliden Tumoren und bei 84,8 % der hämatologischen Patienten nachweisbar war, als Indikator einer Fibrinolyse, die eine vorherige Aktivierung prokoagulatorischer Prozesse voraussetzt, interpretiert werden. Die Hyperfibrinogenämie bei 30,2 % der Tumorpatienten, die signifikant häufiger auftrat, wenn auch die D-Dimere erhöht waren, kann als Ausdruck eines überkompensierten, vermehrten Faktorenumsatzes diskutiert werden. Weiterhin kann durch die Freisetzung prokoagulatorischer oder fibrinolytisch wirksamer Substanzen aus den Tumorzellen selbst oder aus tumorassoziierten Leukozyten ein Eingreifen in Vorgänge der Hämostase und Fibrinolyse erfolgen (Mussoni u. Donati 1988). Histologische Untersuchungen zeigen eine oft reichliche Fibrinablagerung in Tumoren bzw. im umgebenden Gewebe, auch hier ist durch Abbau des Fibrins die Entstehung von quervernetzten Spaltprodukten denkbar (Übersicht bei Markus 1984). Eine Untersuchung von Dover et al. (1987) zeigte, daß aus Zellen des kolorektalen Karzinoms signifikant mehr Faktor-X-Aktivator freigesetzt wird als aus Zellen gesunder Darmmukosa oder benigner Darmerkrankungen. De Bruin et al. (1988) wiesen in Zellen des Adenokarzinoms des Kolons mehr Plasminogenaktivatoren nach als in Zellen des Kolonadenoms oder gesunder Mukosa. Fibrinolytische Eigenschaften sind demnach eng mit maligner Entartung assoiiert.

Im hier vorliegenden Kollektiv von 55 Patienten mit kolorektalem Karzinom in unterschiedlichen Ausbreitungsstadien konnte eine positive Korrelation von D-Dimeren und CEA beobachtet werden. Dies erscheint plausibel, da beide Parameter positiv mit der Tumorgröße bzw. -ausdehnung assoziiert sind. Von anderen Untersuchern ist bereits auf eine Korrelation von D-Dimeren und CA 12-5 beim Ovarialkarzinom und von D-Dimer und CA 15-3 beim Mammakarzinom (Mitter u. Zielinski 1991) hingewiesen worden, auch sind bei diesen Tumoren D-Dimere als zusätzlicher Verlaufsparameter bei antineoplastischer Therapie diskutiert worden.

Die vorliegenden Ergebnisse dokumentieren die Assoziation maligner Tumoren mit dem Anstieg quervernetzter Fibrinspaltprodukte im Plasma. Es konnte eine hohe Sensitivität der D-Dimere für metastasierte Tumoren und hämatologische Erkrankungen und eine geringe Sensitivität für nichtmetastasierte Tumoren gezeigt werden.

Die diagnostischen Einsatzmöglichkeiten der D-Dimerbestimmung in der Onkologie sind bisher gering. Wie auch durch die Ergebnisse anderer Untersucher belegt ist, gibt es keine wesentlichen Unterschiede zwischen den D-Dimerwerten, die bei nichtmetastasierten Tumoren und Patienten mit differentialdiagnostisch zu erwägenden gutartigen Krankheiten gemessen werden (Wilde et al. 1989). Deutliche D-Dimeranstiege wurden nicht nur bei fortgeschrittenen onkologischen Krankheitsbildern, sondern auch bei allen Thrombosen sowie schweren und akuten Allgemeinerkrankungen (Sepsis, Schock, Verbrauchskoagulopathie, akute Pankreatitis) beobachtet, so daß hier insbesondere die Interferenz mit möglichen Komplikationen maligner Erkrankungen (z.B. Thrombose) die Interpretation erhöhter Werte erschweren würde. Der Vorhersagewert normwertiger D-Dimere dürfte hoch sein: nach unseren Ergebnissen ist bei normwertigen D-Dimeren im Plasma das Vorliegen eines metastasierten Tumors oder einer malignen hämatologischen Neoplasie unwahrscheinlich (Tabelle 2). Eine Anzyahl derzeit durchgeführter Studien wird erweisen, ob sich D-Dimere als Parameter zur Verlaufsbeurteilung, z.B. in der gynäkologischen Onkologie, etablieren werden.

Literatur

Bounameaux H, Reber G, Schneider P-A, Moerloose P de, Krahenbuhl B (1989) Plasma-D-Dimer determination for diagnosis of deep vein thrombosis. Am J Clin Pathol 91: 82-85

Briun PAF de, Grifioen G, Verspaget HW, Verheijen HJ, Dooijewaard G, Ingh HF van den, Lamers CBHW (1988) Plasminogen activator profiles in neoplastic tissues of the human colon. Cancer Res 48: 4520-4524

Dover R, Goeting NLM, Taylor I, Roath OS, Francis JL (1987) Factor X activating activity in patients with colorectal carcinoms. Br J Surg 74: 1122-1124

Gaffney PJ, Brasher M (1973) Subunit structure of the plasmin-induced degradation products of crosslinked fibrin. Biochim Biophys Acta 295: 308-313

Goldhaber SZ, Vaughan DE, Tumen SS, Loscalzo J (1988) Utility of crosslinked fibrin degradation products in the diagnosis of pulmonary embolism. Am Heart J 61: 522-525

Hafter R, Schrök R, Hugo R von, Graeff H (1985) Measurement of crosslinked fibrin derivatives im plasma and ascitic fluid with monoclonal antibodies against D-Dimer using EIA and latex test. Scand J Clin Lab Invest 45/178: 37-144

Heaton DC, Billings JD, Hickton CM (1987) Assessment of D-Dimer assays for the diagnosis of deep vein thrombosis. J Lab Clin Med 110: 588-591

Imaoka S, Saski Y, Iwanaga T, Terasawa T (1986) The significance of the fibrin/fibrinogen degradation product in serum of carcinoma patients with hematogenous metastasis. Cancer 58: 1488-1492

Markus G (1984) The role of hemostasis ans fibrinolysis in the metastatic spread of cancer. Semin Thromb Hemost 10/1: 61

Mirshahi SS, Pujade-Lauraine E, Soria C, Mirshahi M, Fretault J, Bernadou A, Soria J (1992) D-Dimer and Ca 125 levels in patients with ovarian cancer during antineoplastic therapy. Prognostic significance for the success of anti-cancer trea. Cancer 69: 2289-2292

Mitter CG, Zielinski CC (1991) Plasma levels of D-Dimer: a crosslinked fibrin degradation product in female breast cancer. J Cancer Res Clin Oncol 259-262

Mussoni L, Donati MB (1988) Expression of plasminogen activators as a marker of stimulation in tumour associated macrophages. Haemostasis 18: 66-71

Peuscher FW, Cleton F, Armstrong L, Stoepman E van, Mourik AJ van, Aken WG van (1980) Significance of plasma fibrinopeptide A (fpA) in patients with malignancy. J Lab Clin Med 96: 5

Rickless FR, Edwards RL (1983) Activation of blood coagulation in cancer: Trousseau's syndrome revisited. Blood 62/1: 14-31

Rocha E, Paramo JA, Fernandez FJ, Cuesta B, Hernandez M, Paloma MJ, Rifon J (1989) Clotting activation and impaement of fibrinolysis in malignancy. Thromb Res 54: 699-407

Speiser W, Mallek R, Koppensteiner R, Stümpflen A, Kapiotis S, Minar E, Ehringer H, Lechner K (1990) D-Dimer and TAT measurement in patients with deep venous thrombosis: utility in diagnosis and judgement of anticoagulant treatment effectiveness. Thromb Haemost 64: 196-201

Stötzer K-E, Amiral J, Spanuth E (1988) Neue Methoden zur spezifischen Bestimmung von Fibrinspaltprodukten (D-Dimere). Lab Med 12: 51-59

Whitaker AN, Elms M, Masci PP, Bundesen PG, Rylatt DB, Webber AJ, Bunce I (1984) Measurement of crosslinked fibrin derivatives in plasma: an immuncassay using monoclonal antibodies. J Clin Pathol 37: 882-887

Wieding JU, Eisinger G, Kösterig H (1989) Diagnostik der disseminierten intravasalen Gerinnung: Aussagekraft von löslichem Fibrin, D-Dimeren und Fibrin(ogen)-Spaltprodukten. Klin Wochenschr 67/15: 764–773

Wilde JT, Kitchen S, Greaves M, Preston FE (1989) Plasma-D-dimer levels and their relationship to serum fibrinogen/fibrin degradation products in hypercoagulable states. Br J Haematol 71/1: 65–70

Yoda Y, Abe T (1981) Fibrinopeptide A (FPA) level and fibrinogen kinetics in patients with malignant disease. Thromb Haemost 46: 706–709

Determination of Plasma Soluble Fibrin in Patients with Disseminated Intravascular Coagulation: Its Usefulness for the Diagnosis

K. Okajima

Mechanisms for Intravascular Fibrin Formation in Disseminated Intravascular Coagulation

Disseminated intravascular coagulation (DIC) is a catastrophic pathologic condition leading to bleeding and mutiple organ dysfunction. As shown in Fig. 1 the mechanism by which DIC can be induced is variable dependent on the underlying pathologic conditions. For example, in cases of malignant tumors, tissue factor production by tumor cells might be one of the important factors for the activation of intravascular coagulation, and in the case of septicemia monocytes might play a role in the onset of DIC by elaborating cytokines or tissue factor. Although the mechanisms for onset of DIC are diverse, intravascular fibrin formation is the common events in the pathologic process of DIC.

Pathophysiology of DIC

In the pathologic conditions of DIC, especially at the full-blown state, lethal bleeding due to consumption coagulopathy or excessive fibrinolysis can be observed (Fig. 2). Furthermore, organ dysfunction induced by microcirculatory disturbances or endothelial injury induced by cytokines or activated leukocytes can be observed. Such clinical conditions in the advanced stage in DIC is resistant to the various intensive clinical treatments. Thus, it is very important to make a early and correct diagnosis of DIC, and we should begin a proper treatment as soon as possible.

Laboratory Diagnosis of DIC

For detecting microthrombi formation, laboratory tests reflecting thrombin or plasmin generation have been frequently employed (Fig. 3). For example, plasma levels of thrombin-antithrombin III complex, abbreviated as TAT, prothrombion fragment 1 plus 2, PF 1 + 2, and plasmin-antiplasmin complex, PAP, are widely measured. Soluble fibrin monomer complex, by which we can confirm the microtrombi formation, can be also measured by very simple and

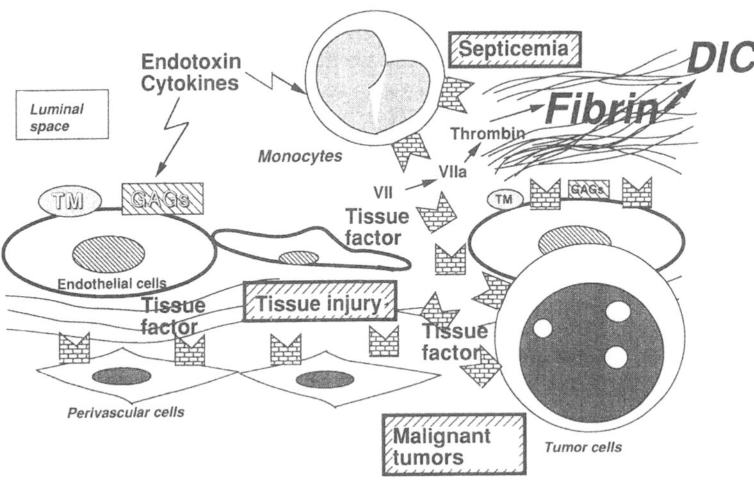

Fig. 1. Intravascular fibrin formation induced by tissue factor–nVIIa complex

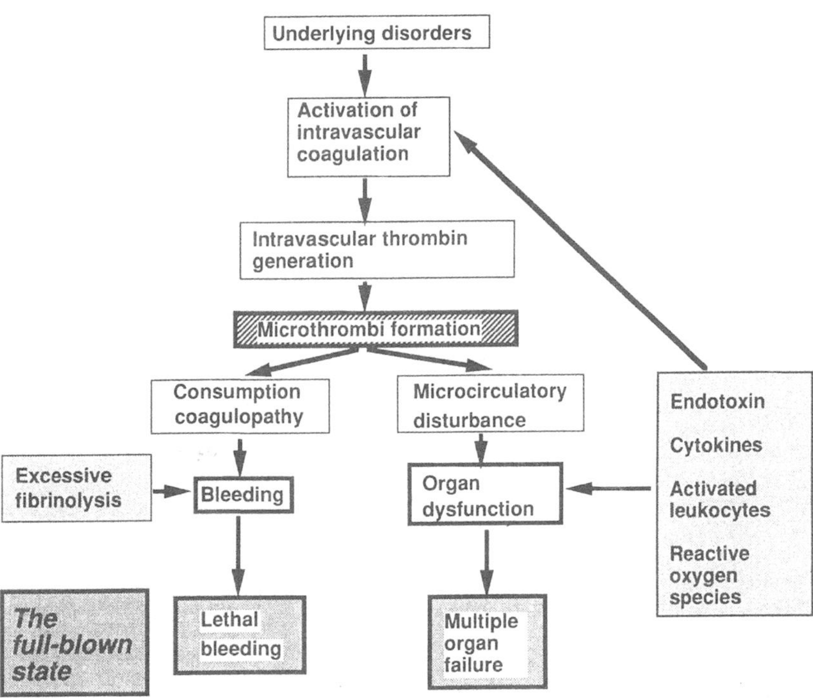

Fig. 2. Pathophysiology and the consequences of DIC

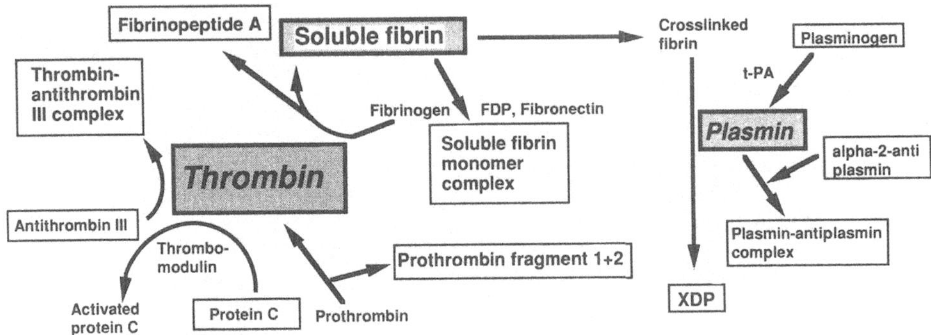

Fig. 3. Molecular markers for thrombin and plasmin generation

quick procedure, but the result is shown only semiquantitatively. Recently, we can measure soluble fibrin quantitatively by a newly developed method using an enzyme-linked immunosorbent assay (ELISA). The profit obtained by measuring soluble fibrin is the confirmation of microthrombi formation. As shown in Fig. 4, intravascular coagulation system can be activated systemically probably due to the excess influx of tissue factor into the circulation when the patients are associated with malignancies, severe tissue injury, or sepsis. In such conditions, anticoagulant system begins to operate to normalize the balance between procoagulant and anticoagulant activities to maintain proper circulation. During this regulation, TAT, PF1+2 or PAP can be generated. However, these parameters do not always implicate microthrombi formation, but only

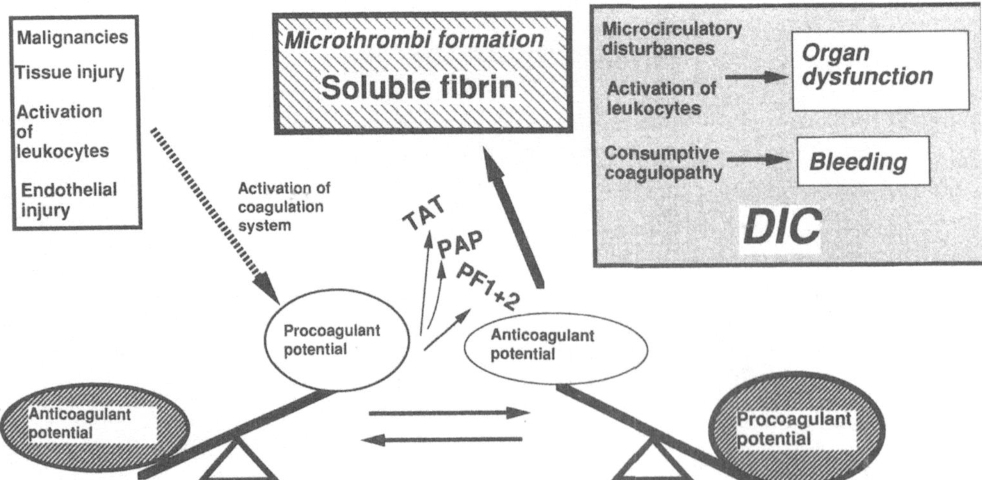

Fig. 4. Soluble fibrin can be a marker indicating microthrombi formation

reflect the process leading to microthrombi formation, because microthrombi can be formed only when the procoagulant activity overcomes the anticoagulant activity. Thus, soluble fibrin might be a better and direct reflection of microthrombi formation than TAT, PF 1 + 2 or PAP, and thus a better marker for the occurrence of DIC.

Determination of Soluble Fibrin by a Newly Developed ELISA Method

Figure 5 shows the principle for the detection of soluble fibrin by sandwitch ELISA method (Boehringer, Mannheim) used in the present study. Monoclonal antibody, 2B5, raised against the synthetic N-terminal heptapeptide of fibrin alpha-chain is employed. This heptapeptide is exposed only after removal of fibrinopeptide A from fibrinogen molecule by the action of thrombin. Thus, detectable molecular species of soluble fibrin by this ELISA method are those containing des-A alpha-chain.

Plasma Levels of Soluble Fibrin in Patients Suspected of Having DIC

Ninety-eight patients suspected of having DIC were the subjects in the present study. Underlying disorders of these patients are carcinoma ($n = 31$), leukemia ($n = 16$), sepsis ($n = 15$), collagen disease ($n = 9$), hepatic failure ($n = 7$), post operation ($n = 6$), aortic aneurysm ($n = 2$), cardiac failure ($n = 2$), cerebral vascular infraction ($n = 2$), and miscellaneous diseases ($n = 8$). About 30 % of the patients are associated with malignant tumors. A diagnosis of DIC was made on the basis of the following criteria: (a) the presence of underlying disorders frequently associated with DIC, (b) positive soluble fibrin monomer complex (SFMC) and elevated FDP (E) levels, higher than 500 ng/ml, and (c) the presence of clinical bleeding or organ dysfunction. We made a diagnosis of overt DIC when the patients fulfilled these three criteria, and when they fullfilled first two criteria, i.e., no clinical signs and symptons of DIC, we classified them as subclinical DIC. If only SFMC was positive, we classified them as hypercoagulability. If neither laboratory nor clinical evidence for DIC was found, we decided them as

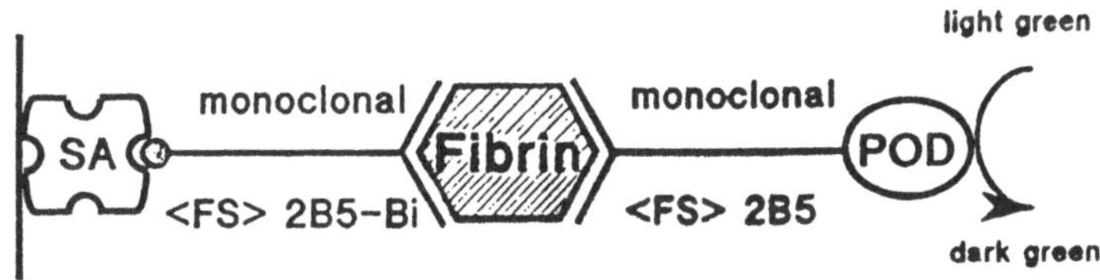

Fig. 5. ELISA fibrin (*FS*), 2-step sandwich assay using streptavidin technology

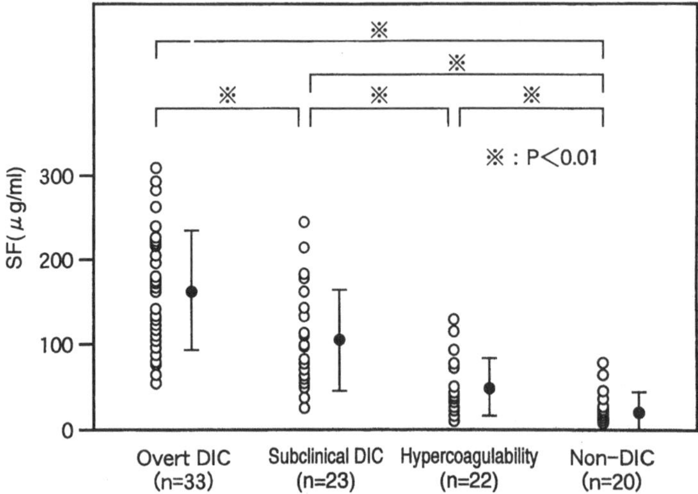

Fig. 6. Plasma levels of soluble fibrin (*SF*) in patients with overt DIC, subclinical DIC, hypercoagulability and non-DIC

non-DIC. We analyzed the patients by dividing them into these four groups. Figure 6 shows the plasma levels of soluble fibrin in patients with overt DIC, subclinical DIC, hypercoagulablity and non-DIC. Plasma levels of soluble fibrin are significantly increased with the advance of the clinical stages. Thus, measurement of soluble fibrin might reflect not only their coagulation status but also their clinical conditions. TAT and PF 1 + 2 levels were also measured in these patients and the results are shown in Fig. 7. Although TAT levels and PF 1 + 2 levels are significantly increased in patients with DIC compared to those of non-DIC, they were not always increased with the advance of the clinical stages. Figure 8 shows the plasma levels of FDP (E), D-dimer and plasmin-antiplasmin complex levels in these patients. As shown in the Figure, the plasma levels of these markers are significantly increased in patients with DIC compared to those of non-DIC. But they were not always increased with the advance of their clinical stages.

Usefulness of Determination of Soluble Fibrin: Comparison with the Other Molecular Markers

We analyzed the usefulness of soluble fibrin for diagnosis of DIC in comparison with the other molecular markers already available in laboratory use by using receiver-operating characteristic (ROC) curve. A good test for diagnosis of a disease should have a high sensitivity and specificity, and if so, test results show a curve with its midpoint close to the upper left corner of the plot as in curve B (Fig. 9). In this example, the ROC curve A for a test is more useful than

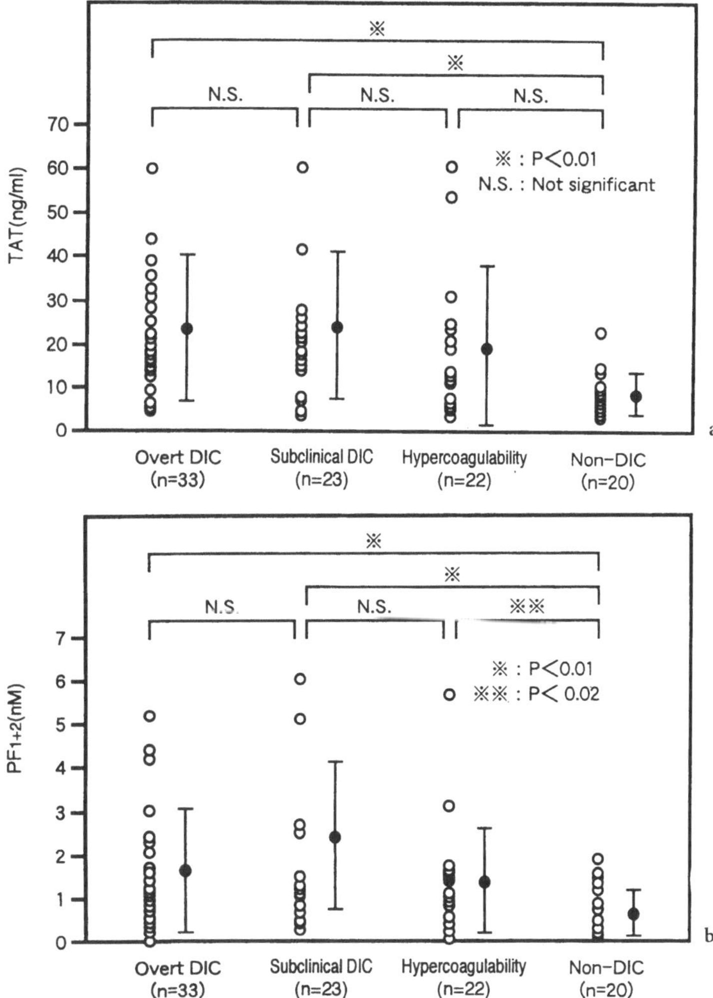

Fig. 7. Plasma levels of thrombin-antithrombin III complex (*TAT*; **a**) and prothrombin fragment 1 + 2 (PF_{1+2}; **b**) in patients with overt DIC, subclinical DIC, and hypercoagulability and non-DIC

the curve B for the other test. Figure 10 shows the ROC curves for soluble fibrins and other molecular markers. As shown in the Figure, soluble fibrin appears to be as useful as D-dimer, and it appears to be more useful than TAT, PF1 + 2, and PAP for diagnosis of overt DIC and hypercoagulability. For diagnosis of subclinical DIC, D-dimer appeared to be the most useful marker. The best sensitivity and specificity for diagnosis of overt DIC were obtained when the cut off value plasma soluble fibrin level was set at 65 µg/ml. To compare the usefulness of soluble fibrin with those of the other molecular markers more precisely, the areas under the ROC curves (AUC) of soluble fibrin were calculated

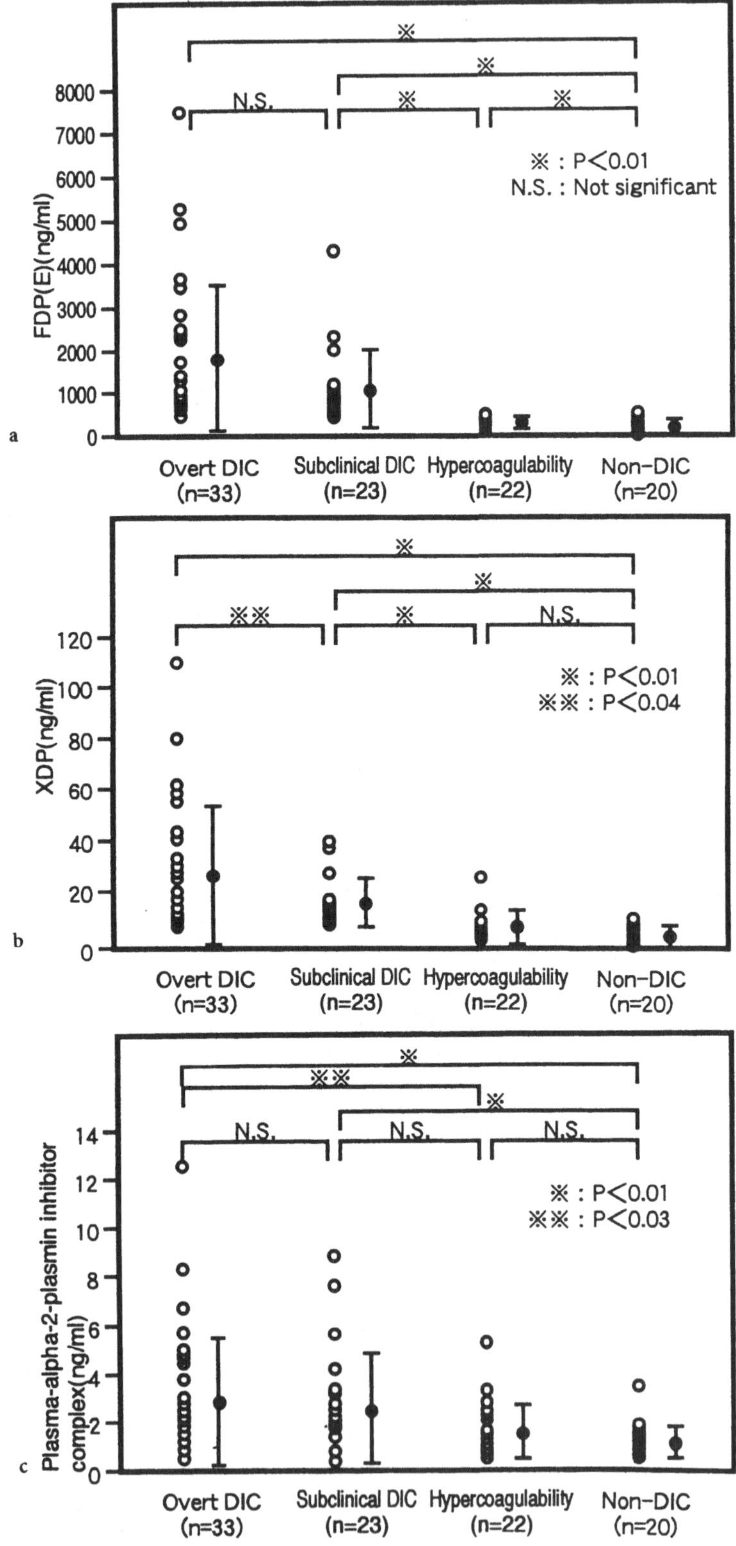
※
※
8000
N.S.
※
※
7000
※ : P<0.01
6000
N.S. : Not significant
FDP(E)(ng/ml)
5000
4000
3000
2000
1000
a
0
Overt DIC
(n=33)
Subclinical DIC
(n=23)
Hypercoagulability
(n=22)
Non-DIC
(n=20)
※
※
※※
※
N.S.
120
※ : P<0.01
100
※※ : P<0.04
XDP(ng/ml)
80
60
40
20
b
0
Overt DIC
(n=33)
Subclinical DIC
(n=23)
Hypercoagulability
(n=22)
Non-DIC
(n=20)
※
※※
※
14
N.S.
N.S.
N.S.
12
※ : P<0.01
10
※※ : P<0.03
8
6
Plasma-alpha-2-plasmin inhibitor
complex(ng/ml)
4
2
c
0
Overt DIC
(n=33)
Subclinical DIC
(n=23)
Hypercoagulability
(n=22)
Non-DIC
(n=20)

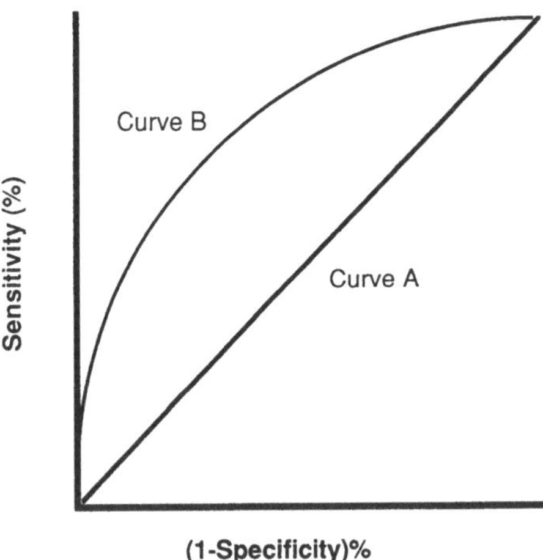

Fig. 9. ROC curve

and compared with those of the other molecular markers. As shown in Table 1 soluble fibrin was as useful as D-dimer and was more useful than other molecular markers for diagnosis of overt DIC, subclinical DIC and hypercoagulability. Although AUC of D-dimer seems to be higher than those of soluble fibrin, no stastistical significance was observed between them.

Prognostic Value of Determination of Soluble Fibrin for Onset of DIC

We also analyzed the prognostic value of soluble fibrin determination for onset of DIC in the near future. As shown in Fig. 11, 72 patients suspected of DIC were

Table 1. AUC for various molecular markers for coagulation and fibrinolysis

Markers	AUC		
	Overt DIC	Subclinical DIC	Hypercoagulable state
SF	0.992	0.963	0.831
XDP	0.999	0.998	0.830
TAT	0.880	0.893	0.768
PF1 + 2	0.783	0.800	0.727
PAP	0.839	0.770	0.668

AUC, area under the receiver operation characteristic curve; SF, soluble fibrin: XDP, crosslinked fibrin degradation products; TAT, thrombin-antithrombin III complex; PF1 + 2, prothrombin fragment 1 + 2; PAP, plasmin-antiplasmin complex

Fig. 8. Plasma levels of soluble fibrin and fibrinogen degradation products (E) [*FDP(E)*; **a**], crosslinked fibrin degradation products [*XDP (E)*; **b**], and plasmin-antiplasmin complex (*PAP*; **c**) in patients with overt DIC, subclinical DIC, and hypercoagulability and non-DIC

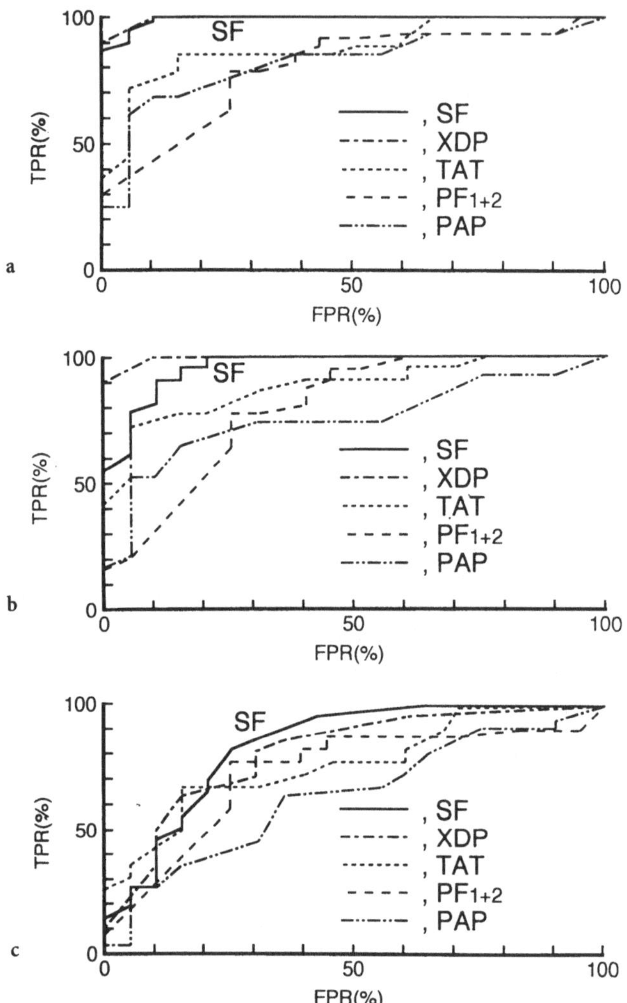

Fig. 10. ROC curve of diagnostic molecular markers for overt DIC (**a**), subclinical DIC (**b**), and hypercoagulability (**c**)

the subjects for this study, and we followed up them for 4 weeks after the initial laboratory determination of plasma levels of soluble fibrin. Among 72 patients, 22 developed DIC after 1 week of the laboratory examination, 13 after 2 weeks, 8 after 3 weeks, and 8 after 4 weeks of the examination. The remaining 21 patients did not develop DIC for 4 weeks after the examination. This Figure shows the correlation between plasma levels of soluble fibrin at the initial determination and the frequency of DIC-onset in the future. As shown in Fig. 12, frequency of DIC onset after 4 weeks is very low in patients with plasma soluble fibrin levels

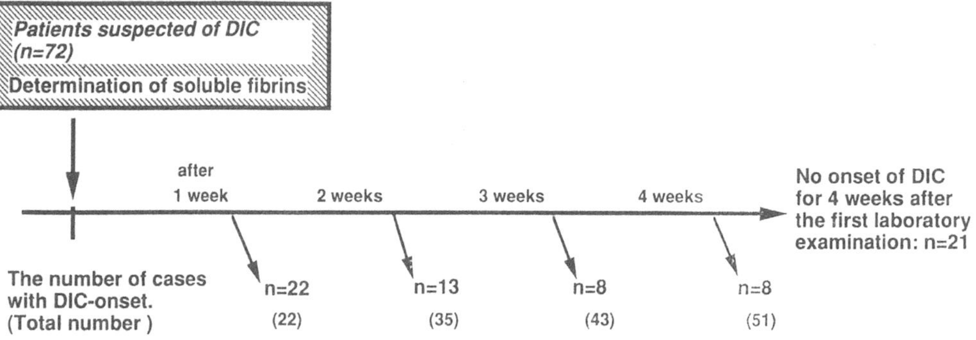

Fig. 11. Prospective study

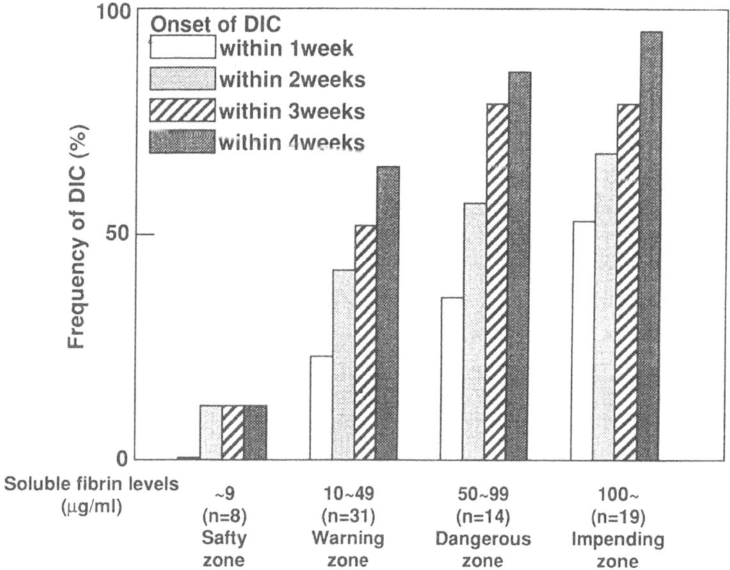

Fig. 12. Relationship between plasma soluble fibrin levels and frequency of DIC in the future

below 9 μg/ml. Thus, we can say that plasma levels of soluble fibrin below 9 μg/ml can be safety zone for the occurrence of DIC. Among the patients with the plasma levels of soluble fibrin, from 10 to 49 μg/ml, about 20% of the patients developed DIC within 1 week, and more than 50% did so within 4 weeks. Therefore, we may say that soluble fibrin levels of 10–49 μg/ml represent warning zone. Among the patients with soluble fibrin levels between 50 and 99 μg/ml, 30% developed DIC within 1 week, and about more than 80% of the patients did so within 4 weeks of the examination. Thus, we may say that the soluble fibrin levels between 50 and 100 μg/ml constitute the dangerous zone. When the plasma levels of soluble fibrin were higher than 100 μg/ml, about half

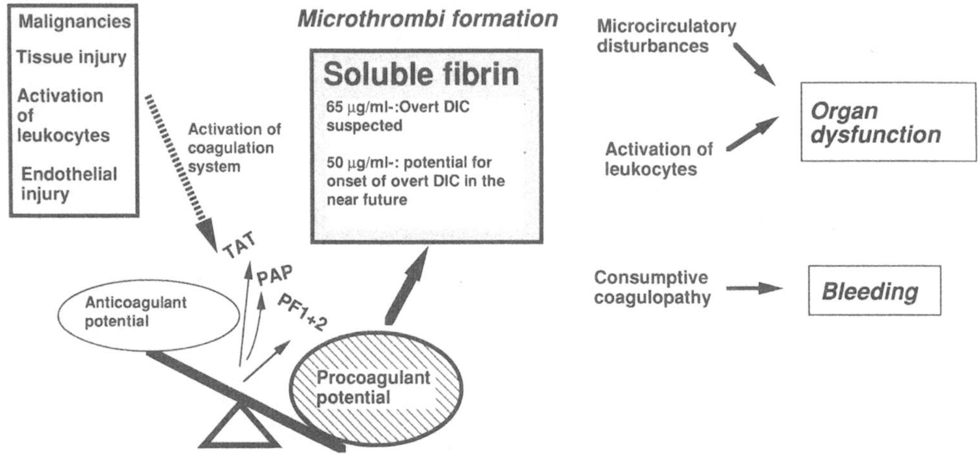

Fig. 13. Overt DIC

of the patients developed DIC within 1 week, and more than 90% did so within 4 weeks; thus, we may say that levels above 100 µg/ml are the impending zone for onset of DIC in the near future.

Conclusion

As shown in this study, determination of plasma soluble fibrin is useful for diagnosis of DIC, since it might reflect microthrombi formation, and thus it well reflects the clinical status of the patients suspected of DIC as well as the coagulation status (Fig. 13). Furthermore, soluble fibrin determination may have a prognostic value for onset of DIC in the near future, especially the levels higher than 50 µg/ml could be a warning sign for the onset of DIC in the near future. In conclusion, determination of plasma soluble fibrin levels by the ELISA method can be useful for the early diagnosis of DIC and the evaluation of the pathologic conditions of DIC.

Fibrinmonomer-Antigen als Parameter einer plasmatischen Gerinnungsaktivierung: Erprobung einer neuen immunologischen Nachweismethode

C.E. Dempfle, S.A. Pfitzner, M. Fähnle, M. Dollman, K. Ellinger und D.L. Heene

Im Gegensatz zu den Globaltests und den Einzelfaktorenbestimmungen, die lediglich Informationen über das vorhandene hämostatische Potential geben, erlauben Aktivierungsmarker eine Aussage zum Aktivierungszustand und zum akuten Verbrauch von Gerinnungsfaktoren. Durch Messung spezifischer Aktivierungsparameter verschiedener Stufen der Gerinnungskaskade kann eine gezielte Therapie mit Antikoagulanzien oder fibrinolytisch wirksamen Substanzen eingeleitet und der Therapieeffekt direkt abgelesen werden. Insbesondere latente Verbrauchszustände, wie die beginnende DIC oder die venöse Thrombose können diagnostiziert werden, bevor es zu einem meßbaren Abfall der Gerinnungsfaktoren oder Inhibitoren kommt.

Direkte Gerinnungsaktivierungsparameter sind beispielsweise das Fibrinmonomer (FM), die Fibrinopeptide A, oder das Prothrombinfragment F1 + 2. Indirekte Aktivierungsparameter sind die Protease-Antiprotease-Komplexe, etwa das TAT (kovalenter Thrombin-Antithrombin-III-Komplex) oder der Faktor-Xa-Antithrombin-III-Komplex. Indikatoren einer Fibrinolyseaktvierung sind die Fibrinspaltprodukte, oder der Plasmin-Antiplasmin-Komplex. Eine klinisch relevante Gerinnungsaktivierung führt zur intravasalen Bildung von Fibrin. Parameter für eine Fibrinbildung sind Fibrinmonomer (FM) und Fibrinfragment D-Dimer. Bei der immunologischen Messung dieser Parameter werden spezifische Neoepitope erfaßt, die bei der Umwandlung von Fibrinogen in Fibrin entstehen. Die Testverfahren für D-Dimer erfassen ein konformationelles Epitop auf den Ketten der D-Domäne, das durch Plasminlyse von Faktor-XIIIa-vernetztem Fibrin exponiert wird [5]. Miterfaßt werden daher nicht nur das zur Standardisierung benutzte Fibrinabbauprodukt D-Dimer, sondern auch höhermolekulare lösliche Fibrinkomplexe, die ebenfalls das Epitop enthalten [7].

Fibrinmonomer ist das direkte Produkt einer Thrombinwirkung auf Fibrinogen. Es bildet Komplexe mit anderen Fibrinmolekülen, mit Fibrinogen und mit Fibrinogenderivaten [10,15] die unterhalb einer kritischen Größe löslich sind. Die immunologische Messung von Fibrinmonomer kann nach chemischer Depolymerisation der Komplexe durch spezifische Antikörper gegen Neoepitope des Fibrins erfolgen [4,14]. Diese reagieren mit Anteilen des Fibrinmoleküls, die durch die Abspaltung der Fibrinopeptide durch Thrombin zugänglich werden.

Zur Charakterisierung der Meßbereiche für eine neue immunologische Bestimmungsmethode für Fibrinmonomerneoantigen im löslichen Fibrinkomplex untersuchten wir neben einem Normalkollektiv Patienten mit akutem

Myokardinfarkt, zerebralem ischämischem Insult, tiefer Beinvenenthrombose und mit disseminierter intravasaler Gerinnung.

Material und Methoden

Blutentnahme und Verarbeitung erfolgten gemäß DIN 58 905 Teil 1 mit Sarstedt Citrat-Monovetten. Die Primärgefäße wurden bei 2000/g 15 min zentrifugiert und das Plasma abgehoben. Einzelfraktionen zu 400 µl wurden in 500 µl-Eppendorf- Reaktionsgefäßen mit Flüssigstickstoff eingefroren und bei −70 °C gelagert. Die Messungen erfolgten nach Auftauen der Proben im 37 °C-Wasserbad.

Die Bestimmung von Fibrinmonomer erfolgte mittels Enzymun-Test FM (Boehringer, Mannheim) entsprechend der Arbeitsanleitung des Herstellers in einem ES300-ELISA-Automaten [4, 14, 19].

Für die Messung von D-Dimer-Antigen wurden der Asserachrom D-dimer-ELISA [1], sowie der homogene Immunoassay TINAquant D-dimer [12], (Boehringer Mannheim) nach den Arbeitsanleitungen des Herstellers benutzt. Die ELISA-Messung erfolgte in beschichteten Miberotiterplatten unter Verwendung eines Molecular-Devices-Thermomax-Photometers. Der homogene Immunoassay wurde in einem Hitachi-717-Analysengerat durchgeführt.

Thrombin-Antithrombin-III-Komplex (TAT) wurde mittels ELISA [11] (TAT micro ELISA, Behringwerke, Marburg) nach der Arbeitsanleitung des Herstellers bestimmt.

Patientenkollektive

Normalkollektiv. 100 gesunde Blutspender mit unauffälligem Gerinnungsstatus.

Zerebraler Insult. 26 Patienten mit Hemiparese als klinischem Zeichen eines zerebralen Insults, die die Klinik maximal 6 h nach Symptombeginn erreichten, bei computertomographischem Ausschluß einer intrazerebralen Blutung oder anderer Erkrankungen als Ursache der neurologischen Symptome und computertomographischer Bestätigung der ischämischen Hirnschädigung 5–10 Tage nach der stationären Aufnahme. Die Blutentnahmen erfolgten bei Eintreffen in der Klinik 1–6 h nach Symptombeginn und in 2stündlichen Abständen bis maximal 10 h nach Symtombeginn. Die Gesamtzahl der gewonnenen Proben betrug 77.

Tiefe Beinvenenthrombose. 78 Patienten mit klinischem Verdacht auf proximale tiefe Beinvenenthrombose oder Lungenembolie. Die Bestätigung der Thrombose erfolgte durch Duplexsonographie [8, 9], die Diagnose der Lungenembolie wurde durch Lungenperfusionsszintigramm gesichert. Es wurden nur Patienten mit eindeutigem Nachweis einer proximalen Beinvenenthrombose oder einer Lungenembolie eingeschlossen.

Disseminierte intravasale Gerinnung. 46 Patienten mit disseminierter intravasaler Gerinnung aufgrund von septischen Zustandsbildern. Die Diagnose der disseminierten intravasalen Gerinnung wurde gestellt aufgrund der prädisponierenden Grunderkrankung, dem Nachweis von Aktivierungsprodukten des Blutgerinnungssystems (Fibrinmonomer, D-Dimer, TAT), dem Abfall der Faktoren VII und XII, der Thrombozytenzahl und des Quickwerts, bei klinischem Ausschluß von lokalen thrombotischen Ereignissen.

Myokardinfarkt. Es wurden insgesamt 119 Patienten untersucht. Die Blutentnahmen erfolgten durch den Notarzt am Einsatzort sowie bei Eintreffen des Patienten in der Klinik. Zur Sicherung der Diagnose Myokardinfarkt wurden Kreatinkinase, CK-MB (funktionelle Tests, Boehringer Mannheim), Troponin-T (ELISA, Boehringer Mannheim) und Myoglobin (Laser-Nephelometrie, Behringwerke, Marburg) bestimmt. Die Diagnose Myokardinfarkt beruhte auf dem infarkttypischen Verlauf der Laborparameter (Messungen nach 2, 6, 12 und 24 h) und des 12-Kanal-Elektrokardiogramms.

Ergebnisse

In einem eigenen Normalkollektiv (n = 100) wurden mittels Enzymun-Test FM Fibrinmonomerwerte mit einem Mittelwert von 1,06 µg/ml und einem Median von 0,70 µg/ml gemessen. Die 95%-Perzentile lag bei 3,15 µg/ml. Patienten mit zerebralem ischämischem Insult (77 Meßwerte von 26 Patienten) zeigen 1–10 h nach Einsetzen der Symptomatik Werte um 10 µg/ml. Es findet sich bei diesen Patienten eine Kinetik mit einem Wertegipfel 8–10 h nach dem zerebralen Insult. Dies spricht dafür, da weniger der primäre Gefäßverschluß im arteriellen Stromgebiet, als ein sekundärer Aktivierungsmechanismus Ursache der Entstehung von löslichem Fibrin ist.

Patienten mit akutem Myokardinfarkt zeigen Fibrinmonomerwerte mit Median im Normbereich und einem Mittelwert nur wenig darüber. Der Unterschied zwischen Normalkollektiv und den beiden pathologischen Kollektiven mit zerebralem Insult und Myokardinfarkt erreicht jedoch ein hohes Signifikanzniveau ($p < 0,001$, Abb. 1). Das insgesamt höhere Werteniveau bei den Patienten mit zerebralem Insult kann auch durch die höhere Grundmorbidität dieser Gruppe bedingt sein.

Wesentlich höher sind die nachweisbaren Fibrinmonomerspiegel bei Patienten mit venösen Thrombosen und Embolien sowie bei Patienten mit

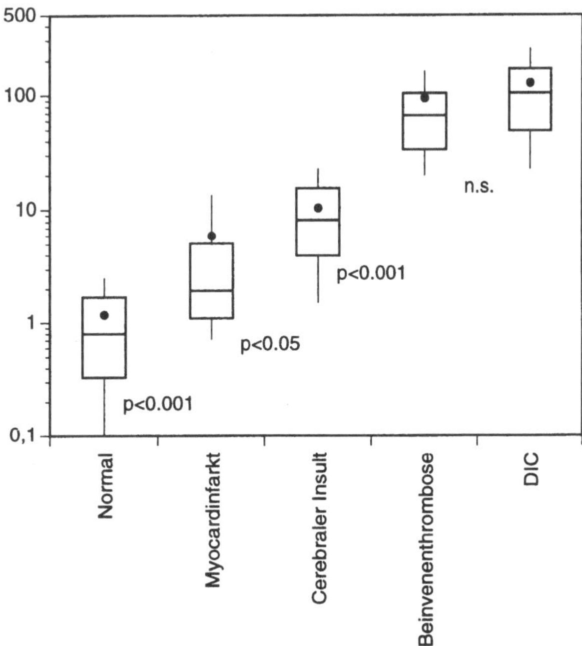

Abb. 1. Vergleich der Fibrinmonomerantigenwerte bei Normalprobanden und Patienten mit akutem Myokardinfarkt, akutem zerebralem ischämischen Insult, proximaler tiefer Beinvenenthrombose und disseminierter intravasaler Gerinnung (DIC)

disseminierter intravasaler Gerinnung. Patienten aus diesen Gruppen lassen sich mittels Fibrinmonomermessung mit hoher Sicherheit vom Normalkollektiv, jedoch auch von Patienten mit Myokardinfarkt oder zerebralem Insult unterscheiden. Die gemessenen Werte bei venöser Thrombose und disseminierter intravasaler Gerinnung liegen jedoch im gleichen Bereich und unterscheiden sich nicht signifikant.

Enzymun-Test FM zeigt über den gesamten Meßbereich eine hohe Korrelation mit immunologischen Meßmethoden für Fibrinabbauprodukt D-Dimer, mit Korrelationskoeffizienten um r = 0,9. Diese Korrelation findet sich sowohl im Vergleich mit dem D-Dimer-ELISA (Abb. 2), wie auch mit dem homogenen Immunoassay (Abb. 3). Eine nennenswerte Korrelation mit Thrombin-Antithrombin-III-Komplex (TAT) besteht hingegen nicht (r = 036, Abb. 4).

Diskussion

Fibrinmonomer und D-Dimer sind beides Parameter für eine intravasale Fibrinbildung. Fibrinmonomer ist das direkte Produkt der Wirkung von Thrombin auf Fibrinogen, während die Entstehung von D-Dimer-Antigen eine Aktivität von Thrombin, und Faktor XIIIa voraussetzt. In beiden Fällen werden mittels monoklonaler Antikörper Neoepitope erfaßt, die auf Fibrinogen und Fibrinogenspaltprodukten nicht vorhanden sind und erst bei der Bildung von Fibrin entstehen. Der hier vorgestellte Enzymun-Test FM beruht auf einem monoklonalen Antikörper, der durch Immunisierung mit einem synthetischen Peptidanalogen des Neo-N-Terminus der α-Kette des Fibrins erzeugt wurde [14]. Ein analoger

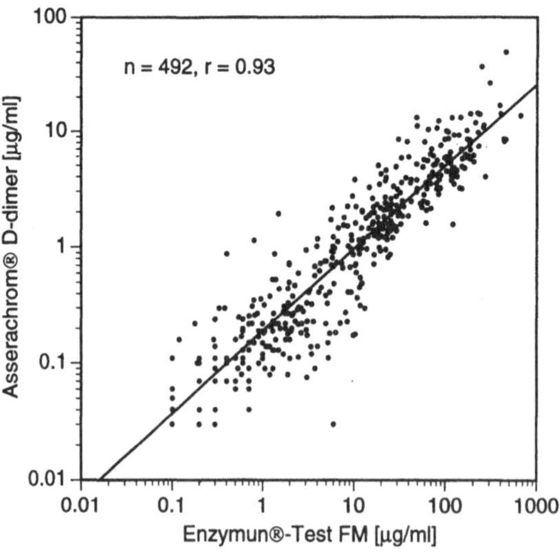

Abb. 2. Korrelation von Enzymun-Test FM mit Asserachrom D-Dimer ELISA bei 492 Proben von Normalprobanden und Patienten mit unterschiedlichen Krankheitsbildern

Antikörper wurde früher von Scheefers-Borchel et al. entwickelt [17]. Wesentliches Merkmal des Enzymun-Tests ist neben dem spezifischen monoklonalen Antikörper die chemische Depolymerisation der löslichen Fibrinkomplexe mit Thiozyanatlösung, die zu einer stark erhöhten Reaktivität der Analyte führt [4].

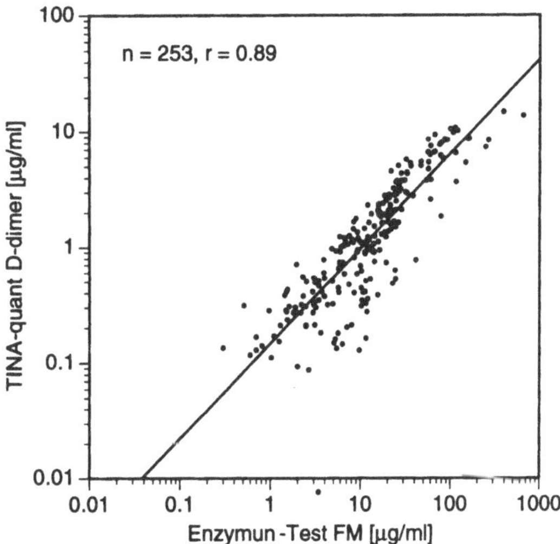

Abb. 3. Korrelation von Enzymun-Test FM mit TINA-quant D-Dimer-homogenem Immunoassay bei 253 Proben von Patienten mit unterschiedlichen Krankheitsbildern

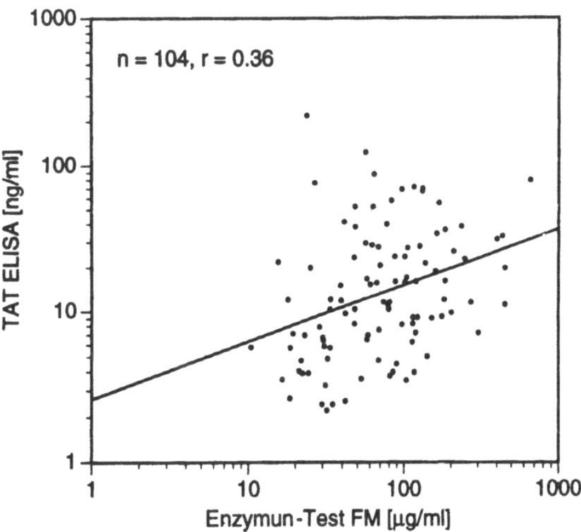

Abb. 4. Korrelation von Enzymun-Test FM mit TAT-ELISA bei 104 Proben von Patienten mit zerebralem Insult, Patienten mit tiefer Beinvenenthrombose und Patienten mit disseminierter intravasaler Gerinnung

Im Blut findet sich Fibrin in löslichen Komplexen von variabler Größe, die sowohl Fibrinmonomer, wie auch Fibrinspaltprodukte und Fibrinogen enthalten können [6, 7, 16, 18]. Mittels spezifischen Antikörpern gelingt der Nachweis von Fibrinmonomer-, wie auch D-Dimer-Neoepitopen in einem Teil der Komplexe, so daß beide Tests mittelbar eine analystische Kreuzreaktivität aufweisen, die nicht durch unspezifische Reaktion der Antikörper bedingt ist. Die chemische Depolymerisation mit Thiozyanatlösung, die bei der Messung von Fibrinmonomer Verwendung findet, bedingt eine deutliche Erhöhung der Reaktivität, da sie zu einer Auffaltung der Molekülkomplexe führt, wodurch mehr Epitope für die Bindung von Antikörpern zur Verfügung stehen [4, 14]. Sie führt zudem zu einer Verringerung der Heterogenität der Analyten, so daß, anders als bei D-Dimer, nur höhermolekulare kovalente Fibrinkomplexe mit mindestens 2 Fibrinmonomerneoepitopen neben dem eigentlichen Analyten Fibrinmonomer erfaßt werden. Kleinere Fibrinabbauprodukte reagieren nicht im Test [4]. Eine präanalytische chemische Depolymerisation ist bei D-Dimer nicht möglich, da die Reaktivität des konformationellen D-Dimer-Epitops unter dem Einfluß denaturierender Agenzien abnimmt. Bei der Messung von D-Dimer wird demnach ein heterogenes Gemisch von kovalent und nichtkovalent verbundenen Fibrinkomplexen erfaßt [7], in dem der zur Standardisierung benutze Analyt D-Dimer nur eine Fraktion darstellt.

Das D-Dimer-Antigen findet sich zudem nicht nur in löslichen Fibrinkomplexen, sondern wird auch bei der Auflösung von Gerinnseln generiert [3, 13]. Dem Nachteil dieser mangelnden analytischen Spezifität steht jedoch das deutlich gößere diagnostische Fenster gegenüber, da auch länger zurückliegende Gerinnungsvorgänge zum Zeitpunkt der Gerinnselauflösung erfaßt werden. Dies kann bei der Ausschlußdiagnostik einer venösen Thrombose oder Embolie zu einer erhöhten diagnostischen Sensitivität führen. Allerdings besteht zwischen verschiedenen Meßverfahren, je nach den verwendeten monoklonalen Antikörpern, gravierende Unterschiede, so daß eine Standardisierung der Tests bisher nicht möglich war [2]. Unterschiede finden sich zwischen verschiedenen ELISA-Verfahren, wie auch zwischen ELISA und homogenen Immunoassays.

Patienten mit venösen Thrombosen, wie auch mit disseminierter intravasaler Gerinnung zeigen stark erhöhte Fibrinmonomerspiegel im Plasma. Die Mittelwerte erreichen das 100fache der oberen Normbereichsgrenze, während bei Fibrinderivat-D-Dimer im gleichen Kollektiv maximal das 20fache der Obergrenze des Normalbereichs erreicht wird. Die gemessene Fibrinmenge zeigt eine Beziehung zur Ausdehnung des Gerinnungsprozesses, so daß bei zerebralen ischämischen Insulten, wie bei akutem Myokardinfarkt wesentlich niedrigere Fibrinmonomerkonzentrationen festgestellt werden, die jedoch auch signifikant über dem Normalbereich liegen.

Fibrinmonomer und D-Dimer sind äußerst empfindliche diagnostische Indikatoren einer lokalisierten oder disseminierten Gerinnung. Beide Parameter erlauben keine Aussage zur Ätiologie oder Lokalisation der Gerinnungsaktivierung. Es finden sich keine Unterschiede zwischen Patienten mit disseminierter intravasaler Gerinnung und lokalisierter Gerinnungsaktivierung bei tiefer Beinvenenthrombose.

Tabelle 1. Fibrinmonomerwerte verschiedener Patientenkollektive, gemessen mit Enzymun-Test FM

	Patienten (n)	*Mittelwert* [µ/ml]	*Median* [µg/ml]	*Standard-abweichung*	*5%-Perzentile* [µg/ml]	*95%-Perzentile* [µg/ml]
Normalwerte	142	1,18	0,80	1,19	0,0	3,96
Myokardinfarkt	60	5,99	1,94	12,36	0,05	27,85
Zerebraler Insult	77	10,43	8,23	8,21	0,48	27,96
Tiefe Beinvenen-thrombose	117	94,30	66,46	109,24	16,13	303,50
DIC	46	127,27	104,14	104,26	16,55	413,30

Fibrinmonomer bietet durch die höhere Streuung der Meßwerte und höhere Testempfindlichkeit gegenüber D-Dimer diagnostische Vorteile insbesondere im unteren Meßbereich. Akute Aktivierungszustände bei dynamischen Gerinnungsprozessen mit paralleler Fibrinolyseaktivierung, beispielsweise in der postoperativen Medizin nach Polytrauma, bei Patienten mit größeren Hämatomen anderer Ursache oder bei fibrinolytischer Therapie werden ebenfalls durch Bestimmung von Fibrinmonomer sicherer erfaßt als durch D-Dimer, da hier D-Dimer durch die fibrinolytische Abräumreaktion lange erhöht bleibt [3, 13]. Die fehlende Korrelation von Fibrinmonomer mit Thrombin-Antithrombin-III-Komplex zeigt, daß die Aktivierung von Prothrombin nicht regelhaft zu einer Bildung von Fibrin führt.

Literatur

1. Amiral J, Minard F, Plassart V, Vissac Am, Chambrette B (1990) Reactivity of D-dimer assays with the fibrinogen – fibrin split products generated by thrombolytic agents. Blood Coagul Fibrinolysis 1: 525–530
2. Beek EJ van, Ende B van den, Berckmans RJ et al. (1993) A comparative analysis of D-dimer assays in patients with clinically suspected pulmonary embolism. Thromb Haemost 70: 408–413
3. Brenner B, Francis CW, Totterman S et al. (1990) Quantitation of venous clot lysis with the D-dimer immunoassay during fibrinolytic therapy requires correction for soluble fibrin degradation. Circulation 81: 1818–1825
4. Dempfle CE, Dollman M, Lill H, Puzzovio D, Dessauer A, Heene DL (1993) Binding of a new monoclonal antibody against N-terminal heptapeptide of fibrin alpha-chain to fibrin polymerization site "A": effects of fibrinogen and fibrinogen derivatives, and pretreatment of samples with NaSCN. Blood Coagul Fibrinolysis 4: 79–86
5. Devine DV, Greenberg CS (1988) Monoclonal antibody to fibrin D-dimer (DD-3B6) recognizes an epitope on the gamma-chain of fragment D. Am J Clin Pathol 89: 663–666
6. Gron B, Bennick A, Nieuwenhuizen W, Brosstad F (1990) Normal and fibrinaemic patient plasma contain high-molecular weight crosslinked fibrin(ogen) derivatives with intact fibrinopeptide A. Thromb Res 57: 259–270
7. Gron B, Bennick A, Filion Myklebust C, Brosstad F (1993) Characterization of fibrinogen/fibrin derivatives isolated from normal and fibrinaemic plasma and serum using paramagnetic particles coated with a monoclonal antibody (mAb) to D-dimer. Blood Coagul Fibrinolysis 4: 447–454
8. Habscheid W, Landwehr P (1990) Diagnosis of acute deep leg vein thrombosis with compression ultrasonography. Ultraschall Med 11: 268–273

9. Habscheid W, Hohmann M, Wilhelm T, Epping J (1990) Real-time ultrasound in the diagnosis of acute deep venous thrombosis of the lower extremity. Angiology 41: 599–608
10. Heene DL, Matthias FR (1973) Adsorption of fibrinogen derivatives on insolubilized fibrinogen and fibrinmonomer. Thromb Res 1973; 2: 137–154
11. Heimburger N, Pelzer H (1988) Determination of human thrombin-antithrombin III complex by enzyme immunoassay. Folia Haematol Leipz 115: 269–273
12. Kario K, Matsuo T, Kabayashi H et al. (1992) Rapid quantitative evaluation of Plasma D-Dimer levels in thrombotic states using an automated latex photometric immunoassay. Thromb Res 66: 179–189
13. Koppensteiner R, Speiser W, Minar E, Ahmadi R, Ehringer H (1990) D-dimer in local thrombolytic therapy with low doses of recombinant human tissue-type plasminogen activator (rt-PA) in patients with peripheral arterial occlusive disease. Thromb Haemost 64: 192–195
14. Lill H, Spannagl M, Trauner A et al. (1993) A new immunoassay for soluble fibrin enables a more sensitive detection of the activation state of blood coagulation in vivo. Blood Coagul Fibrinolysis 4: 97–102
15. Matthias FR, Heene DL, Konradi E (1973) Behavior of fibrinogen and fibrinogen degradation products towards insolubilized fibrinogen and fibrin monomer. Thromb Res 3: 657–664
16. Rotker J, Preissner KT, Muller Berghaus G (1986) Soluble fibrin consists of fibrin oligomers of heterogeneous distribution. Eur J Biochem 155: 583–588
17. Scheefers Borchel U, Muller Berghaus G, Fuhge P, Eberle R, Heimburger N (1985) Discrimination between fibrin and fibrinogen by a monoclonal antibody against a synthetic peptide. Proc Natl Acad Sci USA 82: 7091–7095
18. Selmayr E, Muller Berghaus G (1985) Soluble crosslinked fibrin(ogen) polymers. Thromb Haemost 54: 804–807
19. Spannagl M, Trauner A, Birg A et al. (1993) Sensitive detection of the activation state of blood coagulation in porcine DIC models by a new fibrin immunoassay. Blood Coagul Fibrinolysis 4: 103–106

Labordiagnostische Parameter in der postoperativen Nachsorge von Tumorpatienten

Tumormarker als Hilfsmittel zur individualisierten Tumortherapie

W. Meier, L. Baumgartner, P. Stieber
und A. Fateh-Moghadam(†)

Zusammenfassung. In der vorliegenden Übersicht über eine individualisierte Tumortherapie mittels Tumormarker sollte herausgearbeitet werden, daß mit den über CA 125 definierten Prognosemodellen Parameter zur Verfügung stehen, mit deren Hilfe v.a. bei Patientinnen mit initialem Tumorrest in den Stadien III und IV durchaus eine differenzierte Therapie erreicht werden kann. Bei konsequenter Beachtung dieser Prognosemodelle kann auch definiert werden, welche der Patientinnen engmaschig und welche eher großzügig in der Nachsorge geführt werden können. Dadurch ist es möglich, die Nachsorge effektiv zu gestalten und v.a. den Patientinnen, die aufgrund der schlechten Prognoseeinschätzung keiner weiteren aggressiven Therapie zugeführt werden können, die Fixierung auf Tumormarker und Nachsorgediagnostik zu nehmen.

Weiter kann über die Definition einer CA 125-Anstiegssteilheit die Spezifität der Rezidiverkennung auf 100 % gesteigert werden. Dadurch ist es möglich, die Vorteile einer hervorragenden Rezidivdiagnostik durch den Tumormarker CA 125 zu nutzen und frühzeitig eine entsprechende Rezidivdiagnostik bzw. Therapie einzuleiten. Die bisher vorhandene diagnostische Unsicherheit bei erhöhten Tumormarkerwerten und noch nicht apparativ nachweisbarem Rezidiv sollte hiermit beseitigt sein.

Es bleibt jedoch festzuhalten, daß beim fortgeschrittenen Ovarialkarzinom durch die derzeit zur Verfügung stehenden therapeutischen Möglichkeiten, sei es Chirurgie, Chemotherapie oder Radiatio, keine wesentliche Verbesserung der Überlebenschancen für die Gesamtheit der Patienten zu erreichen ist. Es muß aber aufgrund der vorliegenden Berichte davon Abstand genommen werden, neue diagnostische und therapeutische Maßnahmen ausschließlich unter dem Aspekt einer Lebenszeitverlängerung zu beurteilen. Vielmehr entscheidend wird sein, durch die vorhandenen Möglichkeiten, und dazu tragen eben die Tumormarker bei, zu einer Individualisierung der Therapie und damit auch zu einer Verbesserung der Lebensqualität zu kommen. Wir sind der Meinung, daß unsere Ergebnisse hinsichtlich der Prognosemodelle und auch der CA 125-Anstiegssteilheit bei konsequenter Anwendung dazu beitragen können.

Die Behandlungsstrategie beim Ovarialkarzinom hat im letzten Jahrzehnt eine wesentliche Änderung insofern erfahren, daß initial radikaler operiert und postoperativ aggressiver chemotherapiert wird (Creasman u. DiSaia 1991; Pfleiderer 1991; Piver et al. 1988). Verbesserungen hinsichtlich der Überlebenszeit werden jedoch nur dann Msichtbar, wenn die Patientinnen in den entsprechenden Institutionen primär adäquat behandelt werden (Creasman u. DiSaia 1991; Pfleiderer 1991; Zurawski et al. 1987). So konnte in den hohen Stadien nur für diejenigen Frauen ein Überlebensvorteil nachgewiesen werden, die bei der Erstoperation makroskopisch tumorfrei operiert wurden (Gallion et al. 1989; Pfleiderer 1991; Piver et al. 1988). Die Fünfjahresüberlebenszeit bei den makroskopisch tumorfrei operierten Patientinnen im Stadium III/IV beträgt 62 %. Dieser Prozentsatz nimmt drastisch bei verbliebenem Tumorrest ab. Patientinnen mit Tumorrest bis 2 cm bzw. über 2 cm weisen eine Fünfjahresüberlebenszeit von 25 % bzw. von lediglich 10 % auf. Es stellt sich somit die Frage, wie bei den nach wie vor prognostisch schlecht eingestuften Patientinnen mit initialem Tumorrest die Therapie individualisiert und damit die Lebensqualität verbessert werden kann.

Über den Stellenwert des Tumormarkers CA 125 beim Ovarialkarzinom wurde in den letzten Jahren ausführlich berichtet (Bast et al. 1983; Crombach et al. 1985; Kreienberg u. Melchert 1987; Meier et al. 1987, 1989; Niloff et al. 1986). Insbesondere konnte gezeigt werden, daß v. a. zur frühzeitigen Erkennung eines Rezidivs der Tumormarker hervorragende Dienste leisten kann (Elling u. Pink 1992; Kreienberg 1989; Malkasian et al. 1986; Meier et al. 1987; Niloff et al. 1986). In der Primärtherapie kam dem Tumormarker CA 125 bisher keine wesentliche Bedeutung zu. Insbesondere konnte aus dem präoperativen Wert bzw. aus dem direkten postoperativen Wert keine prognostische Bedeutung abgeleitet werden (Buller et al. 1991; Fisken et al. 1991; Makar et al. 1992; Rustin et al. 1989). Vielfach wurde retrospektiv die hervorragende Korrelation des CA 125-Verlaufs mit dem Ansprechen auf die Chemotherapie festgestellt (Abb. 1). Es war jedoch über die Beurteilung des einfachen CA 125-Verlaufs nicht möglich, zu einem früheren Zeitpunkt als nach 6 Monaten zu prognostizieren, ob die Patientin von der eingeschlagenen Therapie hinsichtlich der Überlebenszeit und progressionsfreien Zeit profitiert. Erst durch die Berichte von van der Burg et al. (1988) und Untersuchungen unserer eigenen Arbeitsgruppe (Meier et al. 1992) konnte die bereits nach 3 Monaten feststellbare prognostische Bedeutung einer über lineare Regressionskurven errechneten CA 125-Halbwertszeit nachgewiesen werden.

Im folgenden soll zunächst kurz auf diese CA 125-Halbwertszeit eingegangen werden. Weiterhin soll die Bedeutung einer neu definierten CA 125- Anstiegssteilheit beim Rezidiv für eine individualisierte Tumortherapie dargestellt werden.

Prognostische Bedeutung der CA 125-Halbwertszeit in der Primärtherapie

Die Berechnung der individuellen Halbwertszeit erfolgte nach der von van der Burg et al. (1988) angegebenen Formel

$$T\,1/2 = dT/{}_2\log\,(CA1/CA2) \qquad (1)$$

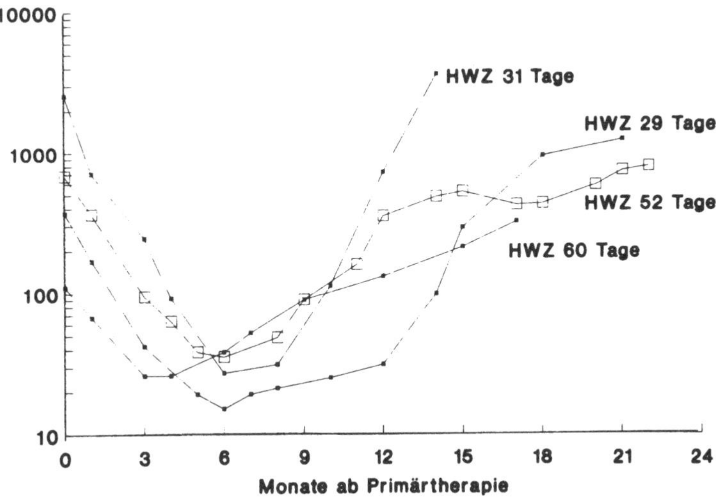

Abb. 1. Korrelation der CA 125-Verläufe mit dem Ansprechen auf die Chemotherapie. Exemplarische Darstellung von Werten bei 4 Patientinnen mit einer Halbwertszeit von über 20 Tagen

Dabei entspricht CA 1 dem prätherapeutischen CA 125-Wert, CA 2 ist der erste postoperative Wert unter 35 U/ml bzw. der niedrigste Wert innerhalb von 3 Monaten nach Beginn der Therapie, wenn in diesem Zeitraum kein Normalwert erreicht wird. dT entspricht der Differenz in Tagen zwischen den Zeitpunkten CA 1 und CA 2. Bei 220 unserer Patientinnen mit Ovarialkarzinom war die Berechnung der CA 125-Halbwertszeit möglich. Als prognostischer Grenzwert der Halbwertszeit wurden 20 bzw. 40 Tage definiert.

Von der Gesamtverteilung her zeigt sich mit zunehmendem Stadium ein höherer Prozentsatz von Patientinnen mit einer Halbwertszeit über 20 Tagen (Tabelle 1). So liegt dieser Prozentsatz im Stadium I bei 22 %, im Stadium IV bei 58 %. Auch mit zunehmendem initialen Tumorrest zeigt sich ein höherer prozentualer Anteil von verlängerten Halbwertszeiten (Tabelle 2). Bei makroskopischer Tumorfreiheit liegt dieser Prozentsatz bei 26 %, bei Tumorrest über 2 cm bei 51 %. Keine Korrelation hoher CA 125-Halbwertszeiten zeigt sich mit dem Tumorgrading.

Hinsichtlich der prognostischen Bedeutung der CA 125-Halbwertszeit wurden lediglich Patientinnen im Stadium III und IV untersucht (Abb. 2). Hierbei zeigt sich, daß Patientinnen mit einer Halbwertszeit bis 20 Tage und einer mittleren Überlebenszeit von 42 Monaten deutlich besser abschneiden als Patientinnen mit einer Halbwertszeit darüber und einem mittleren Überleben von lediglich 15 Monaten. Auch hinsichtlich der rezidivfreien Zeit zeigen sich die entsprechenden Unterschiede. Diese beträgt in der Gruppe mit Halbwertszeit bis 20 Tage 24 Monate, in der prognostisch schlechteren Gruppe nur 10 Monate.

Interessant ist natürlich die Frage, ob sich durch die Herausnahme des beim Ovarialkarzinom bedeutendsten Prognosefaktors "Tumorrest" ebenfalls

Tabelle 1. CA 125-Halbwertszeit und Stadium

Stadium	*n*	*CA 125-Halbwertszeit*							
		< = 20		*> 20*		*20–40*		*> 40*	
		n	*[%]*	*n*	*[%]*	*n*	*[%]*	*n*	*[%]*
I	46	32	[70]	14	[30]	13	[28]	1	[2]
II	23	15	[65]	8	[35]	6	[26]	2	[9]
III	120	73	[61]	47	[39]	29	[24]	18	[15]
IV	31	15	[48]	16	[52]	9	[29]	7	[23]

Tabelle 2. CA 125-Halbwertszeit und primärer Tumorrest

Primärer Tumorrest	*n*	*CA 125-Halbwertszteit*							
		< = 20		*> 20*		*20–40*		*> 40*	
		n	*[%]*	*n*	*[%]*	*n*	*[%]*	*n*	*[%]*
0	91	67	[74]	24	[26]	20	[22]	4	[4]
< = 2 cm	42	25	[59]	17	[41]	14	[33]	3	[8]
> 2 cm	87	43	[49]	44	[51]	23	[27]	21	[24]

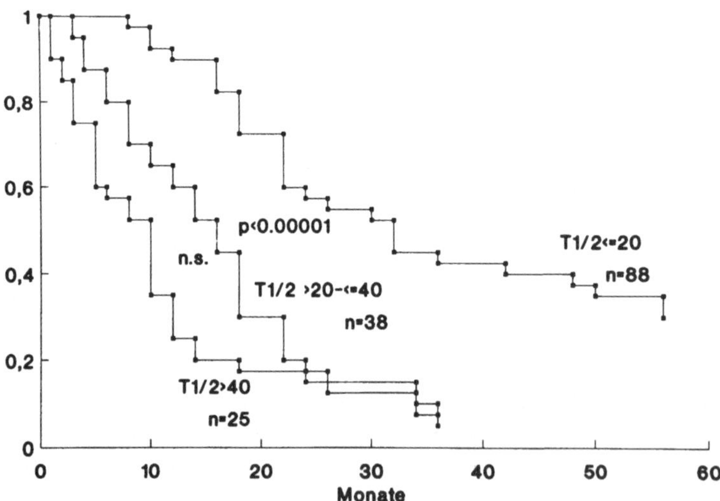

Abb. 2. Überlebenszeit in Abhängigkeit von der CA 125-Halbwertszeit (ausschließlich Patientinnen im Stadium III/IV)

signifikante Unterschiede zeigen. Auch bei diesen prognostisch am schlechtesten eingestuften und damit für die Prognosemodelle natürlich interessantesten Patientinnen mit initial verbliebenem Tumorrest in den Stadien III und IV lassen sich in Abhängigkeit von der CA 125-Halbwertszeit prognostisch unterschiedliche Gruppen definieren (Abb. 3). Patientinnen mit einer Halbwertszeit bis 20 Tage zeigen mit 34 Monaten gegenüber 14 Monaten eine deutlich höhere mittlere Überlebenszeit als Patientinnen mit einer Halbwertszeit über 20 Tagen. Unterscheidet man hier noch zusätzlich Patientinnen mit einer Halbwertszeit zwischen 20 und 40 Tagen und über 40 Tagen, so lassen sich auch hier signifikante Unterschiede herausarbeiten. Patientinnen mit einer Halbwertszeit zwischen 20 und 40 Tagen überleben im Mittel 17 Monate, die Patientinnen mit einer Halbwertszeit über 40 Tagen lediglich 9 Monate.

Bei der Betrachtung der Todesfälle innerhalb der ersten beiden Jahre, hier nur dargestellt für die Patientinnen mit initialem Tumorrest im Stadium III und

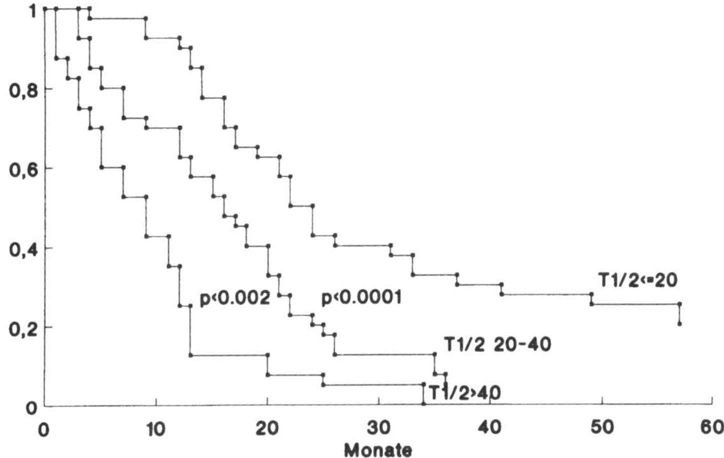

Abb. 3. Darstellung der Überlebenszeit in Abhängigkeit von der CA 125-Halbwertszeit (ausschließlich Patientinnen mit initial verbliebenem Tumorrest in den Stadien III/IV)

Tabelle 3. Todesfälle innerhalb der ersten beiden Jahre in Abhängigkeit von der Halbwertszeit bei Patientinnen mit initialem Tumorrest im Stadium III/IV

Halbwertszeit	*n*	*Tod innerhalb eines Jahres*		*Tod innerhalb von 2 Jahren*	
		n	*[%]*	*n*	*[%]*
< = 20	67	6	[9]	29	[43]
> 20	59	29	[49]	48	[81]
20-40	36	12	[33]	27	[75]
> 40	23	17	[74]	21	[91]

IV (Tabelle 3), bestätigt sich diese unterschiedliche prognostische Einschätzung. Es zeigt sich deutlich, daß Patientinnen mit einer niedrigen Halbwertszeit von der eingeschlagenen Therapie profitieren. Nur 9 % dieser Patientinnen versterben innerhalb des ersten Jahres. Bei Patientinnen mit einer Halbwertszeit über 20 Tagen sind dies bereits 49 %. Unterteilt man diese schlechtere Gruppe weiter in eine mit Halbwertszeit zwischen 20 und 40 Tagen und eine mit Halbwertszeit über 40 Tagen, so sterben von dieser ersten schlechteren Gruppe innerhalb des ersten Jahres 33 %, von den Patientinnen mit einer Halbwertszeit über 40 Tagen 74 %. Auch bei der Betrachtung des Verlaufs innerhalb von 2 Jahren zeigen sich ähnliche Zahlen. In der prognostisch schlechteren Gruppe sind innerhalb dieser Zeit bereits 81 % mit einer Halbwertszeit zwischen 20 und 40 Tagen bzw. sogar 91 % mit einer Halbwertszeit von mehr als 40 Tagen verstorben. Gerade bei dieser prognostisch schlechtesten Gruppe stellt sich natürlich die Frage, ob es gerechtfertigt ist, diesen Patientinnen mehr als 3 aggressive Chemotherapien zuzumuten. Gleiche Zahlen zeigen sich auch hier hinsichtlich der Rezidivhäufigkeit.

Weitere interessante Modelle zur Prognoseeinschätzung beim Ovarialkarzinom sind zum einen die Beurteilung des CA 125-Werts nach Abschluß der Induktionstherapie und zum anderen die Betrachtung eines Prognosescores, der die prä- und postoperativen Werte punktemäßig zusammenfaßt. Auf diese Modelle möchten wir in diesem Zusammenhang nicht weiter eingehen. Lediglich für das Modell der CA 125-Beurteilung nach Abschluß der Induktionstherapie bei Patientinnen mit initialem Tumorrest soll die mittlere Überlebenszeit in Abhängigkeit vom CA 125-Wert dargestellt werden (Abb. 4). Auch hier zeigt sich der deutlich signifikante Unterschied zwischen den verschieden eingeschätzten prognostischen Gruppen. Die mittlere Überlebenszeit in der Gruppe mit

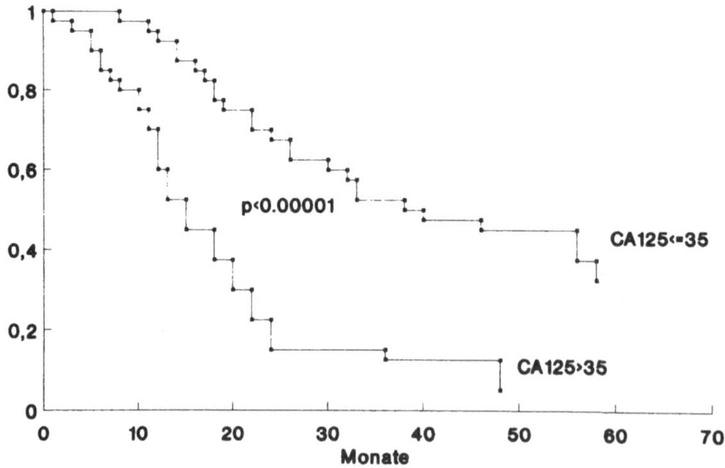

Abb. 4. Überlebenszeit in Abhängigkeit vom CA 125-Wert nach Abschluß der Induktionstherapie (Patientinnen im Stadium III/IV)

CA125-Wert bis 35 U/ml beträgt 36 Monate, bei den Patientinnen mit Werten darüber nur 22 Monate.

Hinsichtlich der prädiktiven Werte für die CA125-Halbwertszeit zeigt sich, daß für das Ereignis Tod innerhalb von 2 Jahren im Stadium III bzw. IV unter Berücksichtigung einer Halbwertszeit von 20 Tagen dieses Ereignis mit einer Wahrscheinlichkeit von 79 % vorausgesagt werden kann. Der negative prädiktive Wert beträgt dabei 66 %. Nimmt man als prognostischen Grenzwert der Halbwertszeit 40 Tage, so läßt sich das Ereignis Tod mit einer Sicherheit von 88 % voraussagen. Dabei sinkt jedoch der negative prädiktive Wert auf 46 %. Bei der alleinigen Betrachtung der Patientinnen mit initialem Tumorrest in den Stadien III und IV zeigen sich ähnliche Werte. Bei einem Grenzwert von 20 Tagen liegt der positive prädiktive Wert bei 81 %, bei einem entsprechenden negativen prädiktiven Wert von 57 %. Der positive prädiktive Wert läßt sich bei einem Grenzwert von 40 Tagen auf 91 % steigern, während der negative prädiktive Wert auf 46 % abfällt. Auch hinsichtlich der Rezidiverkennung zeigen sich die entsprechend hohen positiven prädiktiven Werte.

Welche vorläufigen klinischen Konsequenzen können nun aus diesen Ergebnissen gezogen werden?

Bei Patientinnen mit ungünstigen Prognoseparametern sollte überlegt werden, ob nach Abschluß der Induktionstherapie, also nach Operation und 3 Zyklen platinhaltiger Chemotherapie, die Fortführung der eingeschlagenen Therapie weiter gerechtfertigt ist. Seit der Einführung von Taxol steht durchaus ein Medikament zur Verfügung, das bei platinrefraktären Patientinnen zumindest eine Chance des Ansprechens beinhaltet (McGuire et al. 1993). In platinrefraktären Situationen wäre auch zu überlegen, ob eine Dosisintensivierung, die dann allerdings eine G-CSF-Prophylaxe erfordern würde, zu besseren Ergebnissen führt. Sind diese therapeutischen Möglichkeiten aufgrund der Gesamtsituation nicht anwendbar, muß auf ein palliatives Schema umgestellt werden. Bei diesen palliativ behandelten Patientinnen muß die Nachsorge selbstverständlich großzügig erfolgen, wobei v.a. die z.T. erhebliche Fixierung auf die Tumormarker aufgehoben werden sollte. In diesen Fällen ist es nicht gerechtfertigt, regelmäßig Tumormarkerbestimmungen durchzuführen und die Patientinnen mit jedem weiteren Ansteigen der Tumormarker mehr zu beunruhigen. Vor allem muß davon Abstand genommen werden, bei massivem Anstieg des Tumormarkers eine Therapie zu fordern, die letztendlich nicht zur Verfügung steht. Die intensive psychologische Betreuung der Patientinnen muß ganz im Vordergrund stehen.

Ganz anders werden Patientinnen mit günstigen Prognoseparametern behandelt. Es erfolgt eine maximale Therapie, Patientinnen mit gutem Ansprechen werden evtl. einer sekundären Debulking-Operation unterzogen. In der Nachsorge werden regelmäßige Tumormarkerbestimmungen und die entsprechende apparative Diagnostik durchgeführt. Hier sollte bereits bei ersten Hinweisen auf ein Rezidiv auch bei fehlendem Tumornachweis frühzeitig die Indikation zu einer Explorativlaparotomie bzw. zu einer Second-line-Therapie gestellt werden. Nur so ist es unter Umständen möglich, die nach wie vor schlechten Therapieergebnisse zu verbessern.

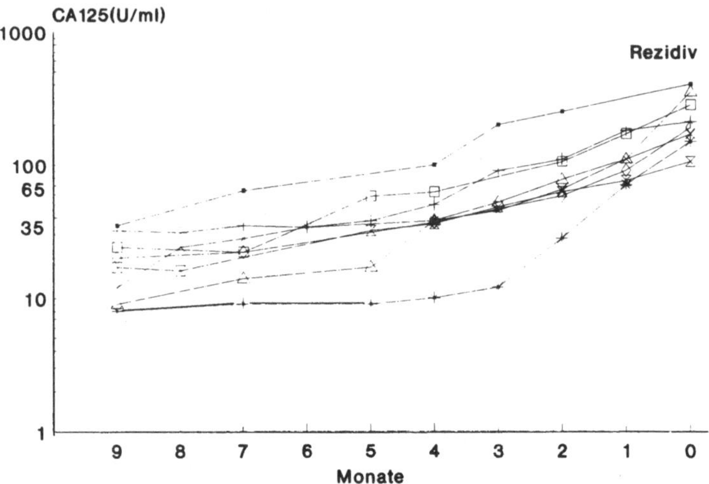

Abb. 5. Exemplarische Tumormarkerverläufe von 8 Patientinnen mit einer Lead-time von mehreren Monaten

Tabelle 4. Überblick über die Patientinnen in der Nachsorge mit CA 125-Bestimmung. Berechnung von Spezifität und Sensitivität

	n	*CA 125 >35 U/ml*	
Remission	126	14	(Spezifität: 89 %)
Rezidiv bzw. Progression	185	170	(Sensitivität 92 %)

CA 125-Anstiegssteilheit beim Rezidiv

Unbestritten ist die hervorragend gute Korrelation des CA 125-Verlaufs mit dem Krankheitsgeschehen beim Ovarialkarzinom, insbesondere zur Rezidiverkennung (Kreienberg 1989; Malkasian et al. 1986; Meier et al. 1987; Niloff et al. 1986). Es ist jedoch in der Regel schwierig, über die klinische Untersuchung alleine bzw. auch über die Durchführung der apparativen Diagnostik Rezidive frühzeitig zu diagnostizieren. Gerade beim Ovarialkarzinom hat die Einführung des Tumormarkers CA 125 dazu beigetragen, früher als bisher zu einer Rezidivdiagnose zu gelangen. Abbildung 5 zeigt 8 exemplarische Verläufe von Patientinnen mit einem Rezidiv des Ovarialkarzinoms, bei denen sich bis zu 8 Monate vor dem klinischen Nachweis des Rezidivs eine diskrete Tumormarkererhöhung erkennen läßt. Durch den Einsatz von CA 125 ist es möglich, früher als bisher die klinische und apparative Diagnostik zu veranlassen und evtl. zu einem früheren Zeitpunkt als bisher das Rezidiv zu sichern. Was bis heute jedoch fehlt, sind

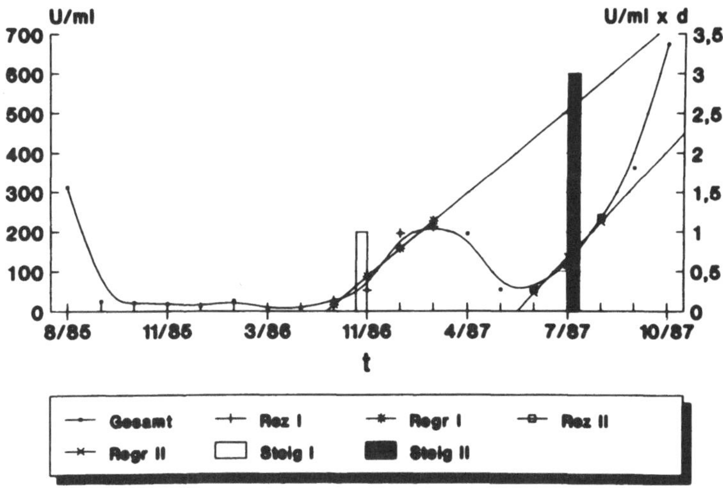

Abb. 6. CA 125-Verlauf bei einer Patientin mit 2. malignem Rezidiv. Darstellung von Regressionskurve und Anstiegssteilheit. *Rez* Rezidiv; *Regr* Regression; *Steig* Steigung

Tabelle 5. Höhe der CA 125-Anstiegssteilheit in Abhängigkeit vom Status der Erkrankung

CA 125-Anstiegssteilheit (U/ml/Monat)	*n*	*Remission*	*Rezidiv*
< 10	55	53	2
10–25	10	4	6
> 25	44	0	44
Gesamt	109	57	52

prospektive Studien, die den Wert einer früher einsetzenden Rezidivbehandlung beim Ovarialkarzinom belegen.

Tabelle 4 zeigt unsere Patientinnen mit Ovarialkarzinom: 126 Patientinnen in Remission, 185 Patientinnen mit Rezidiv bzw. Progression der Erkrankung in der Nachsorge. Bei 14 Patientinnen in Remission findet sich eine unspezifische Tumormarkererhöhung, entsprechend einer Spezifität von 89 %. Umgekehrt werden 170 von 185 Rezidiven mittels des Tumormarkers erkannt, entsprechend einer Sensitivität von 92 %. Diese fast 90%ige Spezifität reichte bisher allerdings nicht aus, auch bei fehlendem Tumornachweis eine entsprechende Rezidivtherapie einzuleiten, auch wenn die bekannt lange CA 125-Lead-time dadurch ungenutzt bleibt.

Über die Berechnung der CA 125-Anstiegssteilheit beim Rezidiv soll versucht werden, eine Steigerung der Spezifität auf 100 % zu erreichen. Die Berechnung dieser Anstiegssteilheit erfolgt mit Hilfe linearer Regressionskurven und ist in Abb. 6 exemplarisch dargestellt. Da die diagnostische Unsicherheit v.a. bei niedrigen CA 125-Werten besteht, wurden nur diejenigen Patientinnen untersucht, die zum Zeitpunkt des Rezidivs einen maximalen Wert von 400 U/ml aufwiesen.

Bei 52 Patientinnen mit nachgewiesenem Rezidiv beträgt die mittlere Anstiegssteilheit 75 U/ml pro Monat, dieser Wert liegt bei Patientinnen in Remission bei 4 U/ml pro Monat. Betrachtet man die verschiedenen Anstiegsbereiche (Tabelle 5), so finden sich bei einer Anstiegssteilheit bis 10 U/ml pro Monat 53 der 55 Patientinnen in Remission, lediglich 2 zeigen ein Rezidiv. Im Anstiegsbereich zwischen 10 und 25 U/ml pro Monat zeigen 4 von 10 Patientinnen eine Remission und 6 ein Rezidiv. Entscheidend ist, daß bei einer Anstiegssteilheit von mehr als 25 U/ml pro Monat keine Patientin in Remission diesen Wert überschreitet. Ein Rezidiv weisen 44 Patientinnen mit einer entsprechend hohen Anstiegssteilheit auf. Somit ist bei einem Grenzwert von 25 U/ml pro Monat eine 100%ige Spezifität erreicht, die eine frühzeitige Rezidivtherapie, sei es als Explorativlaparotomie, sei es als erneute Chemotherapie, rechtfertigt.

Die hier vorgestellte CA 125-Anstiegssteilheit beim echten Rezidiv kann durchaus zu einer frühen Erkennung des Rezidivs und v.a. zur diagnostischen Sicherheit bei ansteigenden CA 125-Werten beitragen. Voraussetzung dafür ist, daß auch bei einem nur geringen Anstieg des CA 125-Werts gegenüber der Voruntersuchung unmittllbare Kontrollen 4 bzw. 8 Wochen nach der erstmaligen Erhöhung erfolgen. Die Beachtung der CA 125-Anstiegssteilheit muß dazu führen, früher als bisher eine Rezidivtherapie beim Ovarialkarzinom einzuleiten und die bekannt lange CA 125-Lead-time nicht weiter ungenützt zu lassen.

Literatur

Bast RC, Klug TL, St. John E, Jenison E, Niloff JM, Lazarus H, Berkowitz RS, Leavitt T, Griffiths T, Parker L, Zurawski VR (1983) A radioimmunoassay using a monoclonal antibody to monitor the course of epithelial ovarian cancer. N Engl J Med 309: 883–887

Buller RE, Berman ML, Bloss JD, Manetta A, DiSaia PJ (1991) CA 125 regression: a model for epithelial ovarian cancer response. Am J Obstet Gynecol 165: 360–367

Burg MEL van der, Lammers FB, Putten WJL van, Stoter G (1988) Ovarian cancer: The prognostic value of the serum half-life of CA 125 during induction chemotherapy. Gynecol Oncol 30: 307–312

Creasman WT, DiSaia PJ (1991) Screening in ovarian cancer. Am J Obstet Gynecol 165: 7–10

Crombach G, Zippel HH, Würz H (1985) Erfahrungen mit CA 125, einem Tumormarker für maligne epitheliale Ovarialtumoren. Geburtshilfe Frauenheilkd 45: 205–212

Elling D, Pink V (1992) Tumormarker und Immunszintigraphie in der gynäkologischen Onkologie. Springer, Berlin Heidelberg New York Tokyo

Fisken J, Leonard RC, Badley A, Jonrup I, Aspinall L, Sturgeon C, Roulston JE (1991) Serological monitoring of epithelial ovarian cancer. Dis-Markers 9: 175–190

Gallion HH, Nagell JR van, Donaldson ES, Hanson MB, Krysico RJ (1989) Prognostic implications of large volume residual disease in patients with advanced epithelial ovarian cancer: A prospective randomized trial. Cancer 63: 1074–1078

Kreienberg R (1989) Immundiagnostik und ihre Relevanz bei Tumorerkrankungen, Immuntherapie bei Tumorerkrankungen. Gynäkologe 23: 122-129

Kreienberg R, Melchert F (1987) Tumormarkerbefunde - realistisch eingeschätzt. Kliniksarzt 16: 152

Makar AP, Kristensen GB, Kaern J, Brmer OP, Abeler VM (1992) Prognostic value of pre- and postoperative serum CA 125 levels in ovarian cancer: new aspects and multivariate analysis. Obstet Gynecol 79: 1002-1010

Malkasian GD, Podratz KD, Stanhope CR et al. (1986) CA 125 in gynecologic practice. Am J Obstet Gynecol 155: 515-518

McGuire WP, Hoskins WJ, Brady MF, Kucera PR, Look KY, Partridge EE, Davidson M (1993) A phase III trial comparing cisplatin/cytoxan (PC) and cisplatin/taxol (PT) in advanced ovarian cancer. Proc Am Soc Clin Oncol 12: 255

Meier W, Stieber P, Fateh-Moghadam A, Eiermann W, Hepp H (1987) CA 125 in gynecological malignancies. Eur J Cancer Clin Oncol 23: 713-717

Meier W, Stieber P, Eiermann W, Schneider A, Fateh-Moghadam A, Hepp H (1989) Serum levels of CA 125 and histological findings at second-look laparotomy in ovarian carcinoma. Gynecol Oncol 35: 44-46

Meier W, Stieber P, Fateh-Moghadam A, Eiermann W, Hepp H (1992) Prognostische Bedeutung der CA125-Halbwertszeit für den weiteren Krankheitsverlauf beim Ovarialkarzinom. Geburtshilfe Frauenheilkd 52: 526-532

Niloff JM, Knapp RC, Lavin PT et al. (1986) The CA 125 assay as a predictor of clinical recurrence in epithelial ovarian cancer. Am J Obstet Gynecol 155: 56-60

Pfleiderer A (1991) Tumoren des Eierstocks. In: Bender H (Hrsg) Gynäkologische Onkologie. Thieme, Stuttgart New York

Piver MS, Lele SB, Marchetti DL, Baker TR, Tsukada Y, Emrich L (1988) The impact of aggressive debulking surgery and cisplatin-based chemotherapy on progression-free survival in stage III and IV ovarian carcinoma. J Clin Oncol 6: 983-989

Rustin GJS, Gennings JN, Nelstrop AE, Covarrubias H, Lambert HE, Bagshawe KD (1989) Use of CA 125 to predict survival of patients with ovarian carcinoma. J Clin Oncol 7: 1667-1671

Zurawski VR, Knapp RC, Einhorn N, Kenemans P, Mortel R, Ohmi K, Bast RC, Ritts RE, Malkasian GD (1987) An initial analysis of preoperative serum CA125 levels in patients with early stage ovarian carcinoma. Gynecol Oncol 30: 7-14

Die Varianzanalyse als statistisches Verfahren zur Beurteilung von Tumormarkertests

H. SCHEURLEN, A. FATEH-MOGHADAM[(†)], H. FIEDLER, A. KLAPDOR, R. KREIENBERG, V. MÖBUS, R. SPITZER, P. STIEBER, P. DIZIOL, R. ZIERGÖBEL und E. SPANUTH

Zusammenfassung. Der Variationskoeffizient (VK) ist ein wenig anschauliches und zudem von der Substratkonzentration abhängiges Maß für die Genauigkeit einer Meßmethode. Wünschenswert ist ein methodenspezifisches Maß für die Trennschärfe. Versuchsanordnungen für die Performanceevaluierung bieten die Möglichkeit, die Gesamtvarianz der Messungen eines Labors aufzugliedern in eine Varianzkomponente zwischen den Konzentrationen der Testseren S^2_A und eine Komponente der Varianz innerhalb der Meßreihen S^2_E. Der Quotient $Q = S^2_A/S^2_E$ ist ein solches Kriterium für die Trennschärfe. Vertrauensintervalle für eine solche Maßzahl können allerdings bei unrationeller Versuchsanordnung (zu wenig Testseren, zu große Konzentrationsunterschiede, zu viele Meßwiederholungen) riesig werden und bestehende Unterschiede zwischen den Meßmethoden kaschieren. In jedem Fall sollte ein Biometriker im Stadium der Versuchsplanung hinzugezogen werden. Die Studie zeigt eine deutliche Überlegenheit des Enzymun-Tests bzgl. der Trennschärfe gegenüber den Parallelmessungen mit anderen Methoden für die Marker CA 72-4, CA 19-9 und CEA. Ob sich diese Überlegenheit auf die prognostische Treffsicherheit auswirkt, ist durch eine klinische Langzeitstudie zu prüfen.

Einleitung

Untersuchungen an Patienten mit Magenkarzinom zeigen eine höhere diagnostische Sensitivität des Tumormarkers CA 72-4 im Vergleich zu den etablierten Markern CEA und CA 19-9. Außerdem gibt es Hinweise, daß CA 72-4 auch für das muzinöse Ovarialkarzinom eine gute Sensitivität zeigt und daher als geeigneter Zweitmarker neben CA 125 eingesetzt werden kann.

Klinische Multicenterstudie

Die klinische Wertigkeit des Tumormarkers CA 72-4 soll in einer multizentrischen Längsschnittstudie an Patienten mit Magenkarzinom und Ovarialkarzinom untersucht und mit der der Marker CEA, CA 19-9 bzw. CA 125 verglichen werden.

In die Studie eingeschlossen sind Patienten mit Magenkarzinom und mindestens 2 Monate zurückliegender Operation sowie Patientinnen mit Ovarialkarzinom und mindesten 6 Monate zurückliegender Operation. Die Tumormarker CA 72-4, CEA, CA 19-9 bzw. CA 125 sollen in gleichen Abständen von 4 Wochen je 4mal bestimmt werden. Aus diesen Untersuchungen sollen weitere Ergebnisse zur klinischen Wertigkeit der genannten Tumormarker in der Verlaufsbeobachtung der postoperativen Tumornachsorge erhalten werden. Die Meßdaten einer Verlaufsserie soll zu einer Maßzahl für den Markeranstieg während der Beobachtungszeitraums von 3 Monaten zusammengefaßt werden. Zu einer Nachbeobachtungsstudie (mit Stichtag ca. ein Jahr nach Studienbeginn) sollen diese Maßzahlen zur rezidivfreien Überlebenszeit in Beziehung gesetzt werden.

Performanceevaluierung

Um eine gemeinsame Auswertung der Daten aller teilnehmenden Zentren zu ermöglichen, sollen alle Labors für die Tumormarkerbestimmung einheitlich die Enzymun-Testmethode einsetzen. Gleichzeitig sollen verschiedene Bestimmungsmethoden miteinander verglichen werden. Dazu sind Parallelbestimmungen mit den in den Labors etablierten Routinemethoden durchzuführen. Eine entsprechende Vorstudie (Performanceevaluierung) ist inzwischen durchgeführt worden. Über sie soll im folgenden berichtet werden.

Durchführung der Performanceevaluierung

Es wurden 3 lyophilisierte Poolseren auf Humanserumbasis hergestellt, mit Tumormarkerkonzentration nahe am Entscheidungsbereich bzw. "cut off" (Poolserum A), im niedrigpathologischen Bereich (Poolserum B) und im hochpathologischen Bereich (Poolserum C). Von jedem Labor wurden in den Poolseren an 10 aufeinander folgenden Tagen jeweils 2 Bestimmungen pro Tag für die Tumormarker CA 72-4, CEA, CA 19-9 und CA 125 parallel mit dem Enzymun-Testsystem und der etablierten Routinemethode durchgeführt.

Mathematisches Modell für die Auswertung

Von einer guten Meßmethode verlangt man, daß sie sensibel auf Konzentrationsunterschiede des zu messenden Substrats reagiert und gleichzeitig den zufälligen Meßfehler möglichst gering hält. Letzteren charakterisiert man üblicherweise durch die Standardabweichung von Wiederholungsmessungen am gleichen Substrat. Üblich ist es ferner, ein relatives und dimensionsloses Streuungsmaß anzugeben, mit dem Mittelwert $\bar{x}$ als Maßeinheit. Man betrachtet ein solches Maß, etwa den Variationskoeffizienten $V = s/\bar{x}$ als Kriterium für die Genauigkeit einer Meßmethode. Dabei geht man offenbar davon aus, daß zwischen den beiden Kennziffern der Lage und der Streuung eine Beziehung besteht. Wünschenswert wäre ein methodenspezifisches, von Substrat zu Substrat konstantes Präzisionsmaß. Sind Messungen aus einer definierten und relativ homogenen Grundgesamtheit unabhängiger Individuen normalverteilt, so kann man davon ausgehen, daß Mittelwerte und Standardabweichungen von Wiederholungsmessungen voneinander unabhängig sind und Variationskoeffizienten die Tendenz zeigen, mit zunehmender Substratkonzentration abzunehmen. Erfahrungsgemäß sind Meßergebnisse von Markerkonzentrationen jedoch nicht normal verteilt. Stammen die auszuwertenden Daten aus einem relativ homogenen Patientenkollektiv, so folgen sie häufig angenähert einer Lognormalverteilung. Man erkennt dies u. a. daran, daß zwischen Mittelwerten und Standardabweichungen von Wiederholungsmessungen eine lineare Beziehung besteht: Mit Zunahme der Mittelwerte nimmt auch die Standardabweichung der Meßwiederholungen zu. Bei einfacher Proportionalität $s = b * \bar{x}$ bleibt der Variationskoeffizient konstant, wenn sich die Markerkonzentration ändert: $V = s/\bar{x} = b$. In diesem Fall ist b also eine methodenspezifische Konstante. Vergleicht man 2 Meßmethoden miteinander und liegen die Mittelwerte der Meßwiederholungen etwa im gleichen Argumentbereich, so kann der VK als Maß für die Genauigkeit der Methode gelten. Bei vergleichsweise geringer Spannweite des Argumentbereichs kann ein Test jedoch trotz großer "Genauigkeit" (kleiner VK) auf bestehende Konzentrationsunterschiede weniger empfindlich reagieren als eine weniger "genauere" Methode. Folgen die beiden Kennziffern der (linearen) Beziehung $s = a + b\bar{x}$, so wird der VK zu einer konzentrationsabhängigen Veränderlichen: $VK = s/\bar{x} = a/\bar{x} + b_1$ nimmt mit zunehmendem x ab $(a > 0)$ oder zu $(a < 0)$.

Es kann also durchaus der Fall eintreten, daß Variationskoeffizienten schwer zu interpretieren sind. Man kann in dieser Situation versuchen, die Gesamtvarianz S_T^2 aller n Meßwerte (n = Anzahl der Poolseren mal Anzahl der Meßwiederholungen) mit Hilfe einer hierarchischen Varianzanalyse in 2 Komponenten zu zerlegen: Die Varianz S_A^2 zwischen den Konzentrationen und die Varianz S_E^2 innerhalb der Meßreihe. Der Quotient $\hat{Q} = S_A^2 / S_E^2$ ist dann so etwas wie ein "Gütemaß für die Trennschärfe" der Methode.

Voraussetzung für die Anwendung dieses Ansatzes ist die Normalverteilung der Daten X. Sie ist bei vorliegender Lognormalverteilung durch eine logarithmische Transformation $Y = \log X$ zu erreichen. Bei dem hier vorliegenden, für Ringversuche typischen Versuchsaufbau – wenige Seren mit exzessiven Konzentrationsunterschieden, sehr viele Meßwiederholungen – ist allerdings mit Mischverteilungen zu rechnen, die durch Logtransformation nicht zu "normalisieren" sind. Wohl aber läßt sich durch Logtransformation die wichtigste Voraussetzung für die Anwendung varianzanalytischer Methoden erfüllen: relative Varianzstabilität.

Die branchenüblichen Ringversuche eignen sich noch aus einem anderen Grund schlecht für den Vergleich von Meßmethoden. Sie führen zu einer durchaus vermeidbaren Aufblähung der Vertrauensintervalle für den zu schätzenden Parameter Q.

Als Faustregel kann gelten: Zahl der Ringversuchsseren erhöhen auf Kosten der Zahl der Meßwiederholungen! Gleichzeitig die Konzentrationsunterschiede drastisch reduzieren! In unserem Fall etwa: 12 Seren mit 5 Wiederholungen statt 3 Seren mit 20 Wiederholungen. Es ist schwerer zu zeigen, daß nicht zu übersehende Unterschiede von einer Meßmethode noch besser "erkannt" werden als von der Vergleichsmethode, als zu zeigen, daß eine Methode geringe Unterschiede, wie sie im individuellen Krankheitsverlauf auftreten können, zuverlässiger anzeigt als andere.

Ergebnisse

Interassayvariation

In die Auswertung wurden die Ergebnisse von 30 Labors einbezogen. Für Enzymun-Test ergaben sich über 20 Bestimmungen an 10 Tagen Variationskoeffizienten zwischen 4 und 8% für die untersuchten Vergleichsmethoden Variationskoeffizienten zwischen 5 und 14% (Tabelle 1).

Varianzanalyse

Daten

Zum Zeitpunkt der Endauswertung nach Abschluß der Performanceevaluierung ergibt sich folgende Datenstruktur. Es läßt sich eine relativ homogene Gruppe von 6 Labors identifizieren, die parallel zum Enzymun-Test mit einer einheitlichen Routinemethode an den 3 Poolseren A, B und C mindestens 18 der vorgesehenen 20 Wiederholungsmessungen durchgeführt haben. Auf dieser Gruppe basiert der folgende Bericht über unsere statistische Auswertung. Zusätzlich haben wir ein 'Referenzlabor' definiert, das die Protokollvorgabe in allen Punkten erfüllt und parallel zum Enzymun-Test einen Radioimmunoassay (E-RIA) angewandt hat.

Verteilung der Daten

Die mit einer bestimmten Meßmethode an einem bestimmten Poolserum durchgeführten Wiederholungsmessungen sind hinlänglich normal verteilt (Meßfehlerverteilung). Erwartungsgemäß nehmen bei beiden Meßmethoden die Standardabweichungen mit den Mittelwerten fast exakt linear zu. Bedingt durch den Versuchsaufbau mit Konzentrationsunterschieden zwischen den Poolseren A, B und C im Verhältnis 1:2:5, finden sich als Artefakt eine trimodale Verteilung der 3 × 20 Daten insgesamt. Durch Logtransformation der Daten ließen sich die Varianzen hinreichend stabilisieren. Sie hängen nun kaum noch von der Höhe des Mittelwert ab.

Diskriminanzproblem

Abbildung 1 faßt die Meßergebnisse des Referenzlabors zusammen. Dabei haben wir Standardabweichungen (Ordinate) gegen Mittelwert (Abszisse) der nicht transformierten Urdaten als Punkte im rechtwinkligen Koordinatensystem dargestellt. Je 3 den Poolseren zuzuordnende Punkte je Meßmethode. Man erkennt die mehr oder weniger perfekte lineare Abhängigkeit, die auch in den fast konstanten (methodenspezifischen) Variationskoeffizienten zum Ausdruck kommt: Ca. 4 % (Enzymun-Test) bzw. über 11 % (E-RIA). Abbildung 2 zeigt die gleiche Prozedur, durchgeführt an den gepoolten Daten der 6 Labors der C-RIA Gruppe. Danach sieht es nun so aus, als wäre der Enzymun-Test dem RIA-Test tatsächlich überlegen.

Tabelle 1. Interassayvarianzkoeffizienten der Proben A, B und C (Mediane)

	VK [%]		
CA 72-4	*Enzymun-Test*	*B/LIA*	*C/RIA*
Probe A	4,8	11,0	14,1
Probe B	4,0	11,9	9,0
Probe C	4,0	14,5	9,1
Labors (n)	28	3	7
	VK [%]		
CA 19-9	*Enzymun-Test*	*B/LIA*	*A/MEIA*
Probe A	4,8	8,0	6,9
Probe B	4,4	7,3	8,8
Probe C	3,9	12,8	7,3
Labors (n)	25	4	7
	VK [%]		
CEA	*Enzymun-Test*	*F/RIA*	*A/MEA*
Probe A	5,9	8,9	6,2
Probe B	5,7	8,9	5,8
Probe C	4,9	8,7	4,9
Labors (n)	30	3	11
	VK [%]		
CA 125	*Enzymun-Test*	*C/RIA*	*A/MEIA*
Probe A	7,6	8,5	5,2
Probe B	7,2	8,7	6,4
Probe C	6,9	4,3	6,2
Labors (n)	24	3	6

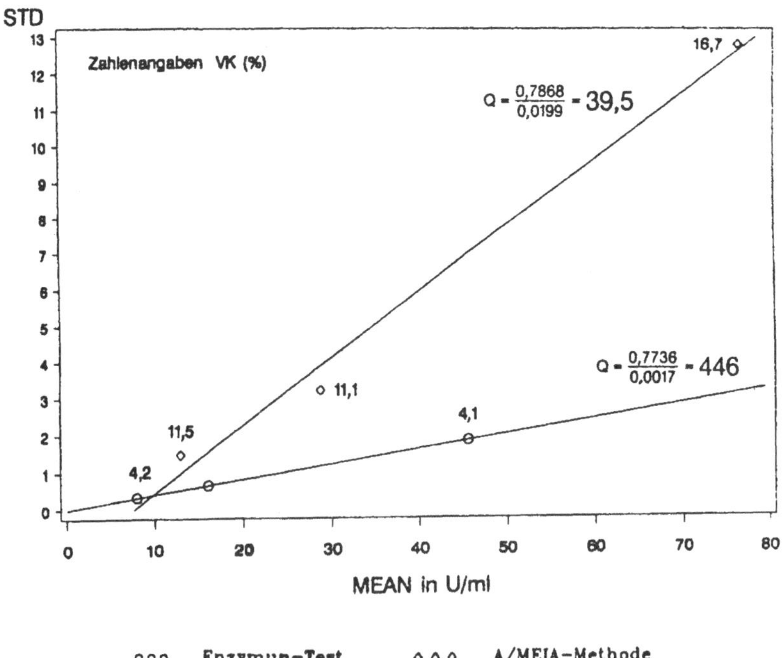

Abb. 1. Marker CA 72-4: Meßergebnisse des Referenzlabors an 3 Testseren. Abgetragen sind die Standardabweichungen (STD) der Meßwiederholungen gegen die Mittelwerte (MEAN), jeweils in U/ml, mit den Variationskoeffizienten (VK). Erklärung des Gütemaßes Q im Text

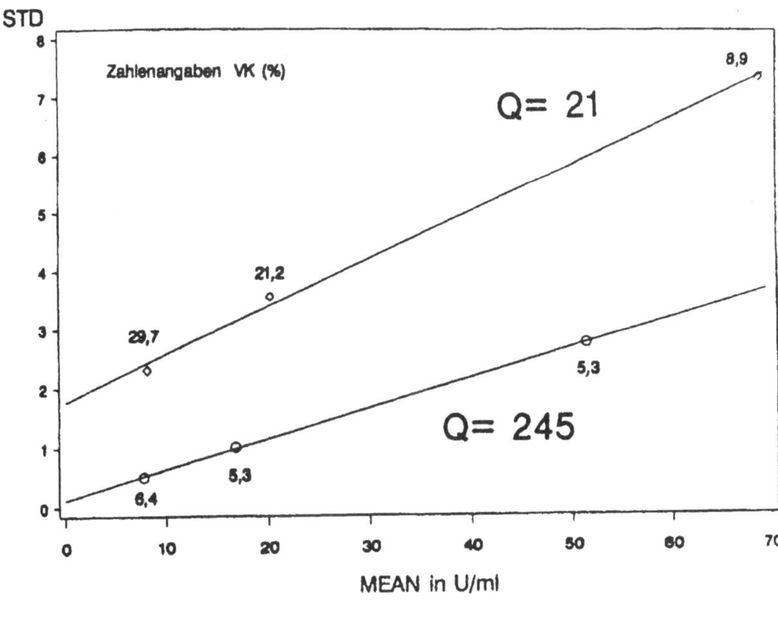

Abb. 2. Marker CA 72-4: Meßergebnisse von einem Pool von 6 Labors mit dem C/RIA-Test als Standardmethode. Übrige Bezeichnungen wie in Abb. 1

Immerhin sind die absoluten Abstände zwischen den Mittelwerten bei E-RIA deutlich größer als beim Enzymun-Test. Wir kalkulieren deshalb das Gütemaß Q für die Trennschärfe.

$$Q = \frac{\text{Varianzkomponente zwischen den Konzentrationen}}{\text{Varianzkomponente innterhalb der Meßreihe}} = \frac{S_A^2}{S_E^2} \qquad (1)$$

Es spricht im Fall unseres 'Referenzlabors' für den Enzymun-Test. Allerdings überlappen sich die 90%-Vertrauensintervalle der beiden Quotienten für Enzymun-Test und Labormethode erheblich, so daß im Einzelfall nicht von überzufälligen Unterschieden der Quotienten gesprochen werden kann. (Die geringe Trennschärfe der Schätzprozedur ist wie oben ausgeführt bedingt durch die Struktur des Ringversuches). Bei zukünftigen Untersuchungen ist diese Erfahrung mitzuberücksichtigen.

Abbildung 3 zeigt die Quotienten für alle an der Performancestudie teilnehmenden Labors und für alle Methoden des Parameters CA 72-4. Von einer Ausnahme abgesehen, liegt das Gütemaß für den Enzymun-Test konsistent über dem der Labormethoden, sofern Parallelmessungen durchgeführt worden sind, was bei 11 Labors der Fall war. Dieses Übergewicht zugunsten des Enzymun-Tests ist hochsignifikant (P-Wert $< 0{,}01$, Vorzeichentest).

Interlaborreliabilität

Wie gut ist die Übereinstimmung der Meßwerte von Labor zu Labor?

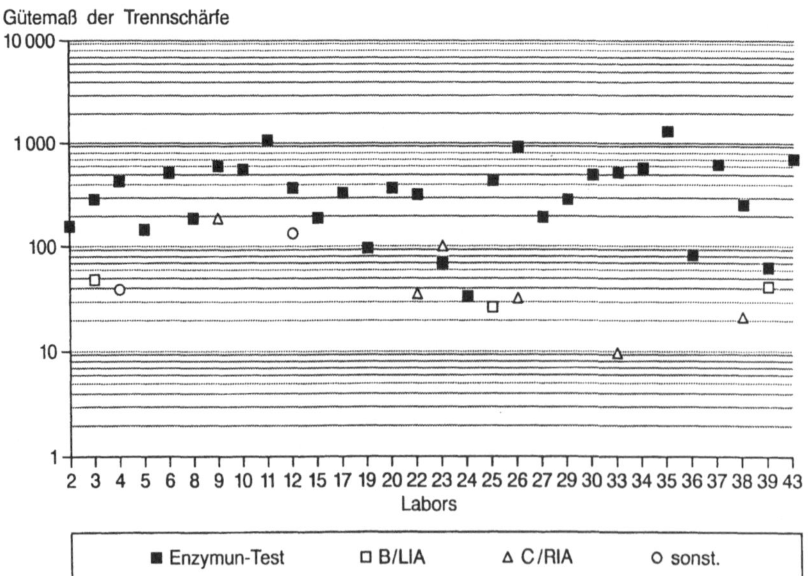

Abb. 3. Marker CA 72-4: Gütemaß Q für die Trennschärfe (s. Text) von allen teilnehmenden Labors

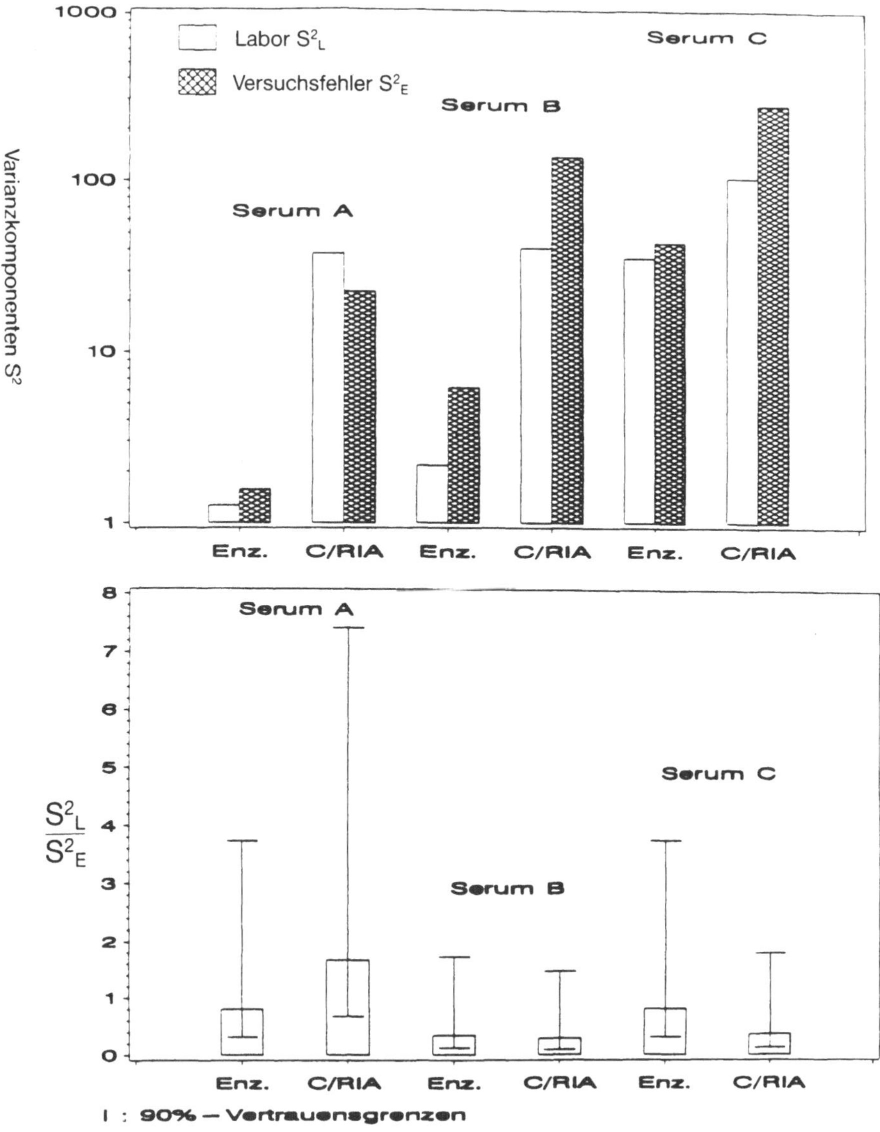

Abb. 4. Marker CA 72-4 (n = 6): Interlaborvariabilität S_L^2 und Intralaborvariabilität S_E^2 (Versuchsfehler) der 6 C/RIA-Labors (oberer Teil), Gütemaß $Q = S_L^2/S_E^2$ mit 90%-Vertrauensgrenzen (unterer Teil) nach Testseren (A bis C) getrennt. *Enz* Enzymum-Test

Auch hier bietet sich das Verfahren der additiven Zerlegung der Gesamtvarianz an: In eine dem Laboreffekt (Varianzkomponente zwischen den Labors) und eine dem Meßfehler zuzuordnende Komponente. Der Einfachheit und leichteren Integrierbarkeit halber betrachten wir die Verhältnisse für die 3 Poolseren getrennt.

Wir können dabei jeweils hinreichend normalverteilte Daten voraussetzen. In die Auswertung eingegangen sind wieder ausschließlich die Daten der C-RIA Gruppe. Als Gütekriterium dient wieder der Quotient

$$Q = \frac{\text{Varianzkomponente zwischen den Labors}}{\text{Varianzkomponente Meßreihe}} \tag{2}$$

Im Unterschied zur Bewertung des Quotienten beim Diskriminanzproblem ist Reliabilität jedoch gleichbedeutend mit niedrigen Werten des Quotienten. Er sollte den Wert 1 tunlichst nicht überschreiten (Laborfehler = Meßfehler).

Abbildung 4 zeigt im oberen Teil die beiden (sich jeweils zur Gesamtvarianz addierenden) Komponenten. Im unteren Teil sind die Quotienten zusammen mit dem 90%-Vertrauensintervallen dargestellt. Man sieht, daß bzgl. der Interlaborreliabilität keine signifikanten Unterschiede zwischen den Meßmethoden bestehen.

Im Anhang sind die in gleicher Weise analysierten Meßergbnisse der Marker CA 19-9 und CEA wiedergegeben (Abb. 5-10).

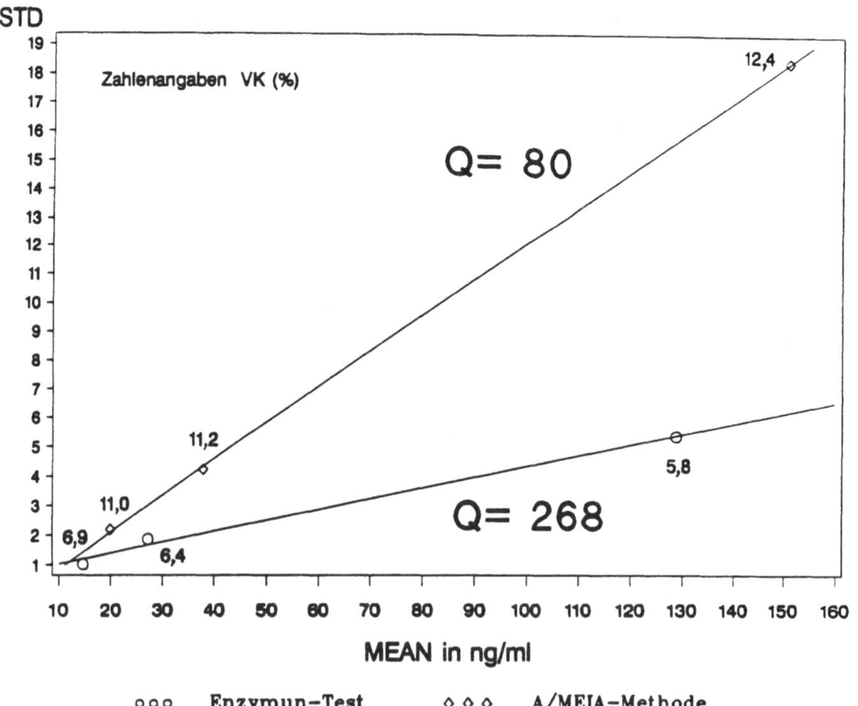

Abb. 5. Marker CA 19-9 (n = 9): Weitere Erläuterungen vgl. Abb. 1 und 2 (n = 7 Labors mit A/MEIA-Test als Standardmethode)

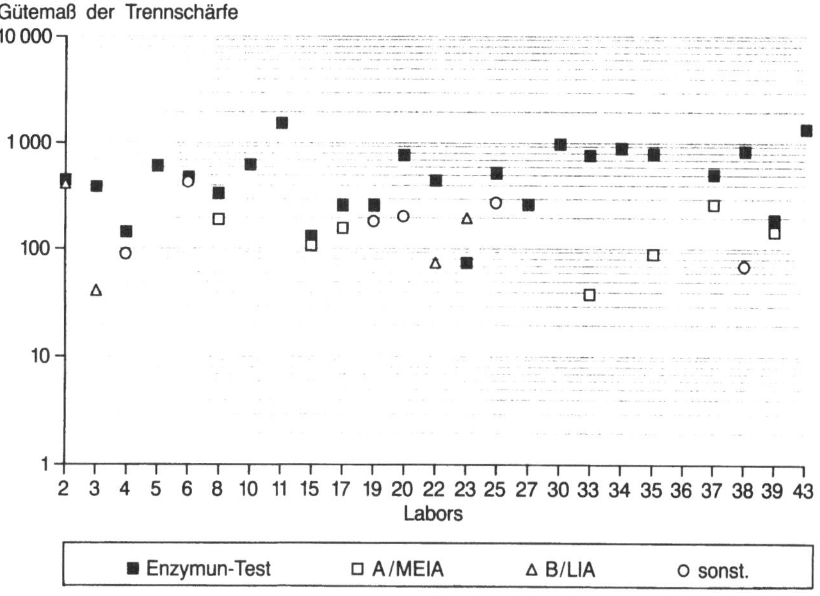

Abb. 6. Marker CA 19-9: Gütemaß Q für die Trennschärfe (s. Text) von allen teilnehmenden Labors

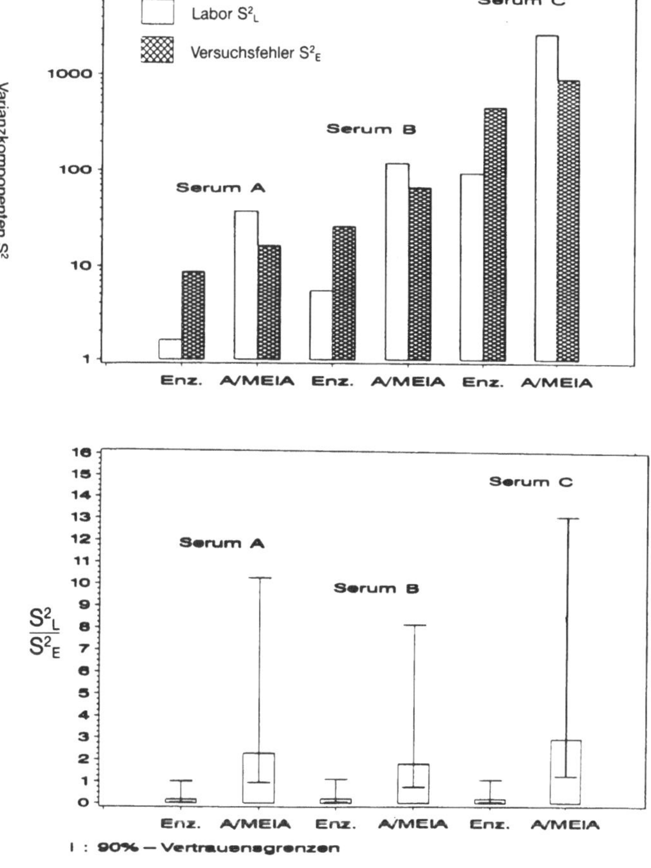

Abb. 7. Marker CA 19-9 (n = 7): Weitere Erläuterungen vgl. Abb. 4

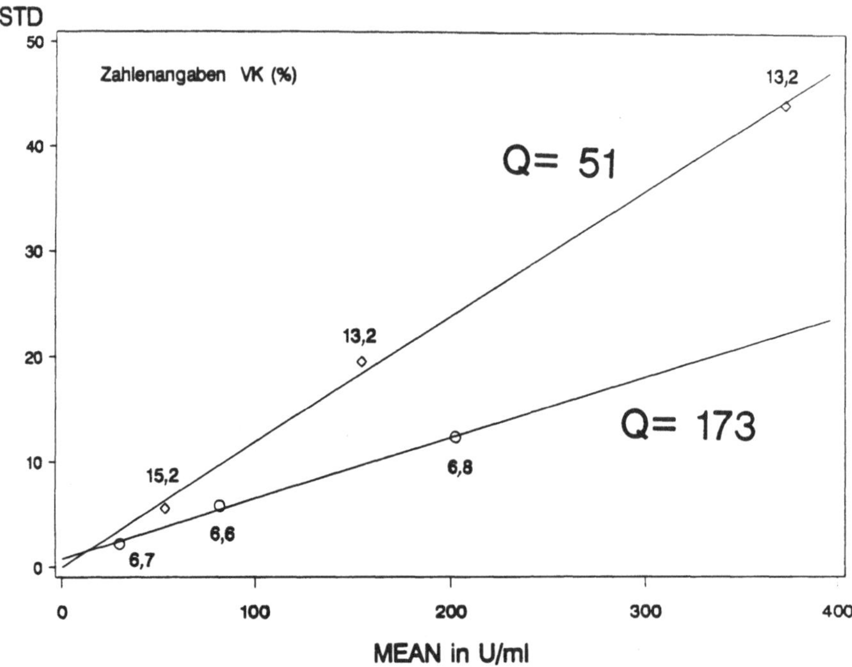

Abb. 8. Marker CEA (n = 7): Weitere Erläuterungen vgl. Abb. 1 und 2

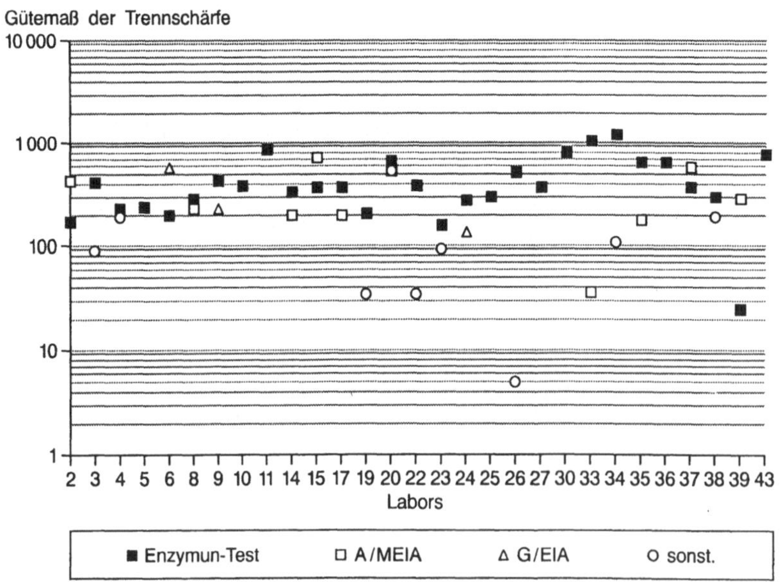

Abb. 9. Marker CEA: Gütemaß Q für die Trennschärfe (s. Text) von allen teilnehmenden Labors

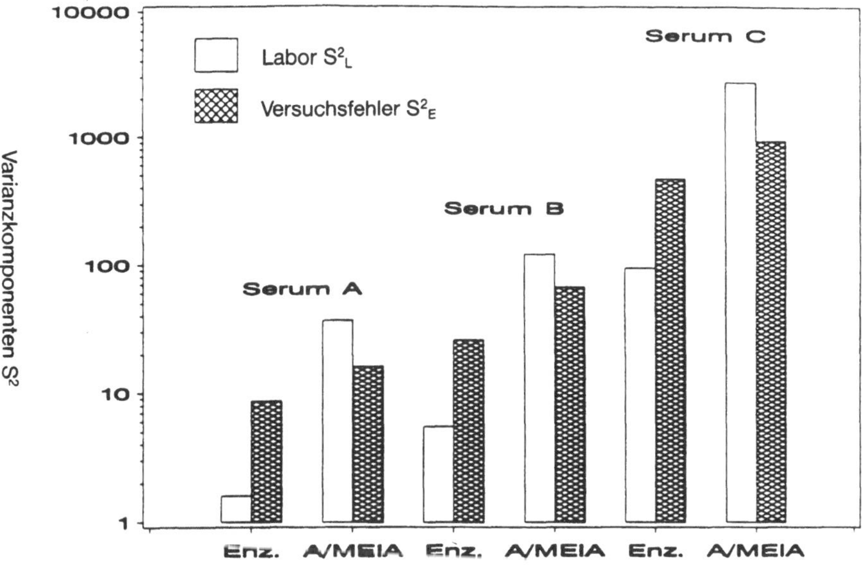

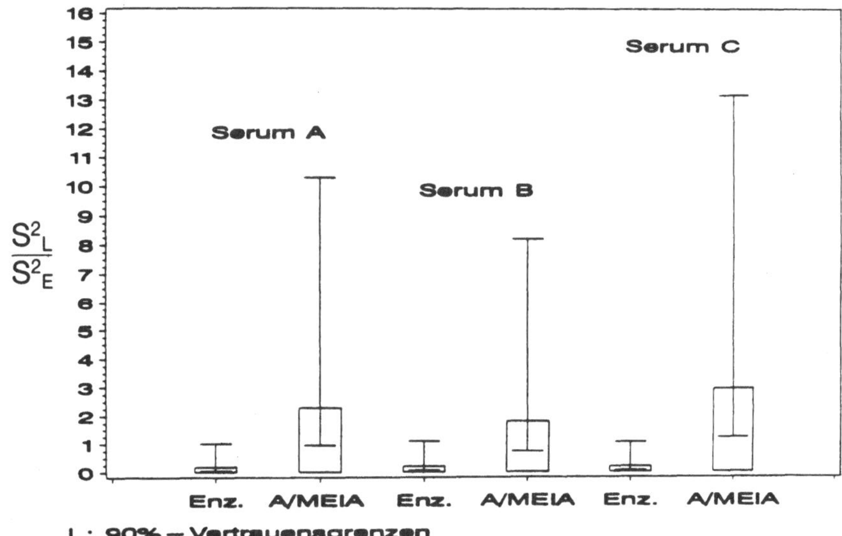

Abb. 10. Marker CEA (n = 9) Weitere Erläuterungen vgl. Abb. 4

Diskussion

Als Ergebnis unserer Studie zur Performanceevaluation finden sich deutliche Unterschiede im Diskriminierungsvermögen zwischen verschiedenen Tests. Es bleibt abzuwarten, ob sich solche Unterschiede auf die Prognostik des Krankheitsverlaufs, insbesondere auf die Früherkennung eines Rezidivs auswirken.

Es ist ferner zu klären, ob die Kombination diverser Marker die prognostische Treffsicherheit erhöht. Antworten auf diese Fragen erwarten wir von der derzeit laufenden multizentrischen Längsschnittstudie.

Literatur

Ahrens H (1968) Varianzanalyse. Akademie, Berlin/Pergamon, Oxford/Viehweg, Lohn

Guadagni F (1992) CA 72-4 Measurement of tumor-associated glycoprotein 72 (TAG-72) as a serum marker in the management of gastric carcinoma. Cancer Res 52:1222–1227

Klapdor R (1992) Arbeitsgruppe Qualitätskontrolle und Standardisierung von Tumormarkertests im Rahmen der Hamburger Symposien über Tumormarker. Tumordiag Therapie 13

Kreienberg R, Möbus V (1992) Tumormarker in der Gynäkologie. Lab Med 16:21–26

Scheffé H (1958) The analysis of variance. Wiley, New York

Stieber P et al. (1993) CA 72–4 Ein sinnvoller Tumormarker beim Magenkarzinom. Lab Med 17: 441

Teilnehmer der Multicenterstudie

Klinikum Karlsruhe
Laborgemeinschaft Westmecklenburg
Diagnostisches Zentrum Berlin
Klinikum der Albert-Ludwigs-Universität, Freiburg
Evangelisches Diakoniekrankenhaus, Freiburg
Stadtkrankenhaus Neuwied
Städtisches Oststadt-Krankenhaus, Hannover
Zentralkrankenhaus 'Links der Weser', Bremen
Evangelische Diakonissenanstalt, Bremen
Universitätsklinik Hamburg-Eppendorf
Medizinische Akademie, Magdeburg
St. Salvator-Krankenhaus, Halberstadt
Klinikum Jena
Medizinische Hochschule, Hannover
Institut Dr. Salinger, Dr. Löbel, Offenburg
Carl-Thiem-Kliniken, Cottbus
Klinikum Chemnitz
Medizinische Akademie, Dresden
Universitäts-Frauenklinik, Mainz
Städtisches Klinikum St. Georg, Leipzig
Frauenklinik der Universitätsklinik, Tübingen
Evengelisches Krankenhaus, Oberhausen
St. Josef-Hospital, Bochum
Laborfacharzt Prof. Röcker, Berlin
Klinikum Großhadern, München
Klinikum Neubrandenburg
Städtisches Krankenhaus Harlaching, München
Sonnenbergklinik, Bad Sooden-Allendorf
Westfälische Wilhelms-Universität, Münster
Medizinische Universitätsklinik, Würzburg
Vogtland-Kliniken, Plauen
Klinikum der Stadt Gera
St. Markus-Krankenhaus, Frankfurt/Main

Molekulare Analytik von Zytokeratintests

H. BODENMÜLLER, D. BANAUCH, F. DONIÉ
und M. KAUFMANN

Zusammenfassung. Die Serumtumormarkertests TPA, TPS, TPAcyk und CYFRA 21-1 wurden bzgl. ihrer Reaktivität mit den einzelnen Keratinen 8, 18 und 19 verglichen. Die Untersuchungen ergaben, daß die Tests unterschiedlich mit den individuellen Keratinen reagieren. Diese unterschiedlichen Reaktivitäten erklären die in der Literatur beschriebenen Diskrepanzen bzgl. der Übereinstimmung in vergleichenden diagnostischen Studien.

Einleitung

Keratinproteine sind die Grundbausteine epithelialer Intermediärfilamente. Jede Epithelzelle exprimiert eine typische, differenzierungsabhängige Kombination von Keratinproteinen. Es sind mittlerweile 20 unterschiedliche Keratinproteine bekannt, die untereinander gemeinsame biochemische und strukturelle Eigenschaften haben. Eine dieser gemeinsamen Eigenschaften ist die schlechte Wasserlöslichkeit, welche durch die hydrophoben Kopf- und Schwanzenden der Moleküle bedingt ist (Hatzfeld et al. 1985).

Aufgrund biochemischer Analysen lassen sich die Keratine in 2 Familien einteilen: die sauren Typ-I-Keratine (Keratine 9-20) und die basischen Typ-II-Keratine (Keratine 1-8). Die Bildung von Keratinfilamenten erfolgt über heterotypische Dimere, die sich zu Tetrameren formieren, welche wiederum durch lineare Zusammenlagerung die Filamente bilden. Es gibt Hinweise, daß die kleinste serumlösliche Einheit ein Tetramer darstellt, welches durch proteolytischen Abbau der hydrophoben Kopf- und Schwanzsequenzen löslich wurde (Bodenmüller et al. 1994a).

Von immunhistochemischen Untersuchungen mit keratinspezifischen Antikörpern wissen wir schon seit langem, daß die Expressionsmuster zwischen Normalgewebe und malignen Geweben sowohl qualitativ als auch quantitativ unterschiedlich sind (Moll et al. 1991). Entsprechend dieser Befunde haben sich mittlerweile monoklonale Antikörper gegen individuelle Keratine in der Immunpathologie als Hilfsmittel für die Typisierung von Tumoren etabliert. Parallel zu dieser Entwicklung sind auch Tests für die serologische Tumordiagnostik auf den Markt gekommen, die im Blut zirkulierende Keratinfragmente erkennen: TPA, TPS, TPA_{CYK} und CYFRA 21-1. Vom CYFRA 21-1-Test ist bekannt, daß er ausschließlich Keratin-19-enthaltende Fragmentkombinationen erkennt

(Bodenmüller et al. 1994a). Der TPAcyk-Test enthält 2 monoklonale Antikörper, welche die Keratine K8 bzw. K18 erkennen (Sundstörm et al. 1990). Über die Spezifität der anderen Tests sind bisher keine eindeutigen Daten verfügbar.

Ziel dieser Arbeit war, einzelne Keratine sowie Typ-I/Typ-II-Keratinkombinationen bzgl. ihrer Reaktivität in den einzelnen Tests zu überprüfen. Für unsere Untersuchungen konzentrierten wir uns auf die Keratine K8, K18 und K19 (Bodenmüller et al. 1994b). Diese Keratine gehören zu den Hauptkomponenten des Zellskeletts von Zellen des einfachen Epithels und werden von vielen Organtumoren, insbesondere von nichtkleinzelligen Bronchialkarzinomen, überexprimiert.

Methoden

Die Tumormarkertests, die für dieses Studie ausgewählt wurden, sind in Tabelle 1 beschrieben. Die für die Untersuchungen eingesetzten Keratine K8, K18 und K19 sowie die Keratinfragmentkombinationen K8/18 und K8/19 wurden von der Firma Progen Biotechnik GmbH, Heidelberg, bezogen.

Die Reaktivitätsprofile wurden auf 2 Ebenen untersucht:

- in Lösung durch Zugabe der Keratinfragmentkombinationen K8/K18 bzw. K8/K19 in die entsprechenden Immunoassays;
- in Immunoblots (Westernblots), wo die Reaktivität der aus den verschiedenen Tests verfügbaren löslichen Antikörpern (Detektionsantikörper) gegenüber den gereinigten Keratinen K8, K18 und K19 analysiert wurden.

Ergebnisse und Diskussion

Die TPS-Antikörper reagierten im Immunoblot vorwiegend mit K18 (wesentlich schwächer mit K19 und K8) während die CYFRA 21-1-Antikörper ausschließlich mit K19 reagierten (Tabelle 2). Wie Abbildung 1 zeigt, waren auch die Reaktionen in den Immunoassays mit K8/K18 (TPS) bzw. K8/K19 (CYFRA 21-1) entsprechend stark. Diese beiden Tests diskriminierten am besten zwischen diesen Fragmentkombinationen. Die Antikörper der beiden anderen Tests TPA und TPA_{CYK} reagierten im Immunoblot beide stark mit K 8, wobei TPA_{CYK} auch mit K18 und TPA mit K19 starke Signale zeigte. Entsprechend waren auch die Ergebnisse im Immunoassay: sowohl die Kombinationen K8/K18 wie auch K8/K19 wurden gut erkannt, mit Präferenz für K8/K18 im TPA_{CYK}-Test bzw. K8/K19 im TPA-Test.

Tabelle 1. In der Studie untersuchte Tumormarkertests

Marker	*Hersteller*	*Format*
TPA-Prolifigen	Sangtec	IRMA
TPS	Beki Diagnostics	IRMA
TPA_{CYK}	Medac Diagnostics	ELISA
CYFRA/21-1	Boehringer Mannheim GmbH	ELISA

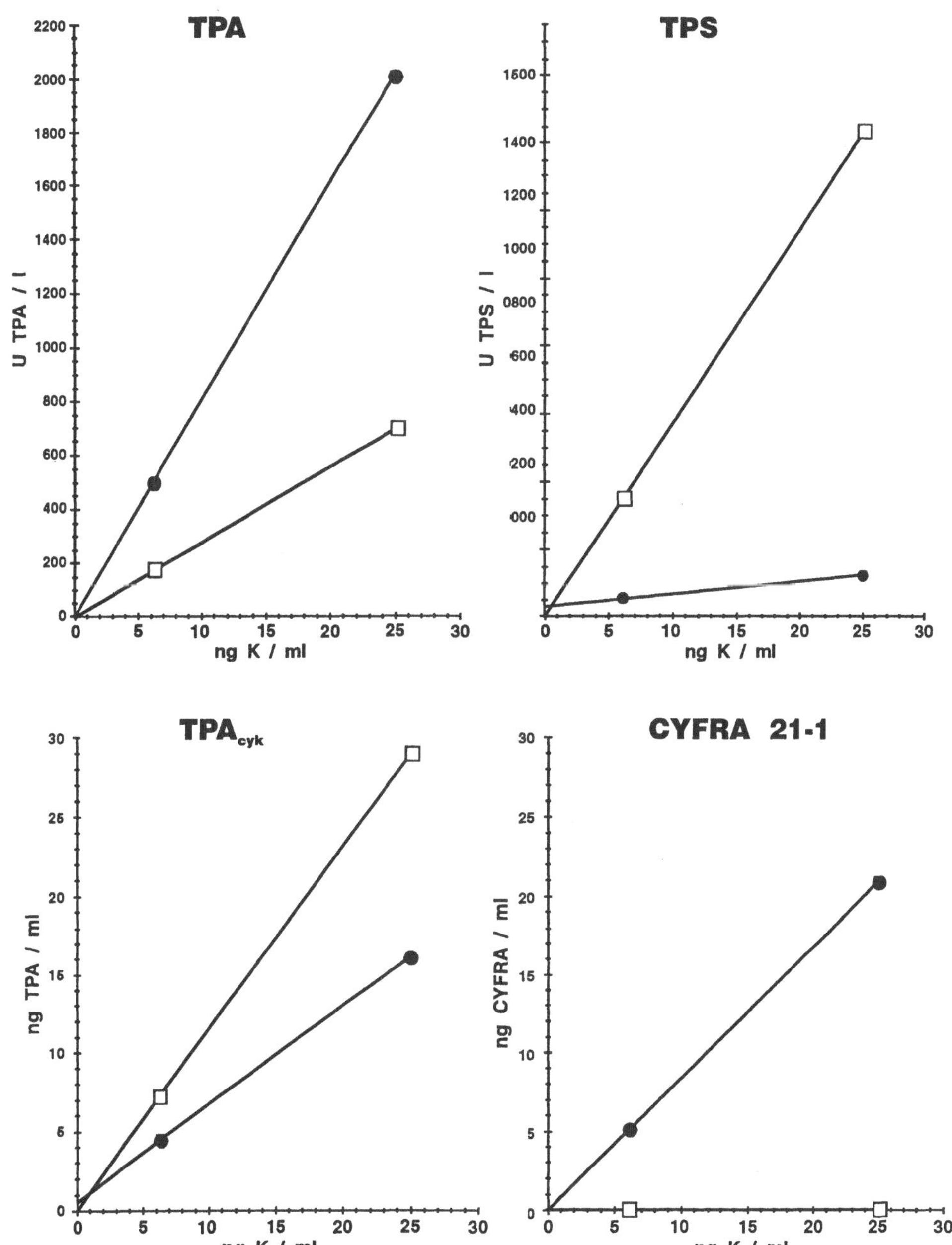

Abb. 1. Reaktivität der Keratinfragmentkombinationen K8/K18 (□) und K8/K19 (•) in den Tumormarkertests TPA, TPS, TPAcyk und CYFRA 21-1. Die Keratinfragmentkombinationen wurden in Konzentrationen von 0, 6 und 25 ng/ml, gelöst in Hepespuffer mit 2 % Rinderserumalbumin, als Probe eingesetzt. Die Durchführung den Tests erfolgte entsprechend den Vorschriften der Hersteller

Tabelle 2. Keratine und Keratinfragmentkombinationen, die von den einzelnen Tests und ihren Antikörpern erkannt werden. Für die Messungen in Lösung wurden die Fragmentkombinationen K8/K18 bzw. K8/K19 als Probe in die entsprechenden Tests zugesetzt. Die Aktivitäten auf den Immunoblots wurden mit gereinigten Keratinen und den aus den Tests verfügbaren löslichen Antikörpern ermittelt. Die relativen Signalintensitäten sind durch die Anzahl + gekennzeichnet

	In ELISA		*Auf Immunoblots*		
	8/18	*8/19*	*8*	*18*	*19*
TPA	++	+++	+++	+	+++
TPS	+++	+	+	+++	++
TPA_{CYK}	+++	++	++	+++	-
CYFRA 21-1	-	+++	-	-	+++

Leider waren für die Immunoblotstudien die Fängerantikörper der Tests TPA, TPA_{CYK} und TPS nicht verfügbar. Es kann jedoch anhand der Konsistenz der Ergebnisse aus den Immunoblot- und ELISA-Untersuchungen abgeleitet werden, daß die Fängerantikörper in diesen Tests keine wesentlich unterschiedliche Reaktiviät gegenüber den Detektionsantikörpern besitzen. Vom CYFRA 21-1-Test ist bekannt, daß der Fängerantikörper wie auch der Detektorantikörper exklusiv K19 erkennen (Bodenmüller et al. 1994a).

Von diesen Daten kann nun spekulativ abgeleitet werden, daß TPA und TPA_{CYK} wegen ihrer breiten Reaktivität ein größeres Spektrum an Seren erkennen als TPS und CYFRA 21-1. Ebenso ist zu erwarten, daß im CYFRA 21-1 positiv reagierende Seren auch im TPA-Test reagieren, da beide K8/K19 erkennen. Da TPA aber auch K8/K18 erkennt, ist mit diesem Test eine andere diagnostische Qualität zu erwarten als mit CYFRA 21-1.

Mittlerweile sind mehrere klinische Studien mit den beschriebenen Keratintests veröffentlicht worden, in denen Unterschiede im Erkennungsmuster bestätigt wurden (Stieber 1993; Hasholzner 1993; Ferdieghini 1993).

Die Ergebnisse zeigen, daß Antikörper aus den 4 Tumormarkertests TPA, TPS, TPA_{CYK} und CYFRA 21-1 unterschiedlich mit den Keratinen 8, 18 bzw. 19 reagieren. CYFRA 21-1 reagiert ausschließlich mit K19 während die anderen Test mit mindestens 2 der 3 untersuchten Keratinen reagieren. Diese Unterschiede im Reaktionsmuster können von diagnostischer Relevanz sein.

Literatur

Bodenmüller H, Ofenloch-Hähnle B, Lane EB, Dessauer A, Böttger V, Donie F (1994a) Lung cancer associated keratin 19 fragments: Development and biochemical characterisation of the new serum assay Enzymun-Test CYFRA 21-1. Int J Biol Markers 9: 75–81

Bodenmüller H, Donie F, Kaufmann M, Banauch D (1994b) The tumor markers TPA, TPS, TPA_{CYK} and CYFRA 21-1 react differently with the keratins 8, 18 and 19. Int J Biol Markers 9: 70–74

Ferdieghini M, Gadducci A, Annichiarico C (1993) Serum TPA, TPS, cytokeratins 8-18 and CYFRA 21-1 levels in uterine malignancies. J Tumor Marker Oncol 8: 44

Hasholzner U, Schambeck C, Fabricius PG, Stieber P, Hofmann K, Jansen HM, Schmeller N, Fateh-Moghadam A (1993) Die klinische Relevanz des neuen Tumormarkers CYFRA 21-1 beim Blasenkarzinom im Vergleich zu TPA und TPS. Lab Med 17: 324-327

Hatzfeld M, Franke WW (1985) Pair formation and promiscuity of cytokeratins: Formation in vitro of heterotypic complexes and intermediate-sized filaments by homologous and heterologous recombinations of purified polypeptides. J Cell Biol 101: 1824-1841

Moll R (1991) Differenzierung und Entdifferenzierung im Spiegel der Intermediärfilament-Expression: Untersuchungen an normalen, alterierten und malignen Epithelien mit Betonung der Cytokeratine. Verh Dtsch Ges Pathol 75: 446-459

Stieber P, Dienemann H, Hasholner U, Müller C, Poley S, Hofmann K, Fateh-Moghadam A (1993) Comparison of cytokeratin fragment 19 (CYFRA 21-1), tissue polypeptide antigen (TPA) and tissue polypeptide specific antigen (TPS) as tumor markers in lung cancer. Eur J Clin Chem Clin Biochem 31: 689-694

Sundstörm B, Stigbrand T (1990) A two-site enzyme-linked immunosorbent assay for cytokeratin 8. Int J Cancer 46: 604-607

Vergleich von CYFRA 21-1, TPA und TPS beim Bronchialkarzinom, Blasenkarzinom und bei benignen Erkrankungen

P. Stieber, H. Dienemann, U. Hasholzner, P.G. Fabricius, C. Schambeck, M. Weinzierl, S. Poley, W. Samtleben, K. Hofmann, W. Meier, M. Untch und A. Fateh-Moghadam[(†)]

Zusammenfassung. Mit CYFRA 21-1 wurde vor kurzem ein neuer Tumormarker eingeführt, der ein serumlösliches Fragment des Zytokeratins 19 nachweist (Bodenmüller et al. 1992a). Dieser Marker erwies sich als wertvolle Hilfe für die Verlaufsbeobachtung und Therapieeffizienzkontrolle nichtkleinzelliger Bronchialkarzinome (NSCLC), insbesondere der Plattenepithelkarzinome der Lunge (Ebert et al. 1994; Stieber et al. 1993a, b). Neben CYFRA 21-1 stehen 2 weitere Parameter zur Verfügung, nämlich das "tissue polypeptide antigen" (TPA) und das "tissue polypeptide specific antigen" (TPS), die ebenfalls verschiedene Zytokeratine im Serum messen. Im Rahmen einer retrospektiven Studie wurde der klinische Stellenwert dieser 3 Zytokeratinmarker beim Bronchialkarzinom und beim Harnblasenkarzinom untersucht. Als Referenzkollektive untersuchten wir die Seren von 50 gesunden Kontrollpersonen sowie von 273 Patienten mit unterschiedlichen gutartigen Erkrankungen. Zur Bestimmung der Sensitivitäten dienten die Proben von 218 Patienten mit histologisch gesichertem Bronchialkarzinom sowie von 88 Patienten mit Harnblasenkarzinom.

Zunächst wurde die Spezifität gegenüber verschiedenen gutartigen Erkrankungen untersucht, wobei die Cut-off-Werte bei 95% Spezifität fixiert wurden. Beim Bronchialkarzinom dienten zur Erstellung der einzelnen und kombinierten Sensitivitäten benigne Lungenerkrankungen (n = 58) als Referenzkollektiv. Beim Vergleich der einzelnen Marker untereinander erwies sich CYFRA 21-1 mit 61% richtigen Testergebnissen als führender Parameter beim Bronchialkarzinom ungeachtet der Histologie. Insbesondere bei den nichtkleinzelligen Bronchialkarzinomen wie den Plattenepithelkarzinomen (79%), den Adenokarzinomen (54%) und den großzelligen Karzinomen (65%) erwies sich CYFRA 21-1 als Marker der 1. Wahl. Bei den kleinzelligen Bronchialkarzinomen (SCLC) war erneut die NSE mit 55% Sensitivität der führende Parameter. Unter allen möglichen Kombinationen der Marker untereinander konnte lediglich bei den großzelligen (CYFRA 21-1 + TPA: 77%) sowie bei den kleinzelligen Bronchialkarzinomen (CYFRA 21-1 + NSE: 62%) eine nennenswerte additive Sensitivität erreicht werden.

Beim Harnblasenkarzinom wurden die Sensitivitäten gegenüber benignen urologischen Erkrankungen (n = 73) erhoben. Verglichen mit TPA (27%) und TPS (23%) zeigte CYFRA 21-1 mit 38% die meisten richtig-positiven Testergebnisse (Hasholzner et al. 1993).

Entsprechend unseren Ergebnissen wird deutlich, daß TPA zumindest teilweise die gleiche Substanz wie CYFRA 21-1 detektiert (verglichen mit den

Markern TPS, CEA, SCC und NSE lagen die Empfindlichkeiten relativ hoch, jedoch nicht so hoch wie für CYFRA 21-1), wohingegen TPS einen gänzlich anderen Parameter der klinischen Chemie darstellt (niedrigste Sensitivitäten allgemein) und demnach auch etwas völlig anderes messen muß. Diese klinischen Resultate stimmen mit den kürzlich durchgeführten Untersuchungen über den Nachweis verschiedener Zytokeratinmuster mittels der Immunoassays TPA, TPS, TPA-cyk und CYFRA 21-1 völlig überein (Bodenmüller et al. 1994).

Einführung

In vielen Industrienationen ist das Bronchialkarzinom die häufigste maligne Tumorerkrankung bei Männern und wird aufgrund der veränderten Rauchgewohnheiten auch bei Frauen demnächst eine vergleichbare Inzidenzrate haben.

Bis vor kurzem stand seitens der klinischen Chemie nur für die kleinzelligen Bronchialkarzinome mit Hilfe der neuronspezifischen Enolase (NSE) ein guter Parameter zur Verlaufsbeobachtung und Therapieeffizienzkontrolle zur Verfügung (Akoun et al. 1985; Ebert et al. 1990).

Kürzlich wurde ein neuer Tumormarker zum Nachweis eines serumlöslichen Zytokeratin-19-Fragments beschrieben (Bodenmüller et al. 1992a,b). Zytokeratine und andere Intermediärfilamente wie Vimentin und Desmin sind seit der Einführung monoklonaler Antikörper in der Histopathologie zur Differenzierung und Klassifizierung physiologischer und pathologischer Gewebe weit verbreitet (Debus et al. 1984; Sundström et al. 1989). Die Expression eines einzelnen Zytokeratins oder auch ein bestimmtes Kombinationsmuster mehrerer Zytokeratine ist typisch für ganz bestimmte Gewebe, so z.B. Zytokeratin 7 und 8 auf Epithelien der Trachea und dem Urothel. Im Gegensatz zu den Zytokeratinen selbst sind Fragmente dieser Intermediärfilamente serumlöslich und können demnach auch im Serum nachgewiesen und mit Hilfe monoklonaler Antikörper gemessen werden. Nachdem bekannt ist, daß Zytokeratin 19 reichhaltig im Lungengewebe und hier besonders beim Bronchialkarzinom vorhanden ist (Broers et al. 1987, 1988), wurde von Bodenmüller et al. (1992a, b) mit Hilfe zweier monoklonaler Antikörper der Test CYFRA 21-1 zum Nachweis dieses Zytokeratins im Serum entwickelt.

Nach unseren eigenen Untersuchungen (Stieber et al. 1993a, b) und inzwischen auch den Ergebnissen einer europäischen Multizenterstudie (Ebert et al. 1994) zeigte CYFRA 21-1 ein gutes Spezifitäts-Sensitivitätsprofil beim Bronchialkarzinom und erwies sich als hilfreicher Parameter zur Verlaufsbeobachtung und Therapieeffizienzkontrolle nicht kleinzelliger und hier insbesondere der Plattenepithelkarzinome der Lunge.

Mit TPA und TPS stehen 2 weitere Tumormarker zum Nachweis von Zytokeratinen im Serum zur Verfügung. TPA wurde in der Literatur häufig als nützlicher Parameter beim Harnblasenkarzinom beschrieben (El-Ahmady et al. 1992; Lüthgens 1992; Oremek et al. 1992). In Rahmen der vorliegenden

Untersuchung verglichen wir das Vorkommen von CYFRA 21-1, TPA und TPS bei verschiedenen benignen Erkrankungen sowie ihre Bedeutung beim Bronchialkarzinom und Blasenkarzinom.

Patienten

Als Referenzkollektiv untersuchten wir die Seren von 50 klinisch und klinisch-chemisch unauffälligen Normalpersonen sowie von 273 Patienten mit verschiedenen benignen Erkrankungen. Darunter 58 Patienten mit benignen Lungenerkrankungen (Tuberkulose, Sarkoidose, Aspergillose, Pneumonie, chronisch obstruktive Lungenerkrankungen, Hamartome), 46 mit benignen gastrointestinalen Erkrankungen (Leberzirrhose, Hepatitis, Pankreatitis, primär biliäre Zirrhose, Colitis ulcerosa, M. Crohn), 30 Frauen mit Mastopathie (Mastopathie Stadium I, II, III, Fibroadenome, Galaktörrhöe), 73 Patienten mit benignen urologischen Erkrankungen, 31 Patienten mit chronischer oder akuter Niereninsuffizienz und 30 Patienten mit benignen gynäkologischen Erkrankungen.

Zur Ermittlung der Sensitivitäten untersuchten wir die Seren von 218 Patienten mit histologisch gesichertem Bronchialkarzinom zum Zeitpunkt der Primärdiagnose (62 Kleinzeller, 67 Adenokarzinome, 66 Plattenepithelkarzinome, 17 Großzeller und 6 undifferenzierte Bronchialkarzinome) sowie die Proben von 88 Patienten mit einem Harnblasenkarzinom. Alle Seren von Tumorpatienten wurden im aktiven Krankheitsstadium abgenommen (Primärdiagnose, selten Rezidivierung). Bei der vorliegenden Arbeit handelt es sich um eine retrospektive Studie, die Seren waren bei −70 °C gelagert.

Methoden

Die CYFRA 21-1-Konzentrationen wurden mit einem 2-Schrittsandwichasay (Enzymun-Test, Boehringer Mannheim, BRD) auf dem automatisierten Testsystem ES 700 gemessen. Die TPA-Werte basieren auf einem IRMA von Sangtec medicals (Schweden) und die TPS-Werte auf einem IRMA von Beki Diagnostics (Schweden). Für die CEA- und SCC-Werte benutzten wir Enzymimmunoassays (Abbott, USA) adaptiert auf das automatisierte IMx-Testsystem. Die NSE-Bestimmungen wurden mit einem Radioimmunoassay von Pharmacia (Schweden) durchgeführt.

Ergebnisse

Diagnostische Spezifität

Um für die verschiedenen Tumormarker eine Vergleichbarkeit unter denselben Bedingungen zu ermöglichen, fixierten wir die Cut-off-Werte für jedes der unterschiedlichen Referenzkollektive bei 95% Spezifität (s. auch Richtlinien der Standardisierungskommission für Tumormarker im Rahmen der Hamburger Symposien über Tumormarker; Klapdor 1992). Auf dieser Basis entstanden dann für jeden Marker viele verschiedene Cut-off-Werte (Tabelle 1).

Klinisch und klinisch chemisch unauffällige Normalpersonen zeigten in 95% der Fälle CYFRA 21-1-Werte unter 1,8 ng/ml, TPA-Werte unter 133 U/l und TPS-Werte unter 97 U/l. Bei Patienten mit benignen Lungenerkrankungen änderten sich für CYFRA 21-1 (2,1 ng/ml) und für TPA (131 U/l) die Werte nur geringfügig jedoch in einem größeren Umfang für TPS (237 U/l).

Tabelle 1. Cut-off-Werte von CYFRA 21-1, TPA und TPS bei einer Spezifität von 95% gegenüber gesunden Personen und verschiedenen Kollektiven von Patienten mit benignen Erkrankungen

Patienten		*Gesunde*	*Benigne Erkrankungen*					
			Lunge	*gastro-intestinal*	*gynäko-logisch*	*urologisch*	*Nieren-insuffizienz*	*Brust*
Marker		*n* = 50	*n* = 58	*n* = 46	*n* = 30	*n* = 73	*n* = 31	*n* = 35
CYFRA 21-1	ng/ml	1,8	2,1	5,2	3,9	2,6	7,2	1,3
TPA	U/I	133	131	713	195	165	322	243
TPS	U/I	97	237	2021	214	144	404	226

Bei benignen gastrointestinalen Erkrankungen waren zur Erreichung einer 95%igen Spezifität höhere Cut-off-Werte nötig: CYFRA 21-1: 5,2 ng/ml, TPA: 713 U/l; TPS: 2021 U/l.

Benigne gynäkologische Erkrankungen zeigten in 95 % der Fälle Tumormarkerkonzentrationen unter folgenden Cut-off-Werten: CYFRA 21-1: 3, 9 ng/ml, TPA: 195 U/l, TPS: 214 U/l.

Frauen mit mastopathischen und anderen gutartigen Veränderungen der Brustdrüse zeigten relativ niedrige CYFRA 21-1-Werte (95 % Cut-off 1, 3 ng/ml), für TPA erhielten wir einen Cut-off von 243 U/l und für TPS 226 U/l.

Bei benignen urologischen Erkrankungen ohne nennenswerte Niereninsuffizienz zeigten 95 % der Patienten CYFRA 21-1-Konzentrationen unter 2, 6 ng/ml, TPA-Werte unter 165 U/l und TPS-Werte unter 144 U/l. Bei Patienten mit chronischer oder akuter Niereninsuffizienz (mit oder ohne Dialyse) wurden höhere Cut-off-Werte zur Erlangung einer 95%igen Spezifität notwendig: CYFRA 21-1: 7, 2 ng/ml, TPA: 243 U/l und TPS: 404 U/l.

Diagnostische Sensitivität

Bronchialkarzinom

Zur Ermittlung des klinischen Stellenwerts der Zytokeratinmarker CYFRA 21-1, TPA und TPS gegenüber den "klassischen" Markern beim Bronchialkarzinom CEA, SCC und NSE errechneten wir jeweils die richtig-positiven Testergebnisse auf der Basis einer 95%igen Spezifität gegenüber benignen Lungenerkrankungen als differentialdiagnostisch relevantes Vergleichskollektiv. Von den Patienten mit benignen Lungenerkrankungen zeigten 95 % Werte unter 2,1 ng/ml für CYFRA 21-1, unter 131 U/l für TPA, unter 237 U/l für TPS, unter 7,4 ng/ml für CEA, unter 2,4 ng/ml für SCC und unter 18 ng/ml für NSE.

Unabhängig vom histologischen Typ zeigte CYFRA 21-1 mit 61 % richtig-positiven Testergebnissen eine deutlich höhere Sensitivität beim Bronchialkarzinom als die anderen Marker TPA (51 %), TPS (22 %), CEA (29 %), SCC (18 %) und NSE (19 %) (Tabelle 2, Abb. 1). Diese hohe Sensitivität konnte auch nicht in nennenswertem Umfang durch eine der verschiedenen Markerkombinationen gesteigert werden (Tabelle 3).

Tabelle 2. Sensitivität [%] von CYFRA 21-1, TPA,TPS, CEA, SCC und NSE beim Bronchialkarzinom entsprechend dem histologischen Typ. Die Cut-off-Werte wurden bei 95 % Spezifität gegenüber benignen Lungenerkrankungen fixiert: CYFRA 21-1: 2,1 ng/ml; TPA: 131 U/l; TPS: 237 U/l; CEA: 7,4 ng/ml; SCC 2,4 ng/ml; NSE: 18 ng/ml

Tumor	*Bronchialkarzinom*					
	alle	*NSCLC*	*Platten-epithel-karzinom*	*Adeno-karzinom*	*großzelliges*	*kleinzelliges*
Marker	*n = 218*	*n = 156*	*n = 66*	*n = 67*	*n = 17*	*n = 62*
CYFRA 21-1	61	64	79	54	65	52
TPA	51	50	62	40	41	52
TPS	22	17	18	16	18	32
CEA	29	33	25	41	27	18
SCC	18	19	38	5	1	6
NSE	19	5	5	3	9	55

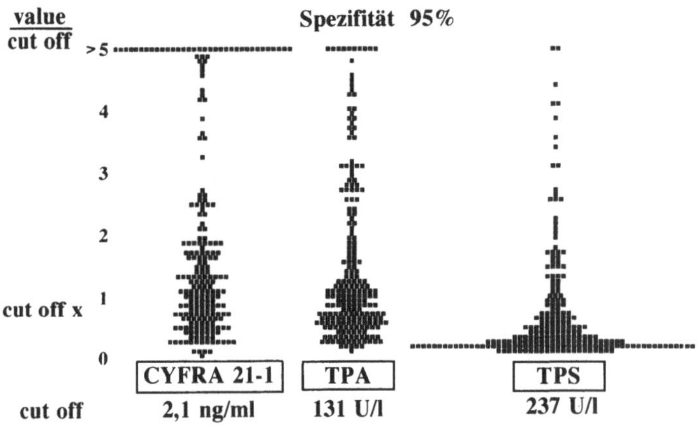

Abb. 1. Verteilung der Werte von CYFRA 21-1, TPA und TPS beim Bronchialkarzinom ungeachtet der Histologie (n = 218). Indem jedes Meßergebnis durch den jeweiligen Cut-off bei 95%iger Spezifität dividiert wurde, ist die Skala für alle 3 Marker normiert und somit die relative Wertlage vergleichbar

Bei Unterteilung der Bronchialkarzinome in den kleinzelligen und nichtkleinzelligen histologischen Typ zeigte sich folgendes Ergebnis:

Beim kleinzelligen Bronchialkarzinom (SCLC) lag die diagnostische Empfindlichkeit von CYFRA 21-1 bei 52 %, die der NSE bei 55 % (TPA 52 %, TPS 32 %, CEA 18 %, SCC 6 %). Durch die kombinierte Bestimmung von CYFRA 21-1 und NSE konnte die Sensitivität auf 62 % gesteigert werden.

Bei den nichtkleinzelligen Bronchialkarzinomen (NSCLC) führte CYFRA 21-1 mit 64 % richtig-positiven Ergebnissen, gefolgt von TPA mit 50 %, CEA mit 33 %, SCC mit 19 % und TPS mit 17 %. Gegenüber der alleinigen Bestimmung von CYFRA 21-1 konnte keine der verschiedenen Kombinationen die Sensitivität steigern.

Tabelle 3. Sensitivität der Kombinationen von CYFRA 21-1, TPA, TPS, CEA, SCC und NSE beim Bronchialkarzinom bei einer Spezifität von 95% gegenüber benignen Lungenerkrankungen. Für die Berechnungen mußten jeweils die beiden Marker eine Spezifität von 95% erfüllen und zumindest einer von beiden ein richtig-positives Testergebnis aufweisen

Turmor	*Bronchialkarzionom*					
	alle	*NSCLC*	*Platten-epithel-karzinom*	*Adeno-karzinom*	*großzelliges*	*kleinzelliges*
Marker	*n = 218*	*n = 156*	*n = 66*	*n = 67*	*n = 17*	*n = 62*
CYFRA 21-1 oder TPS	54	58	71	46	53	47
CYFRA 21-1 oder TPA	63	67	76	55	77	55
CYFRA 21-1 oder CEA	54	58	60	55	52	40
CYFRA 21-1 oder SCC	51	55	67	44	44	35
CYFRA 21-1 oder NSE	56	53	60	45	54	62
TPS oder TPA	31	29	33	22	35	37
TPS oder CEA	39	35	30	38	35	40
TPS oder SCC	30	29	40	19	23	34
TPS oder NSE	28	19	18	18	23	53
TPA oder CEA	56	56	63	53	41	56
TPA oder SCC	60	61	76	49	47	56
TPA oder NSE	55	51	62	42	47	64

Beim Plattenepithelkarzinom der Lunge zeigte wiederum, entsprechend auch den Ergebnissen unserer Pilotstudie (Ebert et al. 1994), CYFRA 21-1 mit 79% seine hohe Empfindlichkeit. TPA erbrachte in 62% der Fälle ein richtig-positives Testergebnis, SCC in 38%, CEA in 25% und TPS in 18%. Dieses gute Spezifitäts-Sensitivitätsprofil von CYFRA 21-1 wird anhand der "receiver operating characteristic curve" (ROC) in Abb. 2 deutlich. Die Anzahl der richtig-positiven Testergebnisse, die durch den kombinierten Einsatz verschiedener Marker erzielt wurden, lagen unter derjenigen, die durch die alleinige CYFRA 21-1-Bestimmung erreicht wurde.

Beim Adenokarzinom der Lunge lag die Sensitivität von CYFRA 21-1 bei 54% (TPA 40%, CEA 41%, TPS 16% and SCC 5%), keine der Kombinationen konnte dieses Ergebnis steigern.

Auch beim großzelligen Bronchialkarzinom erbrachte CYFRA 21-1 mit 65% Sensitivität das beste Ergebnis (TPA 41%, TPS 18%, CEA 27%, SCC 1%).

Harnblasenkarzinom

Bei einer Spezifität von 95% gegenüber benignen urologischen Erkrankungen errechneten wir folgende Cut-offs (Tabelle 1): 2,6 ng/ml für CYFRA 21-1, 165 U/l für TPA und 144 U/l für TPS. Bei diesen Werten lag dann die allgemeine Sensitivität beim Blasenkarzinom ungeachtet des Tumorstadiums bei 38% für CYFRA 21-1 gegenüber 27% für TPA und 23% für TPS (Tabelle 4). Betrachtet man nur Stadium O und I so lag die Anzahl der richtig-positiven Ergebnisse für CYFRA 21-1 bei 17%, für TPA bei 12% und für TPS bei 14%. Bei den klinisch

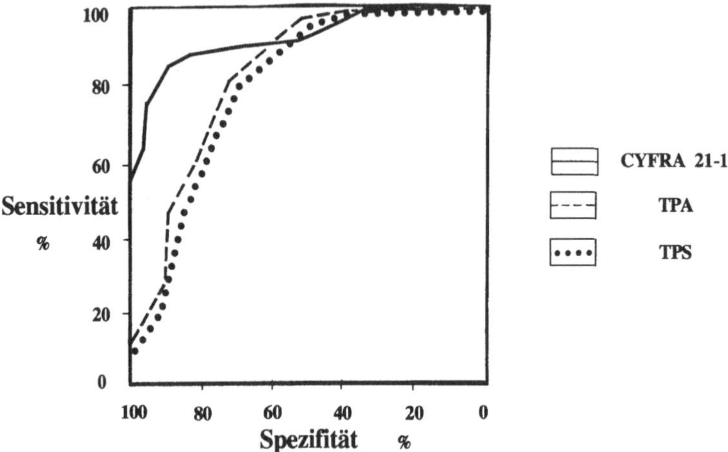

Abb. 2. "Receiver operating characteristic curves" (ROC). Spezifität: benigne Lungenerkrankungen (n = 58), Sensitivität: Plattenepithelkarzinome der Lunge (n = 66). Je mehr sich die Kurven der linken oberen Ecke des Quadrats annähern, um so besser ist das Diskriminanzvermögen zwischen benigner und maligner Lungenerkrankung

Tabelle 4. Einzelsensitivitäten und Kombinationen (%) von CYFRA 21-1, TPA und TPS beim Blasenkarzinom (n = 88) bei einer 95%igen Spezifität gegenüber benigenen urologischen Erkrankungen (n = 73)

Tumor Marker	*Cut-off-Spezifität 95%*	*Alle n = 88*	*Oberflächlich n = 42*	*Muskelinvasiv n = 46*	*Tumorstadium 0 n = 24*	*I n = 18*	*II n = 14*	*III n = 9*	*IV n = 22*
CYFRA 21-1	2,6 ng/ml	38	17	56	4	33	36	44	73
TPA	165 U/I	27	12	42	8	17	21	22	64
TPS	144 U/I	23	14	31	13	17	7	44	41
CYFRA oder TPA	2,8/216	32	10	51	0	22	36	44	64
CYFRA oder TPS	3,3/144	35	17	53	13	22	29	44	73
TPA oder TPS	165/207	32	17	48	13	22	21	33	68

relevanteren Stadien der muskelinvasiven Blasenkarzinome (Stadium II, III und IV) wird die Überlegenheit von CYFRA 21-1 mit 56 % Sensitivität gegenüber TPA mit 42 % und TPS mit 31 % deutlicher. Darüber hinaus zeigt CYFRA 21-1 eine deutliche Stadienabhängigkeit (Tabelle 4), indem die Sensitivität von 4 % im Stadium O auf 73 % im Stadium IV ansteigt. In Tabelle 4 kommt ebenfalls zur Darstellung, daß keine der möglichen Kombinationen eine Steigerung des Spezifitäts-Sensitiväsprofils erbringen konnte.

Diskussion

Zytokeratine sind – wie alle anderen derzeit verfügbaren tumorassoziierten Antigene auch – nicht tumorspezifisch und wie die meisten anderen Tumormarker (mit Ausnahme des PSA und des hTG) auch nicht organspezifisch. Demzufolge können Zytokeratine in unterschiedlichem Ausmaß von den verschiedensten Geweben exprimiert werden, so daß wir zunächst die "Expression" von CYFRA 21-1, TPA und TPS bei verschiedenen gutartigen Krankheitsbildern untersuchten. Nachdem wir generell die Cut-off-Werte bei einer Spezifität von 95% für jedes einzelne der unterschiedlichen Referenzkollektive fixierten, erhielten wir teilweise sehr viel höhere Grenzwerte, als sie in der täglichen Labordiagnostik oder aber auch in den meisten wissenschaftlichen Arbeiten benutzt werden (Tabelle 1). Dieser Tatbestand hat natürlich eine deutlich geringere Anzahl an richtig-positiven Testergebnissen bei den untersuchten Karzinomkollektiven zur Folge. Gemessen an den Grenzwerten die wir für die gesunden Kontrollpersonen erhielten änderten sich die Cut-off-Werte für eine 95%ige Spezifität gegenüber den benignen Lungenerkrankungen nur wenig für CYFRA 21-1 (2,1 ng/ml) und TPA (131 U/l), mehr jedoch für TPS (237 U/l).

Bei benignen gynäkologischen Erkrankungen lagen die Cut-off-Werte für alle 3 Zytokeratinmarker etwa 3fach höher als bei Normalpersonen. Bei Patientinnen mit mastopathischen Veränderungen der Brustdrüse lagen die CYFRA 21-1-Werte sehr niedrig (Cut-off: 1,3 ng/ml), wohingegen TPA und TPS höhere Konzentrationen zeigten (TPA: 243 U/l, TPS: 226 U/l). Benigne urologische Erkrankungen beeinflußten die 3 Parameter nur unwesentlich, wohingegen Niereninsuffizienz mit einem klaren Anstieg von CYFRA 21-1 (Cut-off: 7,2 ng/ml) TPA (Cut-off: 243 U/l) und TPS (Cut-off: 404 U/l) verbunden war, vermutlich aufgrund der Tatsache, daß Zytokeratinfragmente auf dem renalen Wege ausgeschieden werden und so bei Niereninsuffizienz kumulieren. Der stärkste Einfluß jedoch, insbesondere auf TPA und TPS, durch gutartige Erkrankungen zeigte sich bei benignen gastrointestinalen Erkrankungen: TPA (Cut-off:

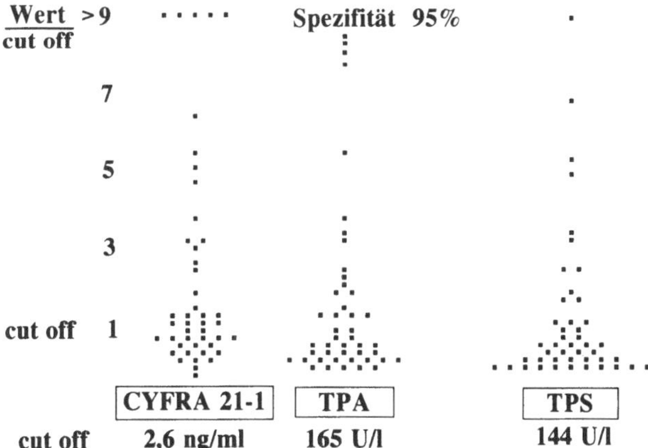

Abb. 3. Verteilung der Werte von CYFRA 21-1, TPA und TPS beim muskelinvasiven Harnblasenkarzinom (n = 55). Indem jedes Meßergebnis durch den jeweiligen Cut-off bei 95%iger Spezifität gegenüber benignen urologischen Erkrankungen dividiert wurde, ist die Skala für alle 3 Marker normiert

713 U/l), TPS (Cut-off: 2021 U/l), CYFRA 21-1 leicht erhöht mit einem Cut-off von 5,2 ng/ml.

Beim Bronchialkarzinom wurde die NSE mit einer Sensitivität von 55 % als Marker der 1. Wahl beim kleinzelligen Bronchialkarzinom (SCLC) bestätigt (CYFRA 21-1: 52 %, TPA: 52 %, TPS: 32 %, CEA: 18 %, SCC: 6 %).

Beim nichtkleinzelligen Bronchialkarzinom (NSCLC) zeigte CYFRA 21-1 mit 64 % Sensitivität ein besseres Diskriminanzvermögen zwischen benignen Lungenerkrankungen und Bronchialkarzinom als TPA (50 %), TPS (17 %), CEA (33 %) und SCC (19 %).

Auch beim Adenokarzinom der Lunge zeigt CYFRA 21-1 mit 54 % richtig-positiven Testergebnissen die höchste Sensitivität, gefolgt von TPA (40 %) und CEA (41 %). TPS (16 %) und SCC (5 %) erbrachten eine äußerst niedrige Zahl an richtigen Ergebnissen.

Mit 65%iger Empfindlichkeit führt CYFRA 21-1 auch bei den großzelligen Bronchialkarzinomen (TPA: 41 %, CEA: 27 %, TPS 18 %). Im Falle einer kombinierten Bestimmung von CYFRA 21-1 und TPA kann die Empfindlichkeit auf 77 % gesteigert werden. Am deutlichsten zeigt sich der Vorteil von CYFRA 21-1 mit 79 % Sensitivität beim Plattenepithelkarzinom der Lunge (TPA: 62 %, CEA: 25 %, SCC: 38 %, TPS: 18 %). Keine der möglichen Kombinationen vermochte dieses gute Ergebnis zu steigern (Tabelle 3).

Unabhängig vom histologischen Typ erwies sich mit 61 % Sensitivität CYFRA 21-1 als eine Art "Pan-Marker" für das Bronchialkarzinom (TPA: 51 %, CEA: 28 %, TPS: 22 %, SCC: 18 %, NSE: 19 %).

Beim Harnblasenkarzinom zeigen unsere Resultate bei einer 95%igen Spezifität gegenüber benignen urologischen Erkrankungen eine deutlich höhere Sensitivität für CYFRA 21-1 (38 %) im Vergleich zu TPA (27 %) und TPS (23 %), insbesondere in dem Kollektiv der muskelinvasiven Blasenkarzinome (56 % gegenüber 42 % und 31 %). Im Vergleich zu den Ergebnissen aus der Literatur

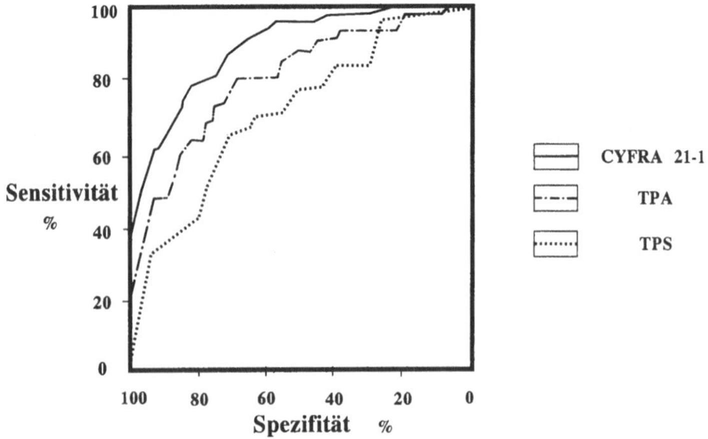

Abb. 4. "Receiver operating characteristic curves" (ROC). Spezifität: benigne urologische Erkrankungen (n = 73), Sensitivität: muskelinvasive Harnblasenkarzinome (n = 55)

(El-Ahmady et al. 1992; Lüthgens 1992; Oremek et al. 1992) erhielten wir eine niedrigere Anzahl an richtig-positiven TPA-Resultaten. Dies beruht zum einen auf der Tatsache, daß wir als Referenzkollektiv stets benigne Erkrankungen wählen, welche differentialdiagnostische Probleme verursachen können und zum anderen, daß wir für die Erstellung der Cut-off-Werte eine 95%ige Spezifität gegenüber diesem Referenzkollektiv fordern. Im Rahmen einer sich anschließenden prospektiven Studie soll nun der Bedeutung von CYFRA 21-1 für die Verlaufsbeobachtung und Therapieeffizienzkontrolle des Blasenkarzinoms im Vergleich zu bildgebenden Verfahren und klinischer Untersuchung nachgegangen werden.

Zusammenfassend geht aus unseren Untersuchungen - speziell zum Thema Bronchialkarzinom - hervor, daß TPA zumindest teilweise die gleiche Substanz wie CYFRA 21-1 nachweist (die Sensitivitäten verglichen mit den Markern TPS, CEA, SCC und NSE waren ziemlich hoch, aber nicht so hoch wie für CYFRA 21-1), wohingegen TPS einen völlig anderen Parameter der klinischen Chemie darstellt (niedrigste Anzahl an richtig positiven Testergebnissen während der ganzen Untersuchung), indem es vermutlich etwas völlig anderes mißt. Diese klinischen Ergebnisse stimmen sehr gut mit kürzlich durchgeführten Untersuchungen zum Vergleich der verschiedenen, in den Testsystemen benutzten Antikörper zum Nachweis von CYFRA 21-1, TPA und TPS überein. Diese Untersuchungen von Bodenmüller et al. (1994) zeigen, daß TPA in erster Linie Zytokeratin 8 und 19 und nur in geringem Umfang Zytokeratin 18 nachweist. Aufgrund dieser Tatsache erreicht TPA nach CYFRA 21-1 relativ hohe Sensitivitäten beim Bronchialkarzinom, wenngleich auch deutlich niedrigere als CYFRA 21-1 (welches nur Zytokeratin 19 detektiert, kein 8 und 18). TPS weist hauptsächlich Zytokeratin 18 nach und nur in sehr geringem Umfang 8 und 19. Dies erklärt die zu vernachlässigenden Ergebnisse von TPS beim Bronchialkarzinom.

Zusammenfassend erwies sich in der vorliegenden Untersuchung CYFRA 21-1 gegenüber TPA und in besonders krassem Gegensatz gegenüber TPS als führender Marker beim Bronchialkarzinom und beim Harnblasenkarzinom.

Literatur

Akoun GM, Scarna HM, Milleron BJ, Benichou MP, Herman DP (1985) Serum neuron-specific enolase. A marker for disease extent and response for therapy for small cell lung cancer. Chest 87: 39

Bodenmüller H, Banauch D, Ofenloch B, Jaworek D, Dessauer A (1992a) Technical evaluation of a new automated tumor marker assay: the Enzymun-Test CYFRA 21-1. In: Klapdor R (ed) Tumor associated antigens, oncogenes, receptors, cytokines in tumor diagnosis and therapy at the beginning of the 90s. Zuckschwerdt, München, pp 137–138

Bodenmüller H, Banauch D, Ofenloch-Hänle B, Jaworek D, Dessauer A (1992b) Technical and clinical evaluation of a new assay for NSCLC, the Enzymun-Test CYFRA 21-1. Proc AACR 33: 203

Bodenmüller H, Donie F, Kaufmann M, Banauch D (1994) The tumor markers TPA, TPS, TPAcyk and CYFRA 21-1 react differently with the keratins 8, 18 and 19. Int J Biol Markers 9, 2: XI–XI

Broers JL, Rot MK, Oostendorp T, Huysmans A, Wagenaar SS, Wiersma-van-Tilburg AJ, Vooijs GP, Ramaekers FC (1987) Immunohistochemical detection of human lung cancer heterogeneity using antibodies to epithelial, neuronal and neuroendocrine antigens. Cancer Res 47 12: 3225–3234

Broers JL, Ramaekers FC, Rot MK, Oostendorp T, Huysmans A, van Muijen GN, Wagenaar SS, Vooijs GP (1988) Cytokeratins in different types of human lung cancer as monitored by chain-specific monoclonal antibodies. Cancer Res 48 11: 3221–3229

Debus E, Moll R, Franke WW, Weber K, Osborn M (1984) Immunohistochemical distinction of human carcinomas by cytokeratin typing with monoclonal antibodies. AMJ Pathol 114 1: 121-130

Ebert W, Hug G, Stabrey A, Bülzebruck H (1990) Neuronspezifische Enolase (NSE) als Marker für das kleinzellige Bronchialkarzinom. Tumordiagn Ther 11: 60–67

Ebert W, Dienemann H, Fateh-Moghadam A, Scheulen M, Konietzko N, Schleich T, Bombardieri E (1994) Cytokeratin 19 fragment CYFRA 21-1 compared with carcinoembryonic antigen, squamous cell carcinoma antigen and neuron specific enolase in lung cancer. Eur J Clin Chem Clin Biochem 32: 189–199

El-Ahmady O, Halim AB, Mansour O, Salman T (1992) The clinical value of tissue polypeptide antigen for cancer patients: Egyptian experiences. In: Klapdor R (ed) Tumor associated antigens, oncogenes, receptors, cytokines in tumor diagnosis and therapy at the beginning of the nineties. Zuckschwerdt, München, pp 162–168

Hasholzner U, Schambeck C, Fabricius PG, Stieber P, Hofmann K, Jansen HM, Schmeller N, Fateh-Moghadam A (1993) Die klinische Relevanz des neuen Tumormarkers CYFRA 21-1 bei Blasenkarzinomen im Vergleich zu TPA und TPS. Lab Med 17: 324–327

Klapdor R (1992) Arbeitsgruppe Qualitätskontrolle und Standardisierung von Tumormarkertests im Rahmen der Hamburger Symposien über Tumormarker. Tumordiagn Ther 5: XIX–XXII

Lüthgens M (1992) TPA. In: Thomas L (Hrsg) Labor and Diagnose. Medizinische Verlagsgesellschaft, Marburg, pp 1142–1146

Oremek GM, Seiffert UB, Boeckmann W (1992) Value of tissue polypeptide antigen (TPA/TPS) in urological tumors. In: Klapdor R (ed) Tumor associated antigens, oncogenes, receptors, cytokines in tumor diagnosis and therapy at the beginning of the 90s. Zuckschwerdt, München, pp 160–161

Stieber P, Hasholzner U, Bodenmüller H, Nagel D, Sunder-Plassmann L, Dienemann H, Meier W, Fateh-Moghadam A (1993a) CYFRA 21-1: A new tumor marker in lung cancer. Cancer 72/3: 707–713

Stieber P, Dienemann H, Hasholzner U, Müller C, Poley S, Hofmann K, Fateh-Moghadam A (1993b) Comparison of cytokeratinfragment 19 (CYFRA 21-1), tissue polypeptide antigen (TPA) and tissue polypeptide specific antigen (TPS) as tumour markers in lung cancer. Eur J Clin Chem Clin Biochem 31: 689–694

Sundström BE, Natrath WBJ, Stigbrand T (1989) Diversity in immunoreactivity of tumor derived cytokeratin monoclonal antibodies. J Histochem Cytochem 37: 1848–1854

CYFRA 21-1 beim Bronchialkarzinom: Ergebnisse einer prospektiven Multicenterstudie

W. EBERT und P. DRINGS

Zusammenfassung. In einer prospektiven Multicenterstudie wurde bei 244 Patienten mit Bronchialkarzinom die diagnostische Bedeutung des neuen Tumormarkers CYFRA im Vergleich mit den etablierten Markern CEA, SCC und NSE untersucht. Erhöhte CYFRA-Spiegel (> 3,3 ng/ml) wurden bei 46% der Tumorpatienten gemessen (CEA: 32% > 7,8 ng/ml, SCC: 25% > 1,9 ng/ml, NSE: 28% > 13,7 ng/ml). Die höchste Positivitätsrate von CYFRA fand sich mit 58% beim Plattenepithelkarzinom während das Adenokarzinom von CEA (44%) geringfügig besser als von CYFRA (42%) angezeigt wurde. NSE war bei 77% der Patienten mit SCLC erhöht. Die Schwellenwerte zur Berechnung der Tumorsensitivität der Markertests basieren auf der 95%igen Spezifitätsrate eines Kollektivs von Patienten mit benignen Lungenerkrankungen (n = 526). Innerhalb dieser Gruppe variiert die Spezifität des CYFRA-Tests von 87% (akut-endzündliche Erkrankungen) bis 98% (Asthma bronchiale). In einer Gruppe von 562 klinisch gesunden Individuen erwies sich die CYFRA-Konzentration als unabhängig von Alter, Geschlecht und Rauchgewohnheiten. Aufgrund der geringen Sensitivität im Stadium TNM I (23%) eignet sich CYFRA nicht zur Frühdiagnostik. CYFRA kann auch nicht zur Unterscheidung potentiell operabler (TNM I–IIIa) von inoperablen (TNM IIIb–IV) NSCLC-Patienten herangezogen werden, da sich die CYFRA-Spiegel der beiden Gruppen trotz statistisch signifikanten Unterschieds ($p < 0,01$) zu stark überlappen. In einer Subpopulation von 108 Patienten mit NSCLC (Thoraxklinik Heidelberg-Rohrbach) wurde die prognostische Bedeutung prätherapeutisch gemessener CYFRA-Spiegel für die Gesamtüberlebenszeit untersucht. Patienten mit CYFRA-Spiegeln > 3,3 ng/ml lebten signifikant kürzer ($p = 0,0035$, Median: 204 Tage) als solche mit CYFRA-Werten ≤ 3,3 ng/ml (Median: 440 Tage). In der Multivarianzanalyse (Cox-Modell) erwies sich CYFRA zudem als ein von den Variablen Histologie und Tumorausdehnung (TNM) prognostisch unabhängiger Faktor. Die Eignung serieller CYFRA-Bestimmungen zur Verlaufskontrolle während der Chemotherapie bzw. in der postoperativen Nachsorge wurde bei 72 Patienten überprüft. Im Verlauf boten 57 der 72 Patienten eine mit bildgebenden Verfahren objektivierte Tumorprogression. Bei 32% der Fälle erfolgte ein Anstieg der CYFRA-Konzentrationen vor und bei 25% parallel zur Verschlechterung des Tumorleidens. Nach den Ergebnissen der vorliegenden Studie liegt die Hauptbedeutung der CYFRA-Bestimmungen in der prognostischen Abschätzung und in der Verlaufskontrolle der Patienten mit NSCLC.

Einleitung

Die Diagnostik des Bronchialkarzinoms erfordert in der Regel ein umfangreiches Untersuchungsprogramm, bei dem bildgebende Verfahren und invasive Techniken zur Gewebegewinnung eine führende Rolle spielen. Als zusätzliches diagnostisches Hilfsmittel gewinnt in jüngster Zeit die Bestimmung von Tumormarkern im Serum oder anderen Körperflüssigkeiten aufgrund der einfachen und den Patienten wenig belastenden Durchführbarkeit zunehmend an Bedeutung.

Ausschlaggebend für die diagnostische Effizienz dieser tumorassoziierten Substanzen sind Sensitivität (Prozentsatz richtig-positiver Resultate bei Tumorpatienten) und Spezifität (Prozentsatz richtig-negativer Resultate bei Nichttumorpatienten) der Markertests. Beide Größen hängen von der Lage des Schwellenwerts zur Diskriminierung zwischen malignen und benignen Erkankungen ab. Sämtliche bisher bekannten Tumormarker sind für das Screening und damit zur Vorsorge asymptomatischer Individuen infolge mangelnder Spezifität der Markertests und der niedrigen Prävalenz des Bronchialkarzinoms in der Gesamtbevölkerung (ca. 0,05%) ungeeignet. Tumormarker dürfen deshalb zur Diagnostik des Bronchialkarzinoms nur bei Patienten nach Symptommanifestation in Verbindung mit bildgebenden Verfahren eingesetzt werden. Ihr potentielles Aufgabengebiet umfaßt die Differenzierung der verschiedenen histologischen Typen, besonders die Unterscheidung zwischen nichtkleinzelligen (NLCLC)[1] und kleinzelligen (SCLC)[2] Bronchialkarzinomen, die Stadieneinteilung, die Prognose und die Verlaufskontrolle unter Therapie.

In mehreren Studien wurde der klinische Nutzen von CEA[3] (Concannon et al. 1978; Goslin et al. 1981; Leichtweis u. Ebert 1992; Sculier et al. 1987; Vincent et al. 1979), SCC[4] (Body et al. 1990; Ebert et al. 1988, 1992), NSE[5] (Akoun et al. 1985; Bergmann et al. 1992; Cooper et al. 1985; Ebert et al. 1989) sowie TPA[6] und TPS[7] (Buccheri u. Ferrigno 1992, Buccheri et al. 1987; Oehr et al. 1992) bereits ausführlich untersucht.

Kürzlich wurde von Boehringer Mannheim CYFRA[8] als neuer Tumormarker für das Bronchialkarzinom eingeführt (Bodenmüller et al. 1992). CYFRA ist ein Fragment des Zytokeratins 19, welches als Bestandteil des Zytoskeletts epithelialer Zellen in überexprimierter Form in Tumoren epithelialen Ursprungs nachgewiesen werden konnte (Blobel et al. 1984; Broers et al. 1988; Cooper et al. 1985; Moll et al. 1982, 1983).

[1] NSCLC: 'non small lung cancer', nichtkleinzelliges Bronchialkarzinom
[2] SCLC: 'small cell lung cancer', kleinzelliges Bronchialkarzinom
[3] CEA: karzinoembryonales Antigen
[4] SCC: 'squamous cell carcinoma antigen'
[5] NSE: neuronspezifische Enolase
[6] TPA: 'tissue polypeptide antigen'
[7] TPS: 'tissue polypeptide specific antigen'
[8] CYFRA: Zytokeratin 19-Fragment

Die vorliegende Arbeit beschreibt die Ergebnisse einer internationalen Multicenterstudie, in der der Stellenwert von CYFRA im Vergleich mit den etablierten Parametern CEA, SCC und NSE als Marker für das Bronchialkarzinom prospektiv untersucht wurde.

Material und Methoden

Serumproben wurden prätherapeutisch von 244 Patienten mit Bronchialkarzinom (Durchschnittsalter: 59,7, Bereich: 24–80 Jahre) folgender Kliniken gewonnen: Klinikum Großhadern, Universität München, Thoraxklinik Heidelberg-Rohrbach, Tumorzentrum, Universität Essen, Ruhrlandklinik Essen, Klinikum Nürnberg und Istituto Nazionale Tumori Milano. Bei 81 Patienten wurde ein Plattenepithelkarzinom (Durchschnittsalter: 61,1, Bereich: 32–78 Jahre), bei 63 Patienten ein Adenokarzinom (Durchschnittsalter: 60,0, Bereich: 31–77 Jahre), bei 33 Patienten ein NSCLC anderer Histologie (Durchschnittsalter: 57,1, Bereich: 24–80 Jahre) und bei 55 Patienten ein SCLC (Durchschnittsalter: 58,2, Bereich: 41–72 Jahre) diagnostiziert. Bei 12 Patienten wurde keine Histologie erhalten. Die Referenzgruppe setzte sich aus 526 Patienten mit verschiedenen benignen Lungenerkrankungen zusammen (Durchschnittsalter: 52,1, Bereich: 14–92 Jahre): akut-entzündliche Erkrankungen ($n = 37$), Tuberkulose ($n = 132$), chronisch-obstruktive Atemwegserkrankungen ($n = 171$), Asthma bronchiale ($n = 62$), interstitielle Lungenerkrankungen ($n = 68$), andere benigne Erkrankungen ($n = 50$). Die Kontrollgruppe bestand aus 562 klinisch gesunden Personen (Durchschnittsalter: 38,7, Bereich: 4–87 Jahre).

Das Tumorstadium wurde gemäß der UICC-Klassifizierung (Hermanek u. Sobin 1987) nach Durchlaufen des Diagnoseschemas als cTNM oder postoperativ als pTNM festgelegt. Die histologische Diagnose wurde nach den Richtlinien der WHO (1981) vorgenommen.

CYFRA wurde mit dem Enzymuntest CYFRA 21-1 von Boehringer Mannheim gemessen. Die Bestimmung von CEA erfolgte mit dem CEA IMx-Test von Abbott oder mit dem CEA-EIA von Roche bzw. mit dem CEA-RIA von Sorin. SCC wurde mit dem SCC RIA oder SCC IMx-Test von Abbott quantifiziert. Die NSE-Bestimmung wurde entweder mit dem NSE-RIA von Pharmacia oder dem NSE-RIA von BYK-Gulden durchgeführt.

Statistische Unterschiede zwischen 2 oder mehreren Gruppen wurden mit dem H-Test von Kruskal-Wallis (1952) überprüft. Die Berechnung der Überlebenswahrscheinlichkeit erfolgte nach Kaplan u. Meier (1958). Die Univarianzanalyse zur Überprüfung einer potentiellen Beziehung zwischen der Überlebenswahrscheinlichkeit und den Markerkonzentrationen basierte auf dem Log-rank-Test (Peto u. Peto 1972). Die Mulivarianzanalyse wurde unter Berücksichtigung der Variablen Histologie, TNM-Stadium und CYFRA-Konzentration nach dem Cox-Modell (1972) durchgeführt.

Ergebnisse und Diskussion

Die in den verschiedenen Tumorpopulationen und in der Gruppe der benignen Lungenerkrankungen gemessenen Markerkonzentrationen sind in Tabelle 1 aufgelistet.

Zusätzlich wurden die Serumspiegel von CYFRA in einer Kontrollgruppe von 562 klinisch gesunden Personen ermittelt. Die perzentile Verteilung ergab folgende Werte: 5 %: 0,4 µg/l, 50 %: 0,9 µg/l und 95 %: 1,8 µg/l. In dieser Gruppe wurde der Einfluß von Alter, Geschlecht und Rauchgewohnheiten auf die CYFRA-Konzentrationen untersucht. Es konnte gezeigt werden, daß die CYFRA-Konzentrationen nicht mit dem Alter korrelieren (Spearmans Rank-Korrelationskoeffizient: $r = 0,01$, $p = 0,82$). Es ergaben sich auch keine signifikanten

Tabelle 1. 5 %, 50 % (Median), 95 % Perzentilen der CYFRA-, CEA-, SCC- und NSE-Konzentrationen im Serum von Patienten mit Bronchialkarzinomen verschiedener Histologie sowie Patienten mit benignen Lungenerkrankungen (Referenzgruppe)

	Perzentilen µg/l															
Diagnose	*Anzahl (n)*				*5 %*				*50 %*				*95 %*			
NSCLC	171/	166/	156/	160	0,8/	1,0/	0,2/	5,7	3,4/	3,6/	0,9/	9,5	26,5/	108 /	9,2/	17,8
-Platte	79/	78/	73/	73	0,8/	1,0/	0,3/	6,1	4,4/	3,0/	1,4/	9,5	32,8/	35,3/	14,2/	18,3
-Adeno	62/	59/	57/	58	0,6/	1,0/	0,2/	4,5	2,8/	5,6/	0,7/	8,8	13,3/	248/	9,2/	19,3
-Andere	29/	28/	25/	28	0,6/	0,7/	0,2/	4,8	2,9/	4,1/	0,6/	10,5	13,9/	200 /	3,3/	17,2
SCLC	55/	54/	25/	53	0,3/	0,3/	0,2/	4,7	2,4/	4,6/	1,1/	25,9	20,9/	102/	4,4/	253
Benigne	526/	382/	157/	145	0,3/	0,6/	0,1/	5,7	1,2/	1,7/	0,7/	8,4	3,3/	7,8/	1,9/	13,7

Unterschiede zwischen den Geschlechtern (Männer 1,0 μg/l, Frauen: 0,8 μg/l) sowie zwischen Rauchern (0,9 μg/l) und Nichtrauchern (0,9 μg/l). Bezüglich des Einflusses der Rauchgewohnheiten unterscheidet sich CYFRA damit eindeutig von CEA, von dem bekannt ist, daß Raucher höhere Werte haben als Nichtraucher.

Die Schwellenwerte zur Berechnung der Tumorsensitivitäten wurden im Referenz kollektiv der 526 Patienten mit benignen Lungenerkrankungen ermittelt. Basierend auf der 95%igen Perzentilen der Markerassays in diesem Kollektiv ergab sich für CYFRA 3,3 μg/l, für CEA 7,8 μg/l, für SCC 1,9 μg/l und für NSE 13,7 μg/l.

Da sich diese Gruppe hinsichtlich der Ätiologie der verschiedenen benignen Erkrankungen sehr heterogen präsentierte, wurde für CYFRA die Abhängigkeit der Serumspiegel von den verschiedenen Entitäten untersucht. Die Ergebnisse sind in Abb. 1 wiedergegeben. Ein signifikanter Unterschied konnte zwischen den einzelnen Gruppen nicht gefunden werden. Unter Berücksichtigung des Schwellenwerts von 3,3 μg/l errechneten sich folgende Daten für die Spezifität des CYFRA-Tests: Tuberkulose: 94,7 %, Asthma bronchiale: 96,8 %, chronisch-obstruktive Lungenerkrankungen: 95,9%, interstitielle Lungenerkrankungen: 94,1%, akut-entzündliche Erkankungen: 86,5%, d.h. in der letzten Gruppe wurden in 13,5% der Fälle falsch-positive CYFRA-Spiegel gemessen.

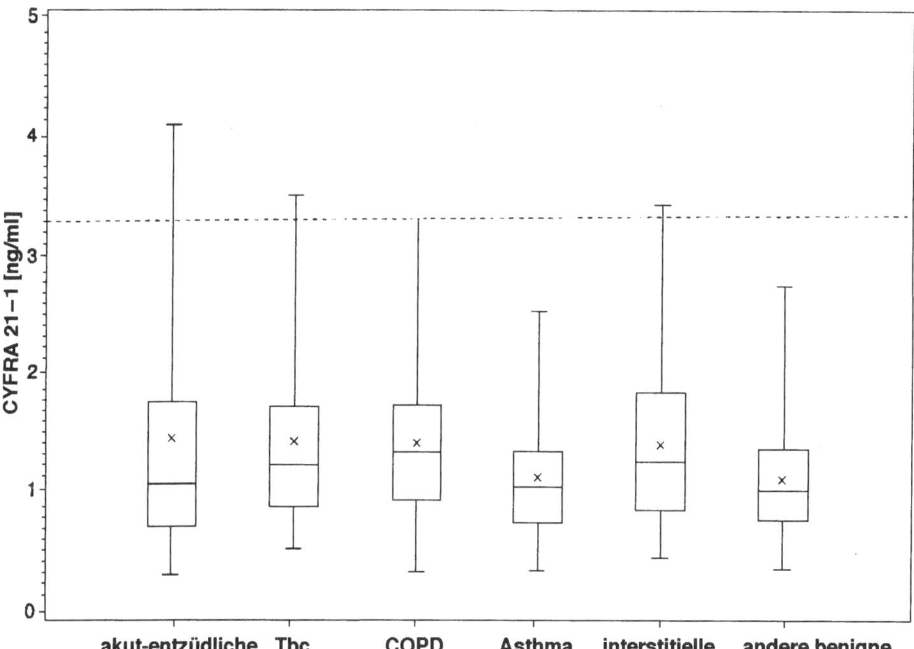

Abb. 1. CYFRA-Konzentrationen bei verschiedenen benignen Lungenerkrankungen. Die Daten sind als Box- und Whisker-Plots mit Medianwert (horizontale Linie), Mittelwert ($\bar{x}$), obere und untere Quartile und Streubereich wiedergegeben. Extremwerte sind separat aufgeführt. Der Schwellenwert von 3,3 μg/l ist als gestrichelte Linie eingezeichnet. *COPD* chronisch-obstruktive Lungenkrankheiten

Das Auftreten erhöhter CYFRA-Spiegel bei benignen Erkrankungen ist nicht auf die Lunge beschränkt. Wie Stieber et al. (1993) zeigen konnten, ist auch bei benignen Erkrankungen des Gastrointestinaltrakts, bei Erkrankungen des gynäkologischen Formenkreises, bei urologischen Erkrankungen sowie bei akuter und chronischer Niereninsuffizienz mit erhöhten CYFRA-Konzentrationen zu rechnen. Diese falsch-positiven Werte müssen bei entsprechenden Begleiterkrankungen mit in das differentialdiagnostischen Kalkül einbezogen werden. Auch von anderen Tumormarkern ist bekannt, daß ihre Spiegel bei benignen Erkrankungen erhöht sein können. Beispielsweise findet man häufig falsch-positive Werte für CEA bei verschiedenen entzündlichen Erkankungen (Touitou u. Bogdan 1988) oder für SCC bei bestimmten Hauterkrankungen wie Psoriasis, atopischer Dermatitis, Pemphigus (Duk et al. 1989) sowie bei Niereninsuffizienz (Filella et al. 1990).

Sämtliche in der Multicenterstudie untersuchten Tumormarker waren bei der Gesamtpopulation der Tumorpatienten gegenüber dem Referenzkollektiv oder der Kontrollgruppe signifikant erhöht ($p < 0{,}001$). Auch innerhalb der Tumorgruppe fanden sich signifikante Unterschiede. Im Vergleich zu den übrigen Histologien waren CYFRA und SCC beim Plattenepithelkarzinom ($p < 0{,}01$), CEA beim Adenokarzinom ($p < 0{,}05$) und NSE bei SCLC ($p < 0{,}001$) signifikant erhöht.

Die Sensitivitätswerte der Markerassays für die Tumorpatienten sind in Abhängigkeit von den Histologien in Abb. 2 dargestellt. Die CYFRA-Bestimmung ergab die höchsten Positivitätsraten für die Gesamtpopulation der Tumorpatienten, für die Gruppe mit NSCLC, für das Plattenepithelkarzinom und für die Gruppe mit anderen NSCLC. CEA war nur bei Adenokarzinom geringfügig besser als CYFRA, während SCLC am besten von NSE erkannt wurde. Die Überlegenheit von CYFRA gegenüber den anderen Markern läßt sich auch aus den Sensitivitäts-Spezifitäts(ROC)-Kurven in Abb. 3 für alle NSCLC und in Abb. 4 für das Plattenepithelkarzinom entnehmen.

Die diagnostische Effizienz von CYFRA ist damit klar besser als diejenige des SCC, welches bislang als sensitivster Marker für das Plattenepithelkarzinom der Lunge angesehen wurde (Body et al. 1990; Ebert et al. 1988, 1992). Für die Diagnostik des Adenokarzinom kann aufgrund unserer Daten die Kombination von CYFRA mit CEA empfohlen werden. Diese Ergebnisse stehen im Einklang mit den Befunden von Stieber et al. (1993), Pujol et al. (1993) und Ebert et al. (1993).

Die CYFRA-Positivitätsraten sind in Abhängigkeit von der Tumorausbreitung bei Patienten mit NSCLC in Abb. 5 dargestellt. Die CYFRA-Konzentrationen zeigen demnach keinen stetigen Anstieg mit zunehmenden Tumorstadium. Die höchste Positivitätsrate wurde überraschenderweise im Stadium TNM II gefunden. Eine plausible Erklärung für diese Beobachtung konnte nicht gefunden werden.

Da die Stadieneinteilung einen wichtigen prognostischen Faktor darstellt und zudem mitbestimmend ist bei der Therapiestrategie, wurde überprüft, ob die CYFRA-Spiegel zur Differenzierung zwischen operablen (TNM I–IIIa) und nicht-operablen (TNM IIIb–IV) Patienten herangezogen werden können. Obwohl ein

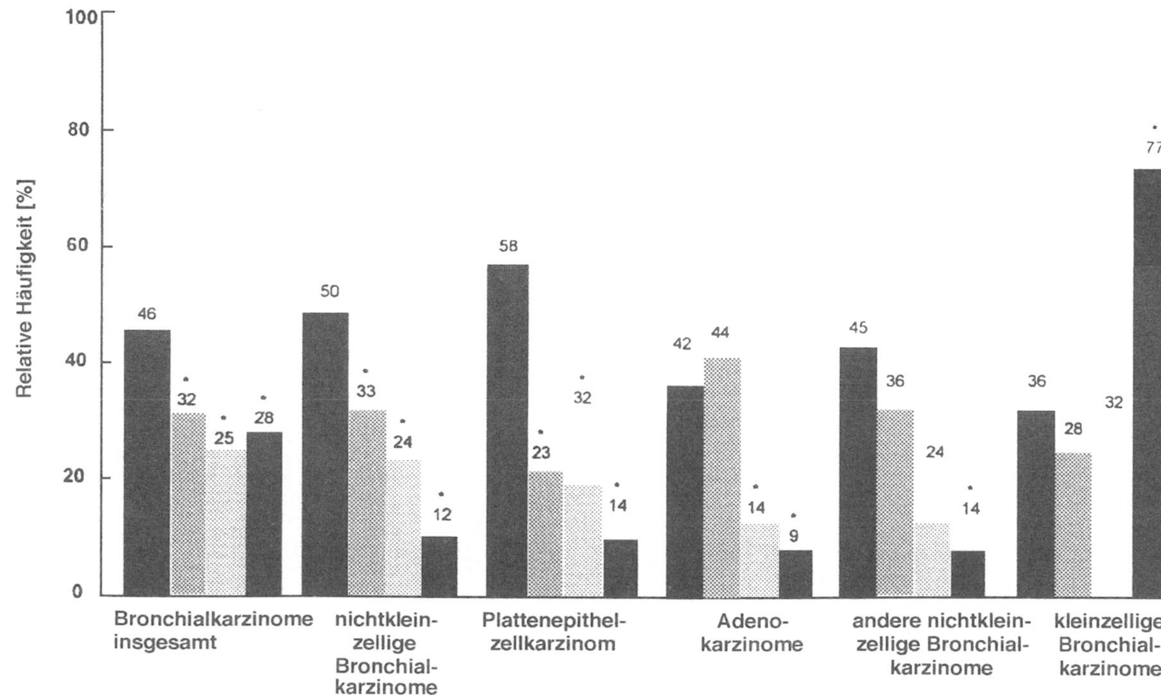

Abb. 2. Erhöhte CYFRA (> 3,3 µ/l), CEA (> 7,8 µg/l), SCC (> 1,9 µg/l) und NSE (< 13,7 µg/l) -Konzentrationen im Serum von Patienten mit Bronchialkarzinomen verschiedener Histologie. Unterschiede zwischen den Sensitivitätswerten der Markertests wurden mit dem Test von Pocock (1983) überprüft. Signifikante Unterschiede zwischen CYFRA und den anderen Markern sind mit einem Stern (*) gekennzeichnet

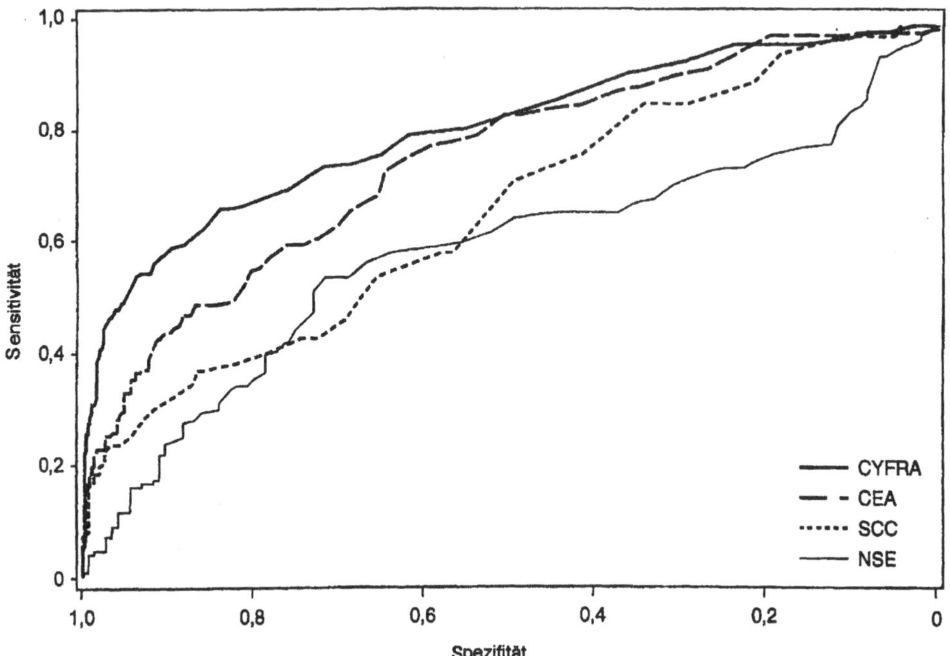

Abb. 3. ROC-Kurven der Markertests in Tumorpatienten mit NSCLC (Sensitivität) in bezug auf Patienten mit benignen Lungenerkrankungen (Spezifität)

statistisch signifikanter Unterschied ($p < 0,05$) zwischen den beiden Gruppen festzustellen war, kommt diesem Befund keine klinische Bedeutung zu, da in einer früheren Studie gezeigt werden konnte, daß bei einem Schwellenwert von 20 ng/ml und einer 95%igen Spezifität für operable Patienten nur 17% als nicht operabel identifiziert werden können (Ebert et al. 1993). Aus Abb. 5 geht auch hervor, daß die CYFRA-Positivitätsrate im Stadium TNMI nur 23% beträgt. Dies bedeutet, daß CYFRA zur Diagnostik des Frühstadiums von NSCLC absolut ungeeignet ist. Gerade hier wäre jedoch die Markerdiagnostik von großem Nutzen, denn solche Patienten würden von einer Operation enorm profitieren. Kürzlich konnten Bülzebruck et al. (1991) anhand von 1086 Patienten mit radikalem chirurgischem Eingriff (Ro, ohne Residualtumor) demonstrieren, daß unabhängig vom histologischen Typ des NSCLC-Patienten im Stadium T1 NO MO eine Fünfjahresüberlebensrate von 73% und solche im Stadium T2 NO MO eine Fünfjahresüberlebensrate von 53% haben.

In einer Population von 108 Patienten mit NSCLC der Thoraxklinik Heidelberg-Rohrbach (Teilkollektiv der Multicenterstudie) wurde die prognostische Bedeutung der Tumormarker untersucht. Im Gegensatz zu SCC und CEA kann prätherapeutisch bestimmtes CYFRA zur Prognoseabschätzung herangezogen werden. Patienten mit CYFRA-Spiegel > 3,3 µg/l lebten signifikant kürzer ($p = 0,035$; Median: 204 Tage) als solche mit CYFRA-Werten ≤ 3,3 µg/l (Median:

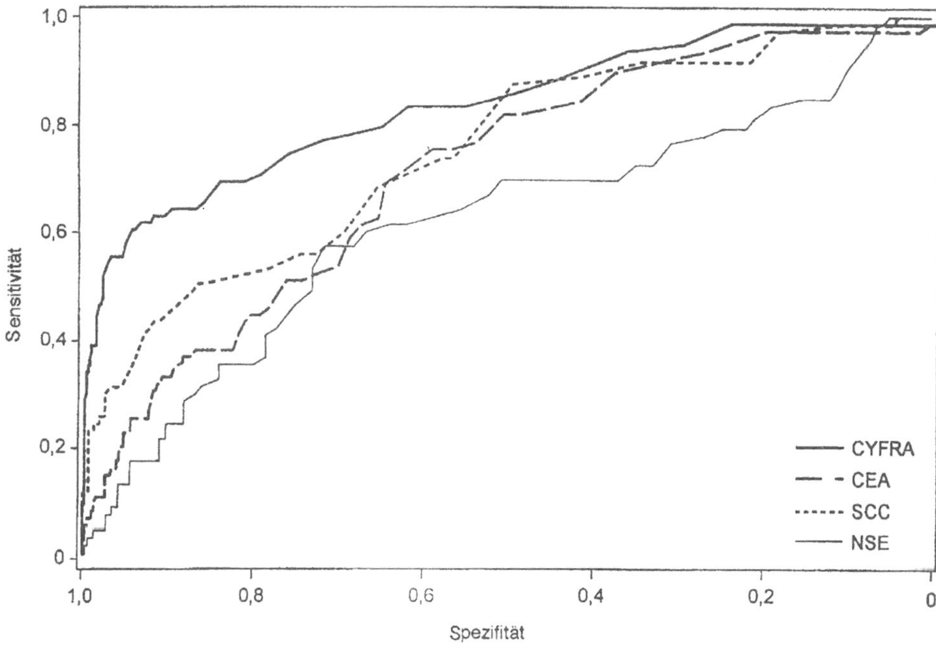

Abb. 4. ROC-Kurven der Markertests in Patienten mit Plattenepithelkarzinom (Sensitivität) in bezug auf Patienten mit benignen Lungenerkrankungen (Spezifität)

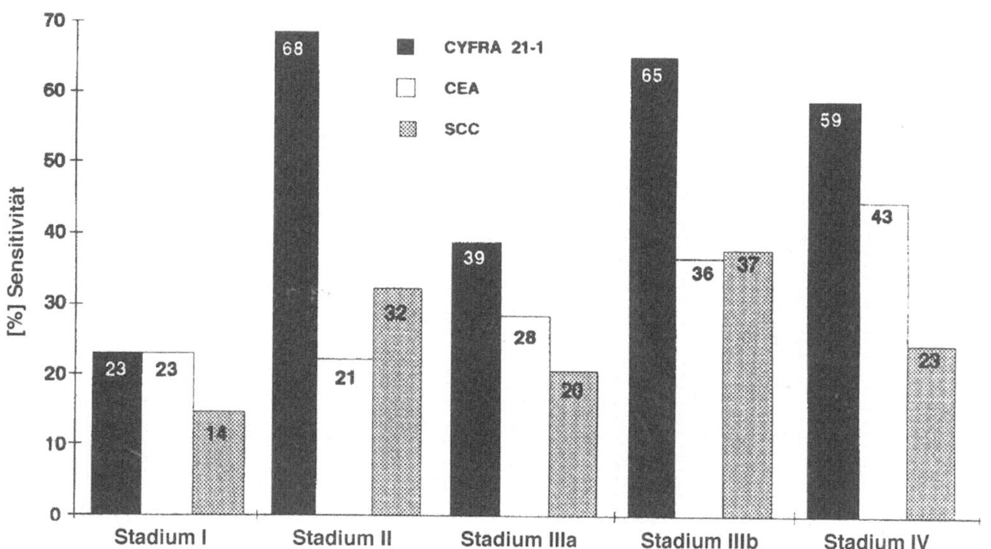

Abb. 5. Erhöhte Markerkonzentrationen bei Patienten mit NSCLC in Abhängigkeit von den TNM-Stadien

440 Tage; Abb. 6). In der Multivarianzanalyse nach dem Cox-Modell erwies sich CYFRA als ein von den Variablen Histologie und Tumorausbreitung unabhängiger prognostischer Faktor. Damit werden frühere Befunde von Pujol et al. (1993) bestätigt, die in ihrer Serie zusätzlich zeigen konnten, daß CYFRA als Prognosekriterium auch unabhängig vom Allgemeinzustand (Karnofsky-Index) ist.

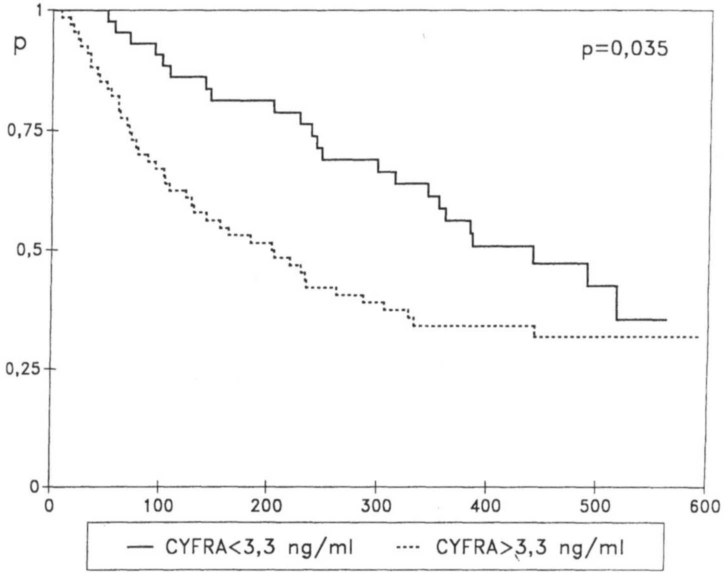

Abb. 6. Überlebenswahrscheinlichkeit von Patienten mit NSCLC in Abhängigkeit von den CYFRA-Konzentrationen

Tabelle 2. Ergebnisse der Multivarianzanalyse nach dem Cox-Modell (1972) in Patienten mit NSCLC. Berücksichtigt wurden die Variablen: Histologie, TNM-Stadium und CYFRA-Konzentration. Die prognostischen Indices (PI) geben das relative Risiko an (Maximalwert: 3,0; n = 108)

PI:	*n*	$\bar{x}$	*s*	*Median*	*Range*
	108	2,133	0,418	2,076	1,506–3,000
		TNM	Squamous	Adeno	Large
CYFRA ≤ 3,3 ng/ml		I–IIIa	1,506	1,762	2,050
		III b	1,607	1,863	-
		IV	1,987	2,234	2,050
CYFRA > 3,3 ng/ml		I–III a	1,975	2,231	2,519
		III b	2,076	2,332	2,620
		IV	2,456	2,712	3,000
			n	Median	
"low risk:"		PI ≤ 2,076	60	575 Tage	
					p < 0,001
"high risk:"		PI > 2,076	48	142 Tage	

Die Ergebnisse dieser Analyse sind in Tabelle 2 zusammengefaßt. Die Schätzung der prognostischen Indizes (PI) als Indikatoren für das relative Risiko ergab niedrige Werte für Patienten mit Plattenepithelkarzinom, TNM-Stadium I–IIIa und CYFRA-Konzentrationen $\leqslant 3,3$ µg/l. Der maximal mögliche PI-Wert (d.h. 3,0) wurde bei Patienten mit großzelligem Karzinom, TNM-Stadium IV und CYFRA-Konzentrationen $> 3,3$ µg/l gefunden. Patienten mit PI-Werten $> 2,076$ hatten zudem eine signifikant kürzere Überlebenswahrscheinlichkeit (Median: 142 Tage) als solche mit PI-Werten $\leqslant 2,076$ (Median: 575 Tag, Log-rank-Test: $< 0,001$ Abb. 7).

Es besteht allgemeiner Konsens, daß die Hauptbedeutung der Tumormarkeranalytik in der Verlaufskontrolle der Patienten unter Therapie liegt. So konnte im perioperativen Verlauf von 90 Patienten mit NSCLC gezeigt werden, daß präoperativ erhöhte CYFRA-Konzentrationen innerhalb eines Tages nach Tumorresektion signifikant abfielen ($p < 0,001$). Obwohl bei Markerabfall mit hoher Wahrscheinlichkeit von einer radikalen Tumorentfernung ausgegangen werden kann, ist jedoch eine residuale Tumormasse ohne Markerproduktion nicht mit letzter Sicherheit auszuschließen. Zu beachten ist ferner, daß die Markerfreisetzung aus mikroskopischen Tumorresten (R 1) wohl nicht für eine erhöhte Markerkonzentration im Serum ausrcichen wird.

Sequentielle Tumormarkerbestimmungen können bei Chemo- und Radiotherapie zur Beurteilung des Therpieerfolgs herangezogen werden.

Abbildung 8 zeigt das Therapiemonitoring eines Patienten mit inoperablem Plattenepithelkarzinom. Der Patient erhielt eine neoadjuvante Chemotherapie,

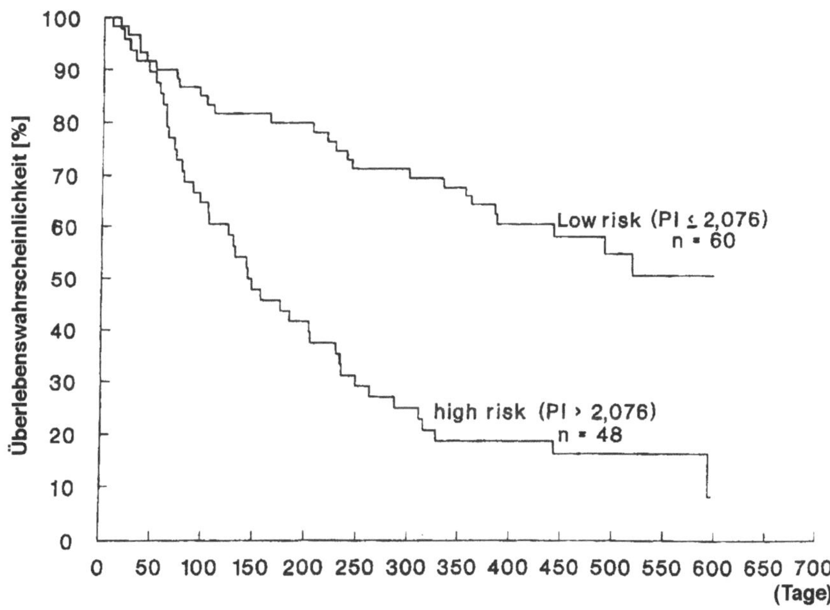

Abb. 7. Überlebenswahrscheinlichkeit von Patienten mit NSCLC (n = 108) in Abhängigkeit von prognostischen Indices (PI), die nach dem Cox-Modell (1972) ermittelt wurden. Für die Multivarianzanalyse wurden dic Variablen: Histologie (Plattenepithel- vs Adeno- vs großzelliges Karzinom), TNM-Stadien (I–IIIa vs IIIb vs IV) und CYFRA-Spiegel ($\leqslant 3,3$ ng/ml vs $> 3,3$ ng/ml) berücksichtigt

um eine Resektabilität der Tumormasse zu erreichen. Die Verlaufskinetik der Tumormarker korreliert mit dem Therapieerfolg und zeigt die erzielte Remission an. Allerdings fielen Tumormarker trotz partieller Remission bis in den Normbereich ab, d.h. die Marker können nicht zwischen partieller und kompletter Remission unterscheiden. Dieses Markerverhalten, das schon früher bei NSE in der Verlaufskontrolle von Patienten mit SCLC beobachtet wurde (Ebert et al. 1989), ist als entscheidender Nachteil zu werten, denn Tumormarker ersetzen damit nicht die klinisch-morphologische Verlaufsbeurteilung ("restaging").

Die regelmäßige Bestimmung der Serumkonzentrationen von Tumormarkern in der Nachsorge kann der frühzeitigen Erkennung einer Tumorprogression oder eines Rezidivs dienen. Für jeden Patienten ist dabei eine individuelle Basis der Serumkonzentrationen zu ermitteln, von der aus ein klinisch relevanter Anstieg der Konzentrationen zu beurteilen ist.

Im Rahmen der Multicenterstudie wurden bei 72 Patienten Markerverläufe registriert. Die Ergebnisse sind in Abb. 9 dargestellt.[9] In 32% der Fälle erfolgte

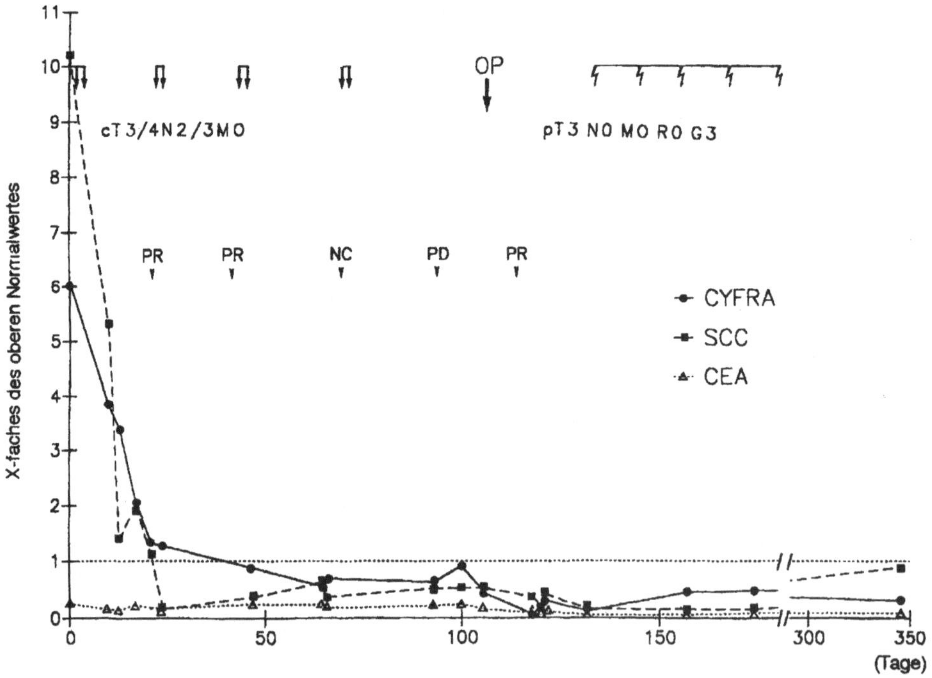

Abb. 8. Serielle Markerbestimmungen bei einem Patienten (männlich, 53 Jahre) mit primär inoperablem Plattenepithelkarzinom. Der Patient erhielt zur Reduktion der Tumormasse eine neoadjuvante Chemotherapie. Der Residualtumor wurde reseziert. *PR* partielle Remission, *NC* keine Änderung genenüber dem Vorbefund, *PD* Tumorprogression

[9] 57 der 72 Patienten zeigten während des Verlaufs eine mit bildgebenden Verfahren festgestellte Tumorprogression.

ein Anstieg der CYFRA-Konzentrationen vor und in 25% der Fälle parallel mit der Verschlechterung des Tumorleidens. Allerdings fand sich auch bei 15 Patienten ein Anstieg der CYFRA-Spiegel ohne entsprechendes morphologisches Korrelat zum Zeitpunkt der letzten Beobachtung. Dieser Befund würde einem falsch-positiven Markeranstieg entsprechen. Es kann in diesen Fällen jedoch nicht ausgeschlossen werden, daß dieser Markeranstieg mit einer entsprechend langen Vorwarnzeit ("lead time") erfolgte. Die weitere Entwicklung ist abzuwarten.

Abbildung 10 zeigt als Beispiel den Markerverlauf einer Patientin mit inoperablem Adenokarzinom unter Chemo- und Radiotherapie. Trotz partieller Remission stiegen die CYFRA-Spiegel bereits 60 Tage vor dem klinischen Nachweis einer Progression an. Die CEA-Werte fielen dagegen kontinuierlich ab und zeigen damit eine chemo- und radiosensitive Subpopulation des Adenokarzinoms an.

Der Wert der Tumormarker für die Früherkennung der Tumorprogression bzw. von Rezidiven beim Bronchialkarzinom konnte bereits in früheren Studien eindrucksvoll demonstriert werden. So stieg die in der Remissionsphase normwertige NSE in 40/42 (95%) der Fälle mit Tumorprogression bei SCLC mit einer Vorwarnzeit von 35 ± 8 Tagen an (Ebert et al. 1989).

In einer weiteren Studie wurde bei 29 Patienten mit Plattenepithelkarzinom SCC als Marker für die Rezidivdiagnostik in der Nachsorge eingesetzt. Dabei stieg SCC bei 77,3% der Patienten bereits 55 ± 22 Tage vor klinischer Manifestation des Rezidivs wieder an. Falsch-positive SCC-Anstiege wurden nicht beobachtet (Ebert et al. 1988).

Der klinische Wert dieser Vorwarnzeit wird jedoch unterschiedlich beurteilt, weil es den Onkologen vor die Wahl stellt, bei einem Patienten in Remission

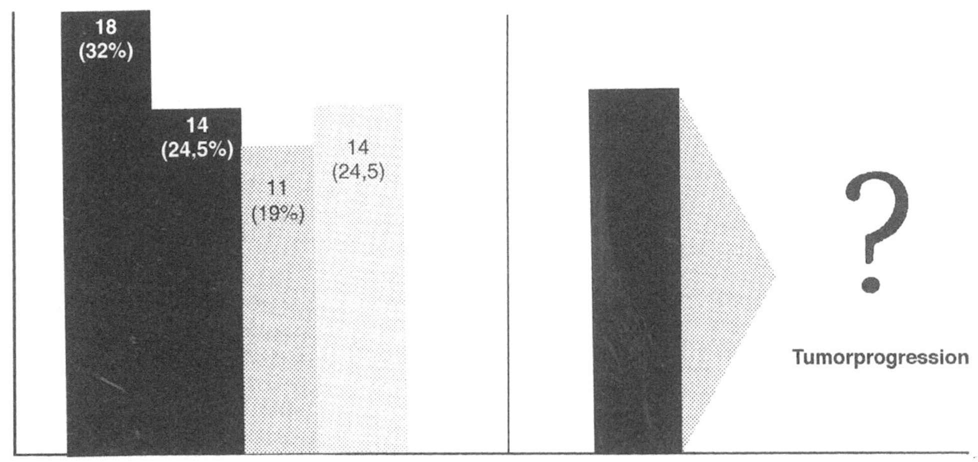

Abb. 9. Korrelation seriell bestimmter CYFRA-Konzentration mit dem klinischen Status bei 72 Patienten

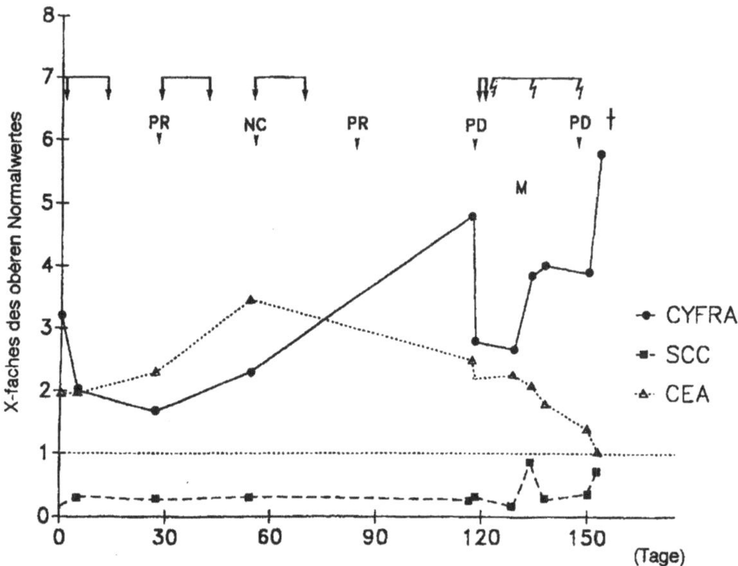

Abb. 10. Markerverlauf bei einer Patientin (weiblich, 57 Jahre) mit inoperablem Adenokarzinom (T4, N3, M1) unter Chemo- und Radiotherapie. *PR* partielle Remission, *NC* keine Änderung gegenüber dem Vorbefund, *PD* Tumorprogression, *M* Fernmetastasen

eine therapeutische Entscheidung treffen zu müssen, wobei eine chirurgische Intervention ohne morphologisches Korrelat a priori ausgeschlossen ist.

Wenn jedoch ein kuratives Behandlungskonzept verfolgt wird oder von einer frühzeiten Rezidivtherapie im Vergleich zur später einsetzenden Behandlung zumindest eine Lebensverlängerung zu erwarten ist, rechtfertigen stetig ansteigende Markerwerte zur Sicherung der Tumorprogression eingreifende diagnostische Maßnahmen. Auch bei palliativem Behandlungskonzept lassen sich weiterführende Schritte begründen, um drohende Komplikationen nach Möglichkeit frühzeitig zu erkennen.

Literatur

Akoun GM, Scarna HM, Milleron BJ, Benichou MP, Herman DP (1985) Serum neuronspecific enolase. A marker for disease extent and response to therapy for small cell lung cancer. Chest 87: 39–43

Bergman B, Brezicka F, Engström C (1992) Clinical utility of serum assays of neuronspecific enolase, carcinoembryonic antigen and CA-50 antigen in the diagnostic evaluation of lung cancer patients. Eur J Cancer 198–202

Blobel GA, Moll R, Franke WW, Vogt-Moykopf I (1984) Cytokeratins in normal and lung carcinomas. I. Adenocarcinomas, squamous cell carcinomas and cultured cell lines. Virchows Arch [B] 45: 407–429

Bodenmüller H, Banauch D, Ofenloch B, Jaworek D, Dessauer A (1992) Technical evaluation of a new automated tumor marker assay: The Enzymun-test CYFRA 21-1. In: Klapdor R (ed) Tumor associated antigens, oncogenes, receptors, cytokines in tumor diagnosis and therapy at the beginning of the nineties. Cancer of the breast-state and trends in diagnosis and therapy. Zuckschwerdt, München Bern Wien, pp 137–138

Body JJ, Sculier JP, Raymakers N, Paesmans H, Ravez P, Libert P, Richez M, Dabouis G, Lacroix H, Bureau G (1990) Evaluation of squamous cell carcinoma antigen as a new marker for lung cancer. Cancer 65: 1552–1556

Broers JL, Ramaekers FC, Rot MK, Oostendorp T, Huysmans A, Muijen GN van, Wagenaar SS, Vooijs GP (1988) Cytokeratins in different types of human lung cancer as monitored by chain-specific monoclonal antibodies. Cancer Res 48: 3221–3229

Buccheri GF, Ferrigno D (1992) Prognostic value of the tissue polypeptide antigen in lung cancer. Chest 101: 1287–1292

Buccheri GF, Ferrigno D, Sartoris AM, Violante B, Vola F, Curcio A (1987) Tumor markers in bronchogenic carcinoma. Superiority of tissue polypeptide antigen to carcinoembryonic antigen and carbohydrate antigenic determinant 19-9. Cancer 60: 42–50

Bülzebruck H, Krysa S, Bauer E, Probst G, Drings P, Vogt-Moykopf I (1991) Validation of the TNM classification (4th edn) for lung cancer: first results of a prospective study of 1086 patients with surgical treatment. Eur J Cardiothorac Surg 5: 356–362

Concannon JP, Dalbow MH, Hodgson SE, Headings JJ, Markopoulos E, Mitchell J, Cushing WJ, Liebler GA (1978) Prognostic value of preoperative carcinoembryonic antigen (CEA) plasma levels in patients with bronchogenic carcinoma. Cancer 42: 1477–1483

Cooper D, Schermer A, Sun TT (1985) Classification of human epithelium and their neoplasms using monoclonal antibodies to keratins. Strategies, applications, and limitations. Lab Invest 52: 243–256

Cooper EH, Splinter TAW, Brown DA, Muers MF, Peake MD, Pearson SL (1985) Evaluation of a radioimmunoassay for neuron specific enolase in small cell lung cancer. Br J Cancer 52: 333–338

Cox D (1972) Regression models and life tables. SR Statist Soc B 34: 187–202

Duk JM, Voorst Vader PC van, Hoor KA ten, Hollema H, Doeglas HMG, Bruijn HWA de (1989) Elevated levels of squamous cell carcinoma antigen in patients with benign disease of the skin. Cancer 64: 1652–1656

Ebert W, Stabrey A, Bülzebruck H, Kayser K, Merkle N (1988) Efficiency of SCC antigen determinations for diagnosis and therapy-monitoring of squamous cell carcinoma. Tumor Diagn Ther 9: 87–95

Ebert W, Hug G, Stabrey A, Bülzebruck H, Drings P (1989) Evaluation of tumor markers NSE and CEA for the diagnosis and follow-up of small cell lung cancer. Ärztl Lab 35: 1–10

Ebert W, Leichtweis B, Bülzebruck H, Drings P (1992) The role of IMx SCC assays in the detection and prognosis of primary squamous-cell carcinoma of the lung. Diagn Oncol 2: 203–210

Ebert W, Leichtweis B, Schapöhler B, Muley T (1993) The new tumor marker CYFRA is superior to SCC antigen and CEA in the primary diagnosis of lung cancer. Tumor Diagn Ther 14: 91–99

Filella X, Cases A, Molina R, Jo J, Bedini JL, Revert L, Ballesta AM (1990) Tumormarkers in patients with chronic renal failure. Int J Biol Markers 5: 85–88

Goslin RH, Skarin AT, Zamcheck N (1981) Carcinomembryonic antigen: A useful monitor of therapy of small cell lung cancer. JAMA 246: 2173–2176

Hermanek P, Sobin L (1987) TNM classification of malignant tumors. International Union against Cancer (UICC), 4th edn. Springer, Berlin Heidelbeg New York Tokyo

Kaplan EL, Meier P (1958) Nonparametric estimation from incomplete observations. J Am State Assoc 53: 457–481

Kruskal WH (1952) A nonparametric test for the several sampling problem. Ann Math Stat 23: 525–540

Leichtweis B, Ebert W (1992) Diagnostic value of new mucin markers CAM26 and MCA in comparison with carcinoembryonic antigen in lung cancer. Diagn Oncol 2: 1–8

Moll R, Franke WW, Schiller DL, Geiber B, Krepler R (1982) The catalog of human cytokeratins: patterns of expression in normal epithelia, tumors and cultured cells. Cell 31: 11–21

Moll R, Krepler R, Franke WW (1983) Complex cytokeratin polypeptide patterns observed in certain human carcinomas. Differentiation 23: 256–269

Oehr P, Lüthgens ML, Liu Q (1992) Tissue polypeptide antigen and specific TPA. In: Sell S (ed) Serological cancer markers. Humana, Tolowa, NJ, pp 193–206

Peto R, Peto J (1972) Asymptotically efficient rank invariant test procedures. J Royal Stat Soc 135: 185–206

Pocock SJ (1983) Clinical trials. Wiley & Sons, Chichester New York Brisbane Toronto Singapore, pp 198–199

Pujol LJ, Grenier J, Daurés JP, Daver A, Pujol H, Michel FB (1993) Serum fragment of cytokeratin subunit 19 measured by CYFRA 21-1 immunoradiometric assay as a marker of lung cancer. Cancer Res 53: 61–66

Sculier HP, Body JJ, Jacobowitz D, Fruhling J (1987) Value of CEA determinations in biological fluids and tissues. Eur Cancer Clin Oncol 23: 1091–1093

Stieber P, Dienemann H, Hasholzner U, Müller C, Poley S, Hofmann K, Fateh-Moghadam A (1993) Comparison of CYFRA 21-1, TPA and TPS in Lung Cancer. J Clin Chem Clin Biochem 31: 689–694

Stieber P, Hasholzner U, Bodenmüller H, Nagel D, Sunder-Plassmann L, Dienemann H, Meier W, Fateh-Moghadam A (1993) CYFRA 21-1. A new marker in lung cancer. Cancer 72: 707–713

Touitou Y, Bogdan A (1988) Tumor markers in non-malignant diseases. Eur J Cancer Clin Oncol 24: 1083–1091

Vincent RG, Chu TM, Lane WW (1979) The value of carcinoembryonic antigen in patients with carcinoma of the lung. Cancer 44: 685–691

World Health Organization (1981) Histological classification of lung tumors. WHO, Geneva

Hämostasesystem – Tumorwachstum – Metastasierung: neue therapeutische und diagnostische Aspekte

Die Rolle von Tissue Factor in der Tumorbiologie*

P.P. NAWROTH, Y. ZHANG, J. DENG, V. BORCEA und R. ZIEGLER

Zusammenfassung. Tissue Factor ist ursprünglich als Gewebsthromboplastin bezeichnet worden. Tissue Factor ist der Faktor-VII-Rezeptor, an den Faktor VII gebunden, die Gerinnungskaskade aktivieren kann. Tissue Factor ist nicht nur ein "immediate early gene", das bei Zellteilung aktiviert wird, seine Expression ist auch von großer Bedeutung für die Tumorbiologie. Überexpression von Tissue Factor führt zur vemehrten Freisetzung angiogenetisch aktiver Faktoren, v.a. dem "vascular endothelial cell growth factor" (VEGF). Blockade der Tissue-Factor-Expression führt zur verminderten Angiogenese durch vermehrte Freisetzung antiangiogenetischer Faktoren. Tissue Factor ist damit nicht nur ein zentraler Regulator der Gerinnung, sondern auch der Angiogenese solider Malignome.

Einleitung

Aktivierung der Gerinnung bei malignen Erkrankungen ist seit langem bekannt (Constantini u. Zacharski 1993; Dvorak 1986, Dvorak et al. 1981, 1983, 1985; Harris et al. 1982; Murray 1991; Schmitt et al. 1992). Thrombosen können ein Frühzeichen maligner Erkrankungen sein (Prandoni et al. 1992). Dadurch stimuliert, gibt es zahlreiche Untersuchungen, die histologisch Gerinnungsfaktoren in Tumoren untersuchten (Zacharski et al. 1983).

In vitro wurde auch nachgewiesen, daß Tumorzellen prokoagulante Aktivitäten besitzen (Edwards et al. 1990, 1993; Gordon u. Cross 1981). Dies führte zu Experimenten, in denen versucht wurde, die biologische Bedeutung der Gerinnungsaktivierung durch Tumorzellen zu verstehen.

Daraus sind u.a. folgende Konzepte entstanden:

Tumorzellen sind prokoagulant, da

- ein Fibrinnetz um zirkulierende Tumorzellen sie vor Erkennung durch körpereigene immunkompetente Zellen schützt (Gunji u. Gorelik 1988),
- die Fibrinmatrix Vorteile bei der Angiogenese bietet (Constantini u. Zacharski 1993; Dvorak 1986; Dvorak et al. 1983),
- Thrombin und Fibrinbildung die Metastasierung erleichtern (Brown 1973; Gilbert u. Gordon 1983; Gorelik et al. 1984; McCullogh u. George 1987; Mueller et al. 1992).

---

*Erstmals veröffentlicht in JCI Heft 9/1994.

Diese Konzepte führten zu Studien, in denen Antikoagulation als adjuvante Tumortherapie untersucht wurde (Zacharski u. Donati 1989).

Da Tumorzellen die Gerinnungskaskade aktivieren können, wurde besonders Augenmerk auf Tissue Factor, den zentralen Aktivator der Gerinnung gelegt.

Tissue Factor, ein "immediate early gene"

Arbeiten der letzten Jahre zeigten daß Tissue Factor ein "immediate early gene" ist, ein Gen, das unabhängig von Proteinsynthese sofort aktiviert wird, wenn eine Zelle in die S1-Phase übertritt (Andrews et al. 1991; Hartzell et al. 1989; Kao et al. 1987; Lau u. Nathans 1987; Mackmann et al. 1990, 1992, 1993). Die "immediate early genes" sind eine Gruppe von Genen, denen man in der Zellbiologie eine besonders große Bedeutung zumißt, da sie als sofortige, direkte Zellantwort eine Schlüsselposition für die Regulation anderer Gene haben. Unter ihnen finden sich so biologisch zentrale Gene, wie z.B. jun und fos.

Aufklärung der Struktur des Tissue-Factor-Gens zeigte, daß es eine NFkB und 2 AP-1 Bindungsstellen hat (Andrews et al. 1991; Kao et al. 1987; Mackman et al. 1990, 1992, 1993). An die Bindungsregionen können die Transkriptionsfaktoren NFkB und AP-1 binden. NFkB ist ein Transkriptionsfaktor, der normalerweise im Zytoplasma an seinen Inhibitor IKB gebunden ist (Lenardo u. Baltimore 1989; Schreck u. Baeuerle 1991) diese Bindung kann durch Radikale aufgelöst werden; das NFkB kann dann im Zellkern an entsprechende DNA Sequenzen binden. Aktivierung eines Gens durch NFkB ist also eine Möglichkeit, unabhängig von Proteinsynthese Geninduktion zu erklären. Nachgewiesen wurde die Aktivierung des Tissue-Factor-Gens durch NFkB-p 65 bei der Endotoxinstimulation von Monozyten (Mackman et al. 1993) und der TNF und AGE-Proteinstimulation von Endothelzellen. Weniger ist bekannt über die Regulation des Tissue-Factor-Gens in Tumorzellen, hier gibt es Hinweise, daß der Transkriptionsfaktor SP-1, zusammen mit AP-1 und NFkB die Transkription von Tissue Factor nach Stimulation mit EGF und TGFα reguliert (Haase et al. 1994). Auch wenn diese Daten nachweisen, daß Tissue Factor in Abhängigkeit von NFkB, ohne vorherige Proteinsynthese, induzierbar ist, bleibt doch der biologische Sinn der Kopplung der Tissue-Factor-Transkription an die Zellteilung unerklärt.

Unbekannte Funktionen von Tissue Factor

Die Frage war dann, warum Tissue Factor ein "immediate early gene" ist, dessen Aktivierung an den Zellzyklus gebunden ist. Es ist unwahrscheinlich, daß dies etwas mit der Gerinnung zu tun hat, denn Tissue-Factor-Protein liegt in ausreichender Menge in der Adventitia vor (Abb. 1), d.h. bei Verletzung der Intima kommen die plasmatischen Gerinnungsfaktoren in ausreichenden Kontakt mit Tissue Factor, um eine gute Hämostase zu gewährleisten. Außerdem gilt es zu bedenken, daß bei Abhängigkeit der Hämostase von der Induktion eines Gens

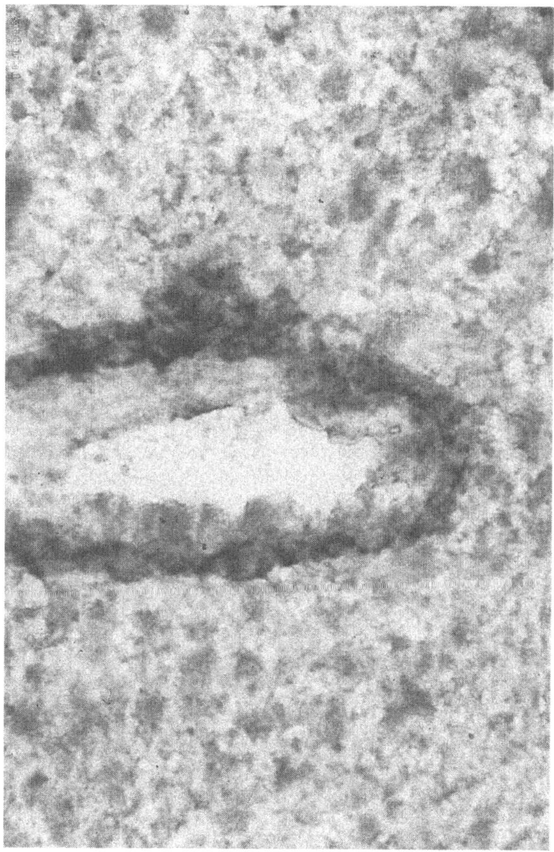

Abb. 1. Nachweis von Tissue-Factor-Antigen in der Adventitia eines Gefäßes mittels Immunhistochemie. (Aus Zhang et al. 1994)

und nachfolgender Translation, eine Blutung nicht zeitgerecht zum Stillstand käme. Daraus wurde von verschiedenen Autoren seit längerem gefolgert, daß Tissue Factor auch andere Aktivitäten haben könnte als die Aktivierung der Gerinnung. Einen Ansatz boten Arbeiten, die zeigten, daß die zytoplasmatische Region des Tissue-Factor-Proteins phosphoryliert werden kann (Zionchek et al. 1992).

Da Tumorzellen sich von anderen Zellen in dem ungehemmten Wachstum unterschieden, untersuchten wir (Zhang et al. 1994) die Rolle von Tissue Factor in Tumorzellen, als ein Modell, um biologische Funktionen von Tissue Factor zu erforschen, die mit der Aufrechterhaltung der Hämostase nichts zu tun haben. Für dieses Projekt wurden Meth-A-Sarkomzellen und B-16-Melanomzellen mit Tissue-Factor-cDNA stabil transfiziert. Folgende Transfektanten wurden hergestellt (Abb. 2):

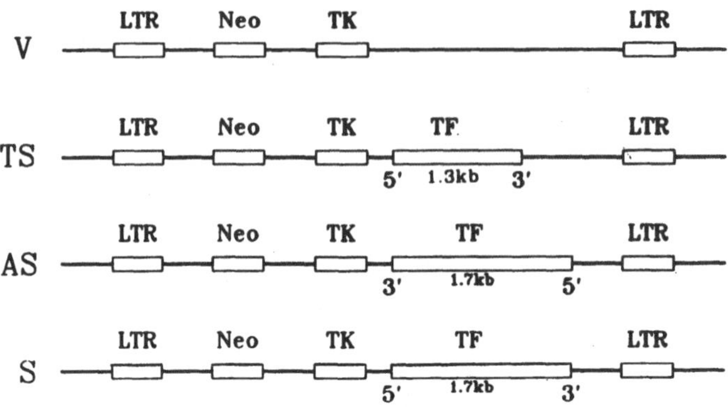

Abb. 2. Tissue-Factor-cDNA-Konstrukte. *S* Transfektion mit Tissue-Factor-cDNA in der Sense-Orientierung, *AS* in der Antisense-Orientierung, *TS* trunkierte cDNA im falschen Leseraster, *V* Transfektion mit Vektor alleine. *LTR* MoConey Murine Leukemia Virus, *Neo* Neomycin-resistance-gene, *TK* Herpes-simplex-Thymidine- Kinasepromotor, *TF* Maus-Tissue-Factor-Gen. (Aus Zhang et al. 1994)

- Tissue-Factor-cDNA in der Sense-Orientierung (ergibt Transfektanten, die Tissue Factor überexprimieren),
- Tissue-Factor-cDNA in der Antisense-Orientierung (ergibt Mutanten, die nicht mehr meßbare Mengen von Tissue factor herstellen),
- Tissue-Factor-cDNA als verkürzte (trunkierte) Form im falschen Leseraster (kein biologisch aktives Protein) und
- Vektor alleine.

Während die Transfektanten mit Vektor alleine und die mit trunkiertem Tissue Factor im falschen Leseraster die gleiche Menge Tissue Factor exprimieren wie die Wildtypzellen, exprimieren die Sense-Transfektanten viel mehr und die Antisense-Transfektanten fast keinen detektierbaren Tissue Factor mehr (Abb. 3). Da Transfektanten jeder Zellinie mehrfach hergestellt wurden und die im folgenden beschriebenen Ergebnisse nicht nur in Meth-A-Zellen, sondern auch in B-16-Melanomzellen erhoben wurden, sind durch die Transfektion bedingte Artefakte ausgeschlossen.

Das Wachstum der stabilen Transfektanten in vitro unterschied sich nicht, d.h. Tissue Factor spielt keine Rolle bei der Proliferation der Tumorzellen in vitro (Abb. 4). Da das Tumorwachstum in vivo aber nicht nur von der Proliferationskapazität, sondern auch von der Immunogenität und der Angiogenese abhängt, wurden die stabilen Transfektanten in vivo untersucht.

Es zeigte sich daß die Tissue-Factor-Sense-Tumoren eine deutlich gesteigerte Wachstumsrate im Vergleich zu den Tumoren hatten, die in ihrem Tissue-Factor-Gehalt dem Wildtyp entsprechen. Am langsamsten wuchsen die Tissue-Factor-Antisense-Tumoren (Abb. 4).

Da der Unterschied der Transfektanten nicht nur in normalen Mäusen, sondern auch in Nacktmäusen bestand und da die spontane Abstoßung der

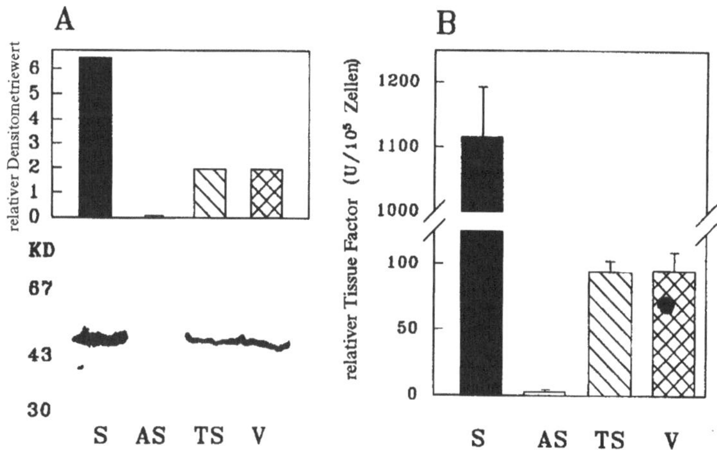

Abb. 3. Charakterisierung der Tissue-Factor-Transfektanten, *S* Transfektion unit Tissue-Factor-cDNA in der Sense-Orientiergung, *AS* in der Antisense-Orientierung, *TS* trunkierte cDNA im falschen Leseraster, *V* Transfektion mit Vektor alleine. GAPDH. (Aus Zhang et al. 1994)

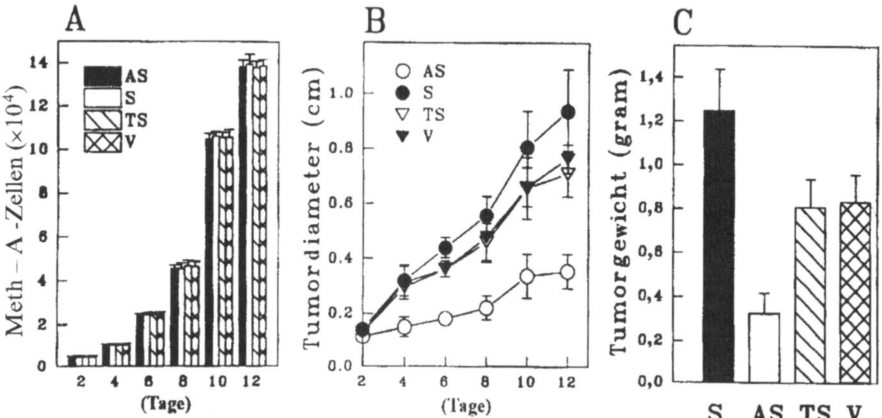

Abb. 4. Wachstum der stabilen Transfektanten in vitro und in vivo. *S* Transfektion mit Tissue-Factor-cDNA in der Sense-Orientierung, *AS* in der Antisense-Orientierung, *TS* trunkierte cDNA im falschen Leseraster, *V* Transfektion mit Vektor alleine. (Aus Zhang et al. 1994)

Tumorlinien etwa gleichzeitig erfolgte, ist eine veränderte Immunogenität nicht als Ursache des Effekts von Tissue Factor anzunehmen.

Da das Wachstum von Tumoren sehr von der tumorbedingten Angiogenese abhängt, wurde die Gefäßneubildung im Tumor untersucht. Abbildung 5 zeigt, daß die Sense-Tumoren sehr viel stärker vaskularisiert sind, als die Antisense-, Truncated-sense- oder Vektortransfektanten. Dies konnte auch durch Quantifizierung des Blutflusses mit Mikrobeads (Abb. 6) gezeigt werden.

Um den Mechanismus der gesteigerten Angiogenese durch Tissue-Factor-Überexpression und der verminderten Angiogenese durch Tissue-Factor-

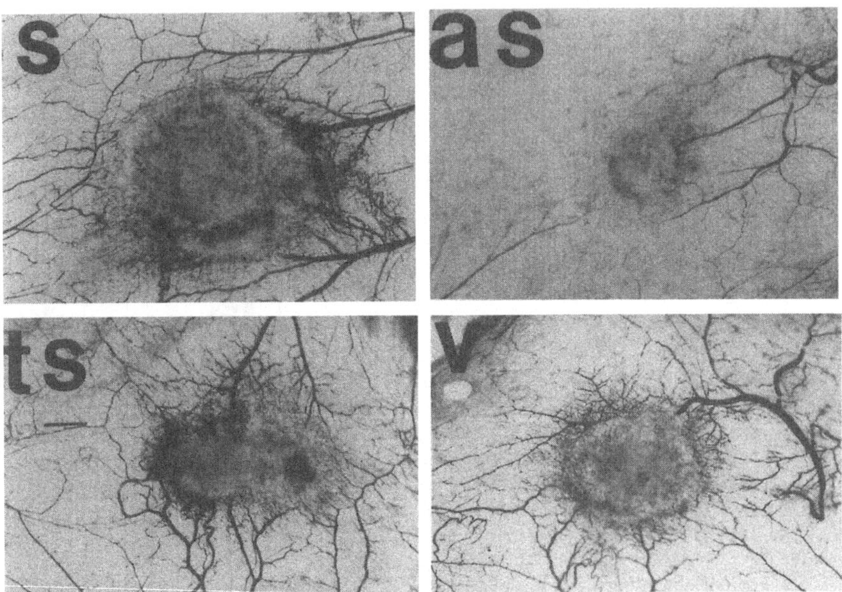

Abb. 5. Vaskularisation der Tumoren in Abhängigkeit von der Tissue-Factor-Expression. Darstellung der Gefäße nach Tusche-Injektion. *S* Transfektion mit Tissue-Factor-cDNA in der Sense-Orientierung, *AS* in der Antisense-Orientierung, *TS* trunkierte cDNA im falschen Leseraster, *V* Transfektion mit Vektor alleine, GAPDH. (Aus Zhang et al. 1994)

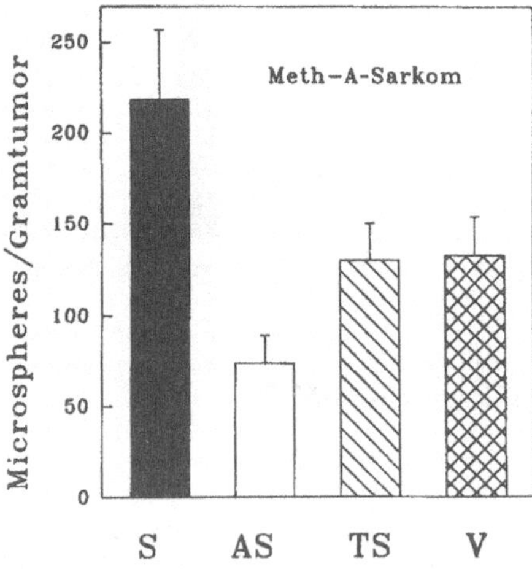

Abb. 6. Quantifizierung des Blutflusses als Maß der Vaskularisation durch Microbeads. *S* Transfektion mit Tissue-Factor-cDNA in der Sense-Orientierung, *AS* in der Antisense-Orientierung, *TS* trunkierte cDNA im falschen Leseraster, *V* Transfektion mit Vektor alleine, GAPDH. (Aus Zhang et al. 1994)

Suppression zu untersuchen, wurde die Freisetzung von Endothelzell mitogener Aktivität aus kultivierten Tumor-Transfektanten untersucht (Abb. 7). Es zeigte sich, daß die TissueFactor überexprimierenden Tumorzellen mehr Endothelzell-mitogene Aktivität freisetzen als Tumorzellen, deren Tissue-Factor-Expression dem der Wildtypzellen entspricht. Das Gegenteil zeigte sich bei den

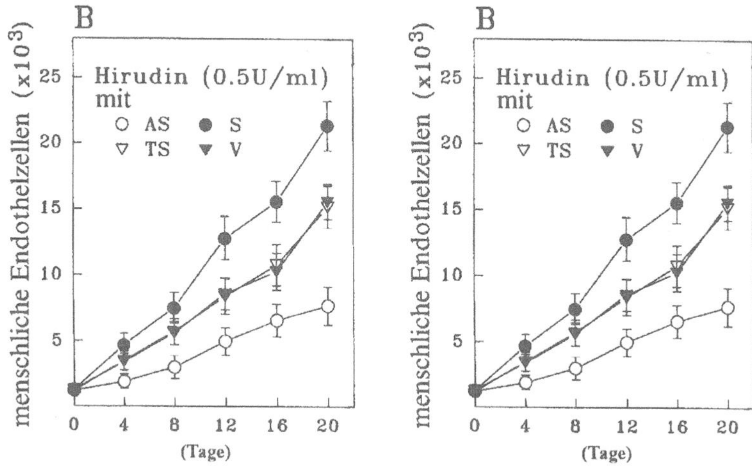

Abb. 7. Freisetzung von mitogener Aktivität für Endothelzellen aus stabil transfizierten Tumorzellen in vitro. *S* Transfektion mit Tissue-Factor-cDNA in der Sense-Orientierung, *AS* in der Antisense-Orientierung, *TS* trunkierte cDNA im falschen Leseraster, *V* Transfektion mit Vektor alleine, GAPDH. (Aus Zhang et al. 1994)

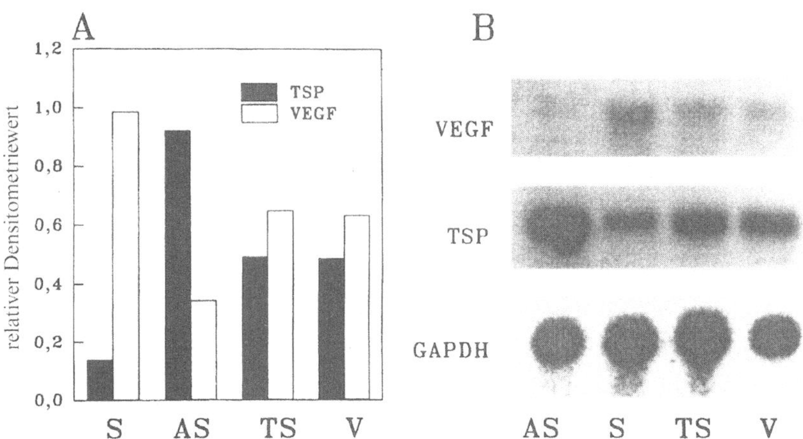

Abb. 8. Unterschung der Transkription von VEGF ("vascular endothelial cell growth factor") und TSP (Thrombospondin) in stabil transfizierten Tumorzellen. *S* Transfektion mit Tissue-Factor-cDNA in der Sense-Orientierung, *AS* in der Antisense-Orientierung, *TS* trunkierte cDNA im falschen Leseraster, *V* Transfektion mit Vektor alleine. GAPDH. (Aus Zhang et al. 1994)

Tumorlinien, die durch Tissue-Factor-Transfektion in der Antisense-Orientierung keinen meßbaren Tissue Factor mehr exprimieren.

Da VEGF ("vascular endothelial cell growth factor") ein wichtiger Angiogenesefaktor ist (Plate 1993; Kim et al. 1993), wurde seine Expression und die des Antiangiogenesefaktors Thrombospondin im Nuclear run on assay und Northern Blot untersucht (Abb. 8). Es zeigte sich, daß Überexpression von Tissue Factor in der Sense-Orientierung zu einer vermehrten Transkription des

Anigogenesefaktors VEGF führt, während der Antiangiogenese Faktorthrombospondin supprimiert wird. Das Gegenteil zeigte sich bei Transfektion mit Tissue Factor cDNA in der Antisense-Orientierung. Dies bedeutet, daß Tissue Factor durch Kontrolle von Angiogenese und Antiangiogenesefaktoren eine zentrale Rolle beim Tumorwachstum spielt.

Ausblick

Tissue Factor reguliert in den untersuchten Zellinien die Expression von Angiogenese und Antiangiogenesefaktoren. Damit ist eine potentielle Antwort auf die Frage möglich, warum Tissue Factor ein an die Initiation der Proliferation gekoppeltes "immediate early gene" ist: Tissue Factor ist zwar nicht für die zelluläre Proliferation wichtig, aber für das Wachstum eines Zellverbunds, dessen Wachstum von der Rekrutierung einer ausreichenden Gefäßversorgung abhängig ist. Bisher ist nicht bekannt, wie Tissue Factor die Transkription von Angiogenesefaktoren reguliert. Aus In-vitro-Studien ist bekannt, daß Hirudin den Effekt von Tissue-Factor-Überexpression nicht hemmt, d.h. daß Thrombin nicht für den Effekt von Tissue Factor nötig ist. Eine alternative Erklärung wäre, daß beschrieben wurde, daß der zytoplasmatische Anteil des Tissue Factor phosphoryliert werden kann (Zionchek et al. 1992). Bisher ist aber nicht bekannt, ob dies tatsächlich für intrazelluläre Signalübertragung wichtig ist und wie die Phosphorylierung von Tissue Factor reguliert wird.

Zukünftige Studien müssen klären, ob die Regulation der Angiogenese durch Tissue Factor nur für die Tumorangiogenese gültig ist, oder ob Tissue Factor auch bei anderen Situationen, z.B. der Wundheilung oder Embryogenese involviert ist.

Literatur

Andrews BS, Rehemetulla A, Fowler B, Edgington TS, Mackman N (1991) Conservation of tissue factor primary sequences among three mammalian species. Gene 98: 265–269

Brown M (1973) A study of the mechanism by which anticoagulation with warfarin inhibits blood born metastases. Cancer Res 33: 1217–1224

Constantini V, Zacharski L (1993) Fibrin and cancer. Thromb Haemost 69: 406–414

Dvorak HF (1986) Tumors: wounds that do not heal. N Engl J Med 26: 1650–1659

Dvorak HF, Quay SC, Orenstein NS, Dvorak AM, Hahn P, Bitzer AM (1981) Tumor shedding and coagulation. Science 212: 923–924

Dvorak HF, Senger DR, Dvorak AM (1983) Fibrin as a component of the tumor stroma: origins and biological significance. Cancer Met Rev 2: 41–73

Dvorak HF, Senger DR, Dvorak AM, Harvey VS, McDonagh J (1985) Regulation of extravascular coagulation by microvascular permeability. Science 227: 1059–1061

Edwards RL, Morgan DL, Rickles FR (1990) Animal tumor procoagulants. Thromb Haemost 63: 133–138

Edwards RL, Silver J, Rickles FR (1993) Human tumor procoagulants. Thromb Haemost 69: 205–213

Esposito C, Gerlach H, Brett J, Stern D, Vlassara H (1989) Endothelial cell receptor mediated binding of glucose modified albumin is associated with increased mononuclear permeability and modulation of cell surface coagulant properties. J Exp Med 170: 1387–1407

Gilbert LC, Gordon SG (1983) Relationship between cellular procoagulant activity and metastatic capacity of B 16 mouse melanoma variants. Cancer Res 43: 536–540

Gordon SG, Cross B (1981) A factor X activating cystein protease from malignant tissue. J Clin Invest 67: 1665–1671

Gorelik E, Bere W, Herberman RB (1984) Role of NK cells in the antimetastatik effect of anticoagulant drugs. Int J Cancer 33: 87–94

Gunji Y, Gorelik E (1988) Role of fibrin coagulation in protection of murine tumor cells from destruction by cytotoxic cells. Cancer Res 48: 5216–5221

Hasse M, Bierhaus A, Mackman N, Luther T, Albrecht S, Flössel C, Müller M, Nawroth PP (1994) Deletion of the SP-1 region abolishes inducibility of tissue factor by growth factors. Ann Hematol A 7

Harris NL, Dvorak AM, Smith J, Dvorak HF (1982) Fibrin deposits in Hodgkin's disease. Am J Pathol 108: 119–129

Hartzell S, Ryder K, Lanahan A, Lau LF, Nathans D (1989) A growth factor-responsive gene of murine BALB/c3T3 cells: cells encodes a protein homologous to human tissue factor. Mol Cell Biol 9: 2567–2573

Kao FT, Hartz J, Horton R, Nemerson Y, Carson SD (1987) Regional assignment of human tissue factor gene to chromosome 1p21-p22. Somatic Cell Mol Gen 14: 407–410

Kim KJ, Li B, Winer J, Armanini M, Gillett N, Phillips HS, Ferrara N (1993) Inhibition of VEGF-induced angiogenesis suppresses tumour growth in vivo. Nature 362: 841–844

Lau LF, Nathans D (1987) Expression of a set of growth related immediate early genes in BALB/c3T3 coordinate regulation with c-fos and c-myc. Proc Natl Acad Sci USA 87: 1182–1186

Lenardo D, Baltimore D (1989) NFkB: A pleiotropic medaitor of inducible and tissue specific gene control. Cell 58: 227–229

Mackman N, Fowler BJ, Edgington TS, Morrissey JH (1990) Functional analysis of the human tissue factor promotor and induction by serum. Proc Natl Acad Sci USA 87: 2254–2258

Mackman N, Imes S, Maske W, Taylor B, Lusis A, Drake T (1992) Structure of murine tissue factor gene-chromosome localisation and conservation of regulatory elements in the promotor. Art Thromb 12: 474–482

Mackman N, Brand K, Edgington TS (1993) Lipopolysaccharide mediated transcriptional activation of the human tissue factor gene in THP-1 monocytic cells requires both activator protein-1 and nuclear factor kB binding sites. J Exp Med 174: 1517–1526

McCullogh P, George WD (1987) Warfarin inhibition of metastasis: the role of coagulation. Br J Surg 74: 879–883

Mueller BM, Reisfeld RA, Edgington TS, Ruf W (1992) Expression of tissue factor by melanoma cells promotes efficient hematogenous metastasis. Proc Natl Acad Sci USA 89: 11832–11836

Murray JC (1991) Coagulation and cancer. Br J Haematol 64: 422–424

Plate KH (1993) Angiogenese und Antiangiogenese. Dtsch Ärztebl 90: 2210–2216

Prandoni P, Lensing AWA, Büller HR, Cogo A, Prins MH, Cattelan AM, Cuppini S, Noventa F, ten Cate JW (1992) Deep vein thrombosis and the incidence of subsequent symptomatic cancer. N Engl J Med 327: 1128–1133

Schmitt M, Jänicke F, Graeff H (1992) Tumor-associated proteases. Fibrinolysis 4: 3–26

Schreck R, Baeuerle PA (1991) A role for oxygen radicals as second messengers. Trends Cell Biol 1: 3939–3942

Zacharski L, Donati MB (1989) Registry of clinical trials of antithrombotic drugs in cancer. Thromb Haemost 61: 526–528

Zacharski L, Schned AR, Sorenson GD (1983) Occurrence of fibrin and tissue factor antigen in human small cell carcinoma of the lung. Cancer Res 43: 3963–3968

Zhang Y, Deng Y, Luther T, Ziegler R, Waldherr R, Müller M, Stern DM, Nawroth PP (1994) Tissue factor regulates tumor growth and vascularisation. J Clin Invest 94: 1320–1327

Zionchek TF, Roy S, Vehar GA (1992) The cytoplasmic domain of tissue factor is phosphorylated by a protein kinase C-dependent mechanism. J Biol Chem 267: 3561–3564

Blood Coagulation Factors in Tumor Tissue: Implications for Cancer Therapy

L.R. ZACHARSKI

Introduction

The traditional view of the pathophysiologic role of blood coagulation factors seems excessively narrow. The benefits of the hemostatic system, a friend of the surgeon and of the injured, has typically been appreciated in the context of occasional individuals who lack one of the factors in this reaction pathway and therefore bleed excessively, or individuals whose biochemical defect predisposes them to thrombosis. In other words, the "value" of an intact coagulation mechanism is considered self-evident because benefits are externally obvious. Confining our view of blood coagulation to such a construct is too narrow because many pathologic states exist in which activation of coagulation occurs that serves no apparent useful purpose. In fact, such activation seems to be part of the problem rather than an appropriate homeostatic response.

Malignancy is a classic example of a pathologic state characterized by seemingly inappropriate activation of the clotting mechanism. Observations spanning the past century have documented the association of thromboembolic disease and disseminated intravascular coagulation with the clinical diagnosis of cancer (Zacharski et al. 1992a). It has been tempting to consider these findings as an epiphenomenon of malignancy because such activation also occurs in other conditions, such as inflammation and trauma, and because it has been difficult to connect coagulation activation with either tumor type or clinical outcome. To complicate the problem, the possibility that an activated coagulation mechanism may promote tumor growth has hardly been entertained by students of neoplasia. However, numerous interconnections between coagulation activation and the pathobiology of cancer have come to light recently that have not only clarified mechanisms of activation but also revealed clues to growth control mechanisms in cancer that provide leads to possible novel investigational approaches to cancer therapy (Zacharski et al. 1992a). Because the literature on this subject is extensive, this paper refers primarily to previous reviews on the various aspects of the subject. These should be consulted for further details.

Measured Progress

Coagulation Activation by Cultured Cells

While progress in unraveling the nature and significance of coagulation activation in cancer has been slow, several insights have clarified old ambiguities and illuminated the path ahead. For example, it is now clear that measurement of relevant properties of cultured tumor cells (for example, their ability to trigger the coagulation cascade, activate platelets, or initiate plasminogen activation) does not reflect reliably the behavior of tumor cells in vivo (Zuchella et al. 1993). However, studies of cultured tumor cells have provided important concepts that may be tested for their in vivo significance (Zacharski et al. 1992a). More importantly, a given cell culture model system may be particularly useful for elucidating mechanisms in detail if selected for study because of its resemblance to an in vivo counterpart. Obviously, the biochemical data from such studies are not capable of defining directly the significance of coagulation activation in the complex environment in which tumor cells reside in the intact human.

Coagulation Test Abnormalities in Cancer

A myriad of studies have shown that the coagulation mechanism is indeed activated systemically in cancer patients (Rickles et al. 1988, 1992; Wojtukiewicz et al. 1992). There is considerable variation in the degree of activation between tumor types and among patients with the same tumor type, however, that is usually not adequately explained although such activation tends to increase with advancing disease (Rickles et al. 1988, 1992; Wojtukiewicz et al. 1992). Confusion arises because the clotting mechanism may be activated nonspecifically with cancer. This may occur because of infectious complications, organ damage due to expanding tumor masses or duct obstruction, necrosis of tumor tissue, entry of mucin into the circulation, cell and tissue damage induced by cytotoxic chemotherapy, etc. (Zacharski et al. 1992a). Alternatively, coagulation activation may arise because of properties of the tumor cells themselves. For example, tumor cells may express thromboplastic procoagulants that trigger directly activation of the coagulation cascade on the tumor cell surfaces. Alternatively, tumor cells may trigger coagulation indirectly by production of cytokines that activate the thromboplastic properties of certain host cells, such as monocytes or vascular endothelial cells (Zacharski et al. 1992a). The latter mechanism presumably accounts for the occasional observation of severe systemic hypercoagulability and thromboembolism in patients with minimal (or even occult) malignancy. More commonly, smoldering disseminated intravascular coagulation is encountered that is manifested by mild abnormalities of one or more tests of coagulation (Wojtukiewicz et al. 1992). Such abnormalities are detected readily when tested for but are generally of little clinical relevance unless they are very severe and serve to explain manifestations of either hypercoagulability or hypocoagulability.

Careful assessment of coagulation test abnormalities performed repeatedly during observation of the course of several common malignancies has shown that the degree of test abnormality is a measure of patient outcome (Rickles et al. 1988, 1992; Wojtukiewicz et al. 1992). However, there is considerable variation in the degree to which various tests are abnormal between tumor types, and no unifying concepts have emerged from these studies that would serve to guide their ordering or interpretation in a given patient.

Insights from Animal Models

The motivation for and feasibility of performing therapeutic intervention studies in experimental animal models of malignancy existed long before the present era of molecular medicine (Zacharski et al. 1992a). Apparently investigators were guided by technological insights of their day in an attempt to modify tumor growth, invasiveness, and metastasis in intact animals by experimental interventions. Some of these efforts have contributed to our present appreciation for the possible role of blood coagulation activation in tumor growth. For example, Loeb and Fleisher reported in 1913 that administration of leech extract resulted in dramatic tumor regression in a murine model. Their work was carried out at a time when leeches were used commonly in clinical medicine but without appreciation of possible biochemical mechanisms and particularly the fact that leech extract contains hirudin, which has subsequently been shown to be antimetastic in other model systems (Zacharski et al. 1992a). However, it was Goerner in 1930 who first proposed, based on his animal experimentation, that blood coagulation reactions contribute to tumor growth. His data, together with earlier observations of thrombi associated with tumor emboli within vessels in both human and animal malignancy, led to a virtual explosion of studies in animal models beginning in the 1950s (Zacharski et al. 1992a). Interestingly, these models used the incidence and number of metastases as a measure of treatment outcome.

The impact of nimerous studies into the effects of coagulation reactive drugs on the course of disease in animals was both dramatic and frustrating. It was dramatic because of evidence that interventions with commonly used and relatively well-understood anticoagulant, fibrinolytic, and platelet-inhibitory drugs can have a dramatic effect on metastasis formation (Zacharski et al. 1992a; Rickles et al. 1988). To workers in this field the implications for the design of intervention trials in humans was obvious. However, these studies were frustrating because variability in outcome and sometimes paradoxical effects were seen with given interventions in different animal tumor models. There seemed to be no way to translate observations in a given animal model system to a given human tumor type. Mechanisms evidently differed between animal tumor types, but these remained unexplained because of lack of appropriate reagents required to define molecular interactions between tumor cells and the host for the various animal species used. In addition, some considered this approach inappropriate for incorporation into experimental trials in humans because tumor dissemination had often already occurred at the time of diagnosis for most common tumor types, and the concept of testing "antimetastatic therapy" did not seem to apply. Simultaneously, other therapeutic modalities were emerging (particularly chemo-therapy) that were given higher priority for testing.

Clinical Trials of Coagulation-Reactive Drugs in Human Malignancy

Pioneering pilot studies conducted during the 1960's and early 1970's on coagulation-reactive drugs in cancer patients (Zacharski 1981) that showed the feasibility of this investigational approach led to establishment of the first definitive prospective randomized clinical trial of an anticoagulant in cancer (VA Cooperative Study No. 75) (Zacharski et al. 1992a). The well-known anticoagulant warfarin was selected for testing in several common tumor types including advanced epithelial cancer of the head and neck, colon cancer, prostate cancer, non-small-cell lung cancer, and small-cell carcinoma of the lung (SCCL). All patients received standard chemotherapy appropriate for their tumor type and were randomized to either receive or not to receive warfarin. In this 5-year clinical trial warfarin was shown to improve clinical outcome significantly in SCCL but not in the remaining tumor types. Recently warfarin anticoagulation has also been shown to have no effect on survival outcome in breast cancer (Levine et al. 1994). Patients with SCCL treated with warfarin had tumor regression more frequently and lived longer than non-anticoagulated patients.

This observation raised several questions. The first was whether this effect in SCCL is spurious and explainable by some difference between treatment groups other than the fact that they had received an anticoagulant. Extensive analysis of all relevant characteristics of the two treatment groups failed to reveal differences other than the fact that the group with the more favorable outcome had been successfully anticoagulated with warfarin. The second question was whether the favorable results with anticoagulant therapy in SCCL could be confirmed. As of this date, two additional prospective randomized trials of warfarin (Chahinian et al. 1989; Maurer et al. 1993) and one prospective randomized trial of heparin (Lebean et al. 1991) have all shown improved outcome with anticoagulant therapy in SCCL. By contrast, randomized trials of the platelet antagonists aspirin and RA-233 showed no effect of these drugs (Zacharski et al. 1993a) in SCCL while two double-blind trials of RA-233 have shown that this drug significantly improves the clinical course of early stage non-small-cell lung cancer (Zacharski et al. 1993a). Thus, the heterogenity that plagued interpretation of experimental animal studies evidently also existed in human malignancy.

Blood Coagulation Factors in Tumor Tissues

The third question that emerged from these clinical trials of anticoagulants in human malignancy concerned the mechanism of the effect of the anticoagulant in SCCL. What mechanisms might explain the ability of an inhibitor of the coagulation cascade (whether warfarin, which reduces the activity of vitamin K-dependent coagulation factors, or heparin, which together with antithrombin

III blocks the activity of serine proteases and particularly thrombin) to ameliorate the clinical course of SCCL? How do mechanisms differ between SCCL and the several other tumor types that failed to respond to anticoagulant therapy?

To answer these questions we postulated that for an anticoagulant to affect the behavior of malignant cells the products of an activated coagulation cascade (capable of being inhibited by anticoagulant therapy) would necessarily have to interact directly with the tumor cells. To test this hypothesis, techniques would have to be used that would reveal the presence of coagulation factors, cofactors, substrates for active enzymes, and products of enzymatic reactions in relation to specific cell types present within the complex environment in which tumor cells exist in situ. Immunohistochemical techniques were considered ideal for this purpose because they permitted detailed examination and cellular mapping of relevant molecules within tumor tissue sections, and because a wealth of immunologically specific reagents (antibodies) existed that permitted detailed studies in humans.

Using these techniques, we succeeded in mapping the occurrence and distribution of a number of relevant molecules in tumor tissues (Zacharski et al. 1992a). Examples of results obtained are illustrated in Figs. 1–5. Our initial concern was with the distribution of coagulation factors in SCCL. We showed that the tumor cells in SCCL expressed each component of the extrinsic pathway of coagulation including tissue factor, factor VII, factor X, factor V, and prothrombin (see Figs. 2, 3). The leech-derived polypeptides antistasin and hirudin interacted specifically with the active serine sites of activated factor X (Xa) and thrombin, respectively. Thus, they were used as probes for the occurrence of these active proteases and both Xa and thrombin were found to be expressed on SCCL tumor cells in situ (Zacharski et al. 1991, 1993b) (see Fig. 4). Different monoclonal antibodies specific for chemically defined fibrinogen versus fibrin revealed the presence of fibrinogen throughout the connective tissue stroma in many tumor types. However, in SCCL, fibrin (i.e., thrombin-cleaved fibrinogen as defined by the specificity of reactivity with a monoclonal antibody to the unique peptide bond on the Bβ chain of fibrinogen that is attacked by thrombin) was present adjacent to viable individual SCCL tumor cells and tumor nodules. By contrast, the tumor cells in non-small-cell lung cancer, colon cancer, prostate cancer, and breast cancer (all of which failed to respond to anticoagulant therapy) uniformly lacked an intact coagulation factor pathway, the presence of active serine proteases, and conversion of fibrinogen to fibrin (Zacharski et al. 1992a). By contrast, the tumor cells in these anticoagulant unresponsive tumor types all expressed urokinase-type plasminogen activator (u-PA), a protein that is lacking in SCCL tumor cells in situ.

The Path Ahead

The results provided the basis for a reasonable hypothesis for a proposed role for blood coagulation activation in human malignancy. It is evident that the

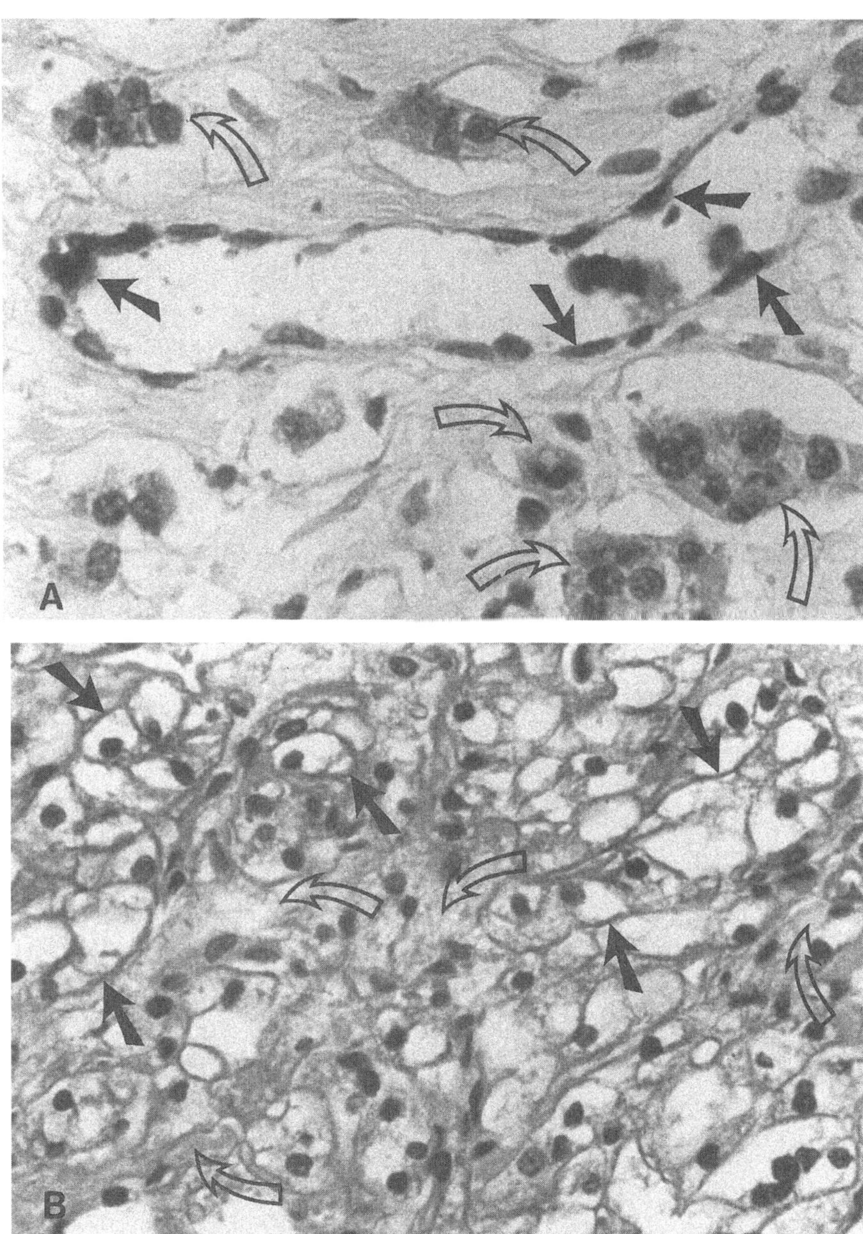

Fig. 1. A Detection of Xa in situ breast cancer tissue by means of the peroxidase reaction and the avidin-biotin complex procedure using antistasin as a probe. Note the dark brown reaction product (*solid arrows*) that was detected on the endothelium of occasional vascular channels. The tumor cells failed to pick up the probe indicating lack of Xa generation by these cells (*open arrows*). **B** By contrast, the tumor cells in renal cell carcinoma expressed Xa (*solid arrows*). *Open arrows*, adjacent areas of unstained connective tissue. Staining was absent in specimens prepared similarly but from which either the antistasin or antibody to antistasin were omitted. Specimens are counterstained with hematoxylin. See Zacharski et al. (1991) for detailed methodology. $\times$ 400

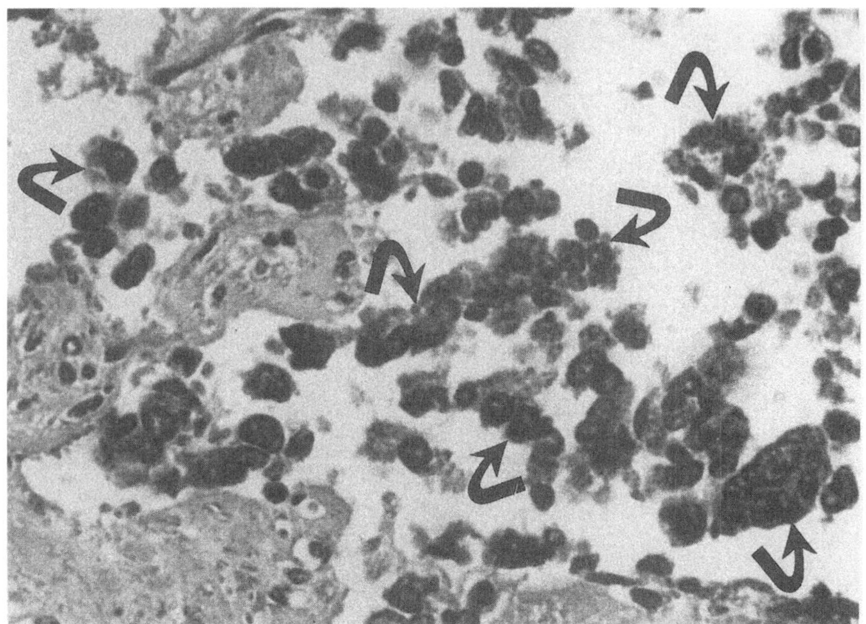

Fig. 2. Diffuse staining by the peroxidase technique of SCCL tumor cell bodies (*arrows*) for factor VII using monospecific antibody to factor VII obtained from Dr. W. Kisiel. The brown reaction product failed to develop when the primary antibody was omitted. See Fig. 1 and Zacharski et al. (1992a) for further details. × 400

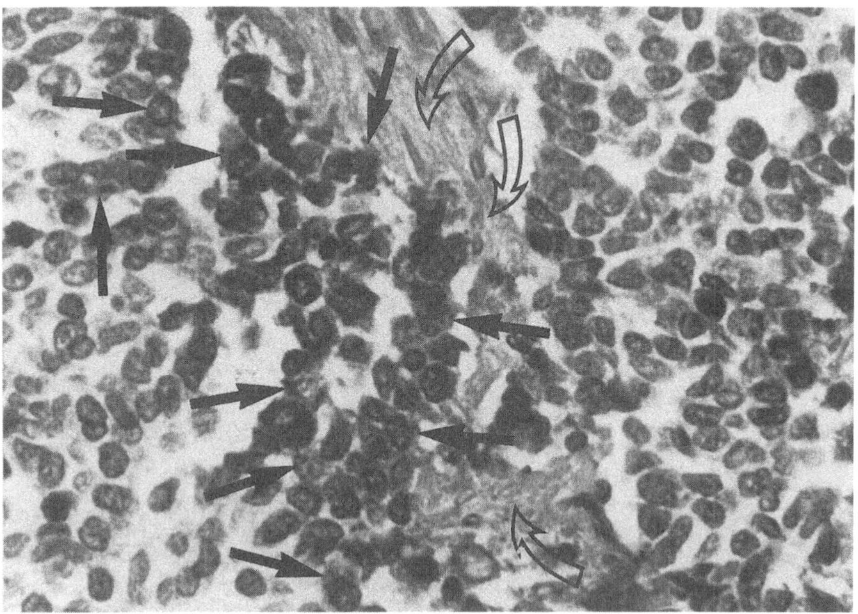

Fig. 3. Faint staining of tumor connective tissue (*open arrows*) and dense staining of SCCL tumor cell bodies (*solid arrows*) for factor V using antibody to factor V obtained from Dr. W. Kisiel. Note more restricted pattern of SCCL tumor cell staining than in Fig. 2, suggesting that uptake of factor V may depend upon the proximity of the tumor cells to blood vessels. × 400

tumor cells in different human tumor types react differently (i.e., some do and some do not react directly) with the coagulation mechanism of the host. The tumor cells in one tumor type, SCCL, are apparently involved in thrombin generation on their surfaces and this thrombin (or some other coagulation intermediate) seems to be capable of promoting the growth of the tumor because its inhibition by warfarin or heparin therapy delays tumor progression (prolongs survival) and improves tumor response. Other tumor types may not respond to anticoagulant therapy because tumor cell associated thrombin generation does not exist in these tumor types. However, several of these (including colon, prostate, non-small-cell lung, and breast cancer) are characterized by the expression of tumor cell u-PA that is capable of also promoting tumor progression but the activity of u-PA is not affected by anticoagulation.

This hypothesis is intriguing because it is testable. For example, several newer agents that are more potent and specific anticoagulants and are currently available may be suitable for testing in SCCL. Such agents include hirudin, antistasin, low molecular weight heparin (Green et al. 1992), and synthetic protease inhibitors among other possibilities. This treatment concept may be extended for testing in tumor types in addition to SCCL that we have shown also

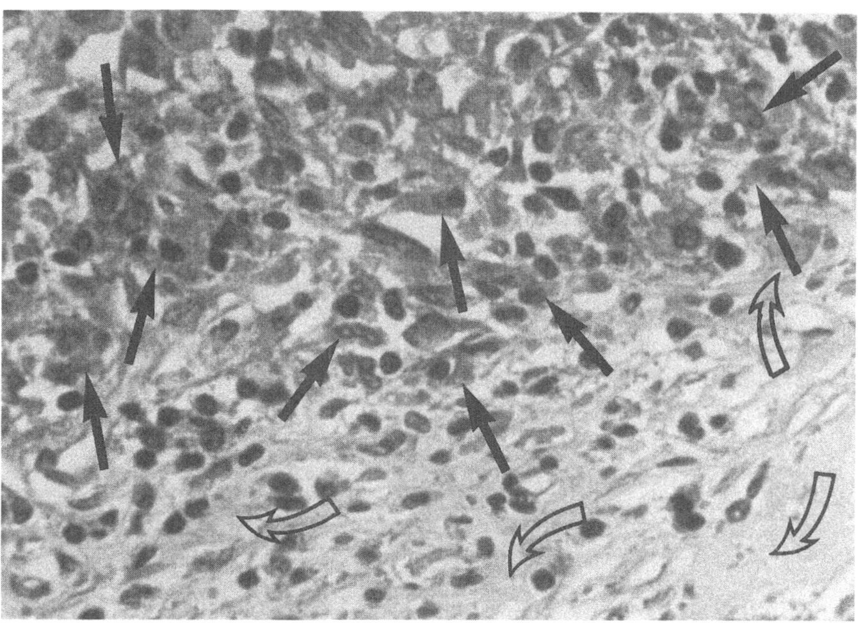

Fig. 4. Detection of enzymatically active thrombin on the tumor cells in malignant melanoma (*solid arrows*) using hirudin and antibody to hirudin (American Diagnostica). *Open arrows*, areas of unstained connective tissue. Techniques are reported in detail in Zacharski et al. (1991, 1993b). ×400

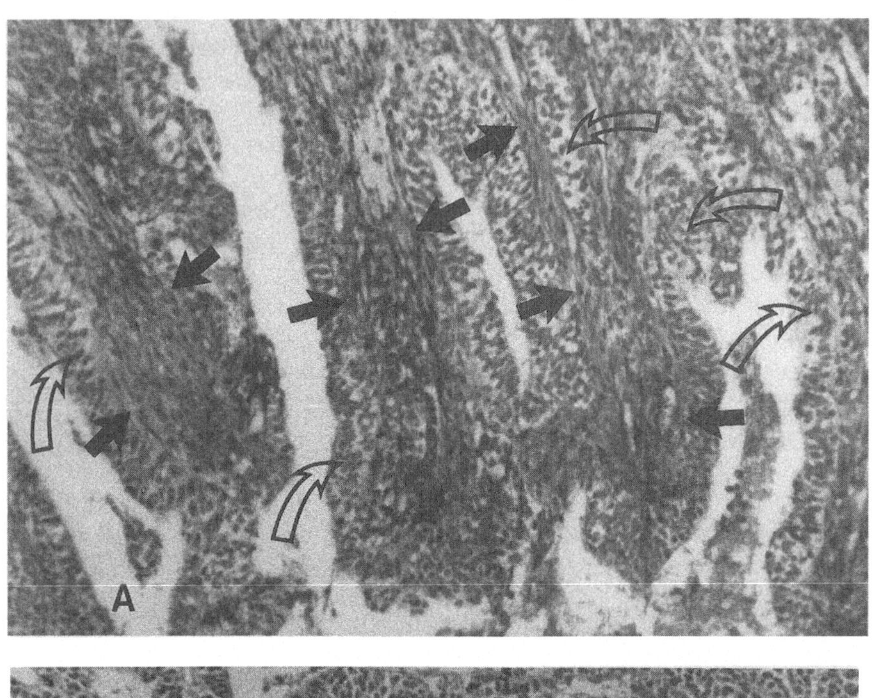

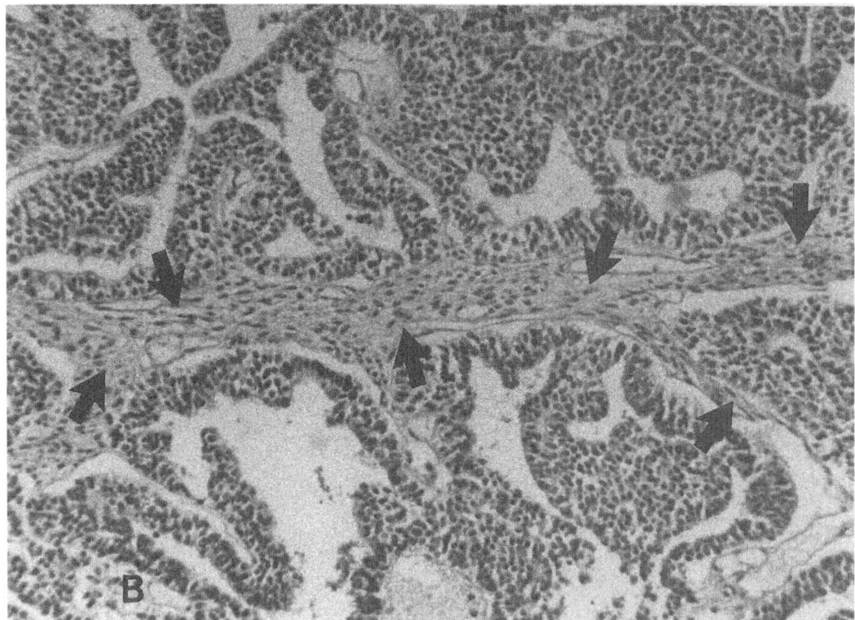

Fig. 5. Detection of abundant fibrin (*solid arrows*, **A**) in the connective tissue in ovarian carcinoma using antibody that reacts only upon thrombin cleavage of the 14–15 bond on the Bβ chain of fibrinogen (obtained from Dr. B. Kudryk). Note absence of staining of the tumor cells themselves (*open arrows*, **A**) and in the tumor connective tissue in preparations in which the primary antibody was omitted from the staining procedure (*solid arrows*, **B**). × 100

exhibit tumor cell-associated thrombin generation in situ including renal cell carcinoma, malignant melanoma, and ovarian carcinoma (Zacharski et al. 1992a, 1993c) (see Figs. 1 and 5).

Documentation of biochemical heterogeneity among human tumor types has provided a basis for a classification of malignancies based on the properties of their tumor cells (Zacharski et al. 1992b). While type I tumors (listed above) exhibit tumor cell thrombin generation with a paucity of tumor cell plasminogen activators, type II tumors exhibit u-PA but lack tumor cell thrombin generation. It would be reasonable to target u-PA-expressing tumor types for experimental therapy with inhibitors of this tumor growth promoting enzyme.

The results of both clinical intervention studies and laboratory analyses may be interpreted together to clarify further the nature and significance of an even wider variety of proteases, components of the tumor connective tissue stroma, attachment molecules, etc. for the pathophysiology of human malignancy. Whether this treatment approach will find a place in the practice of oncology cannot be determined apart from the results of carefully conducted clinical trials. However, if this approach is indeed effective, the goal of such investigational therapy studies (i.e., the formulation of more effective, less toxic, and less costly cancer treatment strategies) may well be within reach of the present generation of clinical investigators.

References

Chahinian AP, Propert KJ, Ware JH, Zimmer B, Perry MC, Hirsh V, Skarin A, Kopel S, Holland JF, Comis RL, Green MR (1989) A randomized trial of anticoagulation with warfarin and of alternating chemotherapy in extensive small-cell lung cancer by the Cancer and Leukemia Group B. J Clin Oncol 7: 993–1002

Goerner A (1930) The influence of anticlotting agents on transplantation and growth of tumor tissue. J Lab Clin Med 16: 369–372

Green D, Hull RD, Brant R, Pineo GF (1992) Lower mortality in cancer patients treated with low-molecular-weight versus standard heparin. Lancet 339: 1476

Lebeau B, Chastang CL, Brechot JM (1991) Subcutaneous heparin treatment increases complete response rate and overall survival in small cell lung cancer (SCLC). Lung Cancer [Suppl] 7: 129

Levine M, Hirsh J, Gent M, Arnold A, Warr D, Falanga A, Samosh M, Bramwell V, Pritchard KI, Stewart D, Goodwin P (1994) Double-blind randomized trial of very-low-dose warfarin for prevention of thromboembolism in stage IV breast cancer. Lancet 343: 886–889

Loeb L, Fleisher MS (1913) Intravenous injections of various substances in animal cancer. JAMA 60: 1857–1858

Maurer HL, Herndon J, Aisner J, Perry M, Eaton W, Zacharski LR, Green M (1993) A randomized trial of warfarin (W) plus combined modality chemotherapy (CT) and radiation therapy (RT) in limited disease (LD) small cell lung cancer (SCLC). Proc ASCO 12: 335

Rickles FR, Hancock WW, Edwards RL, Zacharski LR (1988) Antimetastic agents. I. The role of cellular procoagulants in the pathogenesis of fibrin deposition in cancer and the use of anticoagulants and/or antiplatelet drugs in cancer treatment. Semin Thromb Hemost 14: 88–94

Rickles RF, Levine M, Edwards RL, Moritz TE, Zacharski LR (1992) Abnormalities of blood coagulation in patients with cancer. In: Neri Serneri GG, Gensini GF, Abbate R, Prisco D (eds) Thrombosis; an update. Scientific, Florence, pp 241–260

Wojtukiewicz MZ, Zacharski LR, Moritz TE, Edwards RL, Rickles FR (1992) Prognostic significance of blood coagulation tests in carcinoma of the lung and colon. Blood Coag Fibrinolys 3: 429–437

Zacharski LR (1981) Anticoagulation in the treatment of cancer in man. In: Donati M, Davidson J, Garattini S (eds) Malignancy and the hemostatic system. Raven, New York, pp 113–128

Zacharski LR, Dunwiddie C, Nutt EM, Hunt J, Memoli VA (1991) Cellular localization of activated factor X by a Xa-specific probe. Thromb Haemost 65: 545–548

Zacharski LR, Wojtukiewicz MZ, Costantini V, Ornstein DL, Memoli VA (1992a) Pathways of coagulation/fibrinolysis activation in malignancy. Semin Thromb Hemostas 18: 104–116

Zacharski LR, Howell AL, Memoli VA (1992b) The coagulation biology of cancer. Fibrinolysis 6 [Suppl 1]: 39–42

Zacharski LR, Donati MB, Rickles FR (1993a) Registry of clinical trials of antithrombotic drugs in cancer: second report. Thromb Haemost 70: 357–360

Zacharski LR, Memoli VA, Rousseau SM (1993b) Cellular localization of enzymatically active thrombin in situ within intact tissues by hirudin binding. Blood [Suppl 1] 82: 151

Zacharski LR, Ornstein DL, Memoli VA, Kisiel W, Rousseau SM (1993c) Tumor cell procoagulant and urokinase expression in carcinoma of the ovary. J Natl Cancer Inst 85: 1225–1230

Zuchella M, Pacchiarini L, Tacconi F, Saporiti A, Grignani G (1993) Different expression of procoagulant activity in human cancer cells cultured "in vitro" or in cells isolated from human tumor tissues. Thromb Haemost 69: 335–338

Veränderungen von Thrombozytenglykoproteinen und Markern des Hämostasesystems bei Patienten mit akuter Leukämie

H. MÜLLER, I. TUNER, I. WULLE-KOCH, R. WEIHE und E. SEIFRIED

Zusammenfassung. Patienten mit akuter Leukämie leiden nicht selten an einer hämorrhagischen Diathese, die bei einzelnen Patienten zu vital bedrohlichen Blutungen führt. Neben Störungen des plasmatischen Gerinnungssystems wie z.B. einer disseminierten intravasalen Gerinnung oder einer erhöhten blasteninduzierten Proteolyse von Gerinnungsfaktoren werden thrombozytär bedingte Blutungen angeschuldigt. Bei insgesamt 58 Patienten mit akuter myeloischer und bei 19 Patienten mit akuter lymphatischer Leukämie wurden unter Verwendung eines FACS-Analysers Glykoproteine untersucht. Im Mittel waren bei beiden Patientenkollektiven die Glykoproteine Ib, Ia/IIa, IIb/IIIa und IV in unterschiedlichem Ausmaß erniedrigt. Stark erniedrigte Glykoproteinwerte korrelierten mit einer verstärkten klinischen Blutungsneigung. Stark erniedrigte Glykoproteine bei Patienten mit AML wiesen auf ein fortgeschrittenes Stadium der Erkrankung hin. Unter Therapie kam es zu einer weitgehenden Normalisierung der Glykoproteine, insbesondere dann, wenn im Knochenmark eine Vollremission erreicht werden konnte. Hochsignifikante Besserungen im Verlauf der Therapie stellen möglicherweise einen Indikator für eine günstige Prognose dar.

Einleitung

In den letzten Jahren wird vermehrtes Interesse auf den Einfluß maligner Tumoren und hämatologischer Systemerkrankungen auf das Hämostasesystem insbesondere auf die Thrombozyten gerichtet. Die thrombozytäre Zellreihe ist bei fast allen hämatologischen Systemerkrankungen und bei malignen Tumoren in unterschiedlichen Entwicklungsstufen mitbetroffen. Dies äußert sich in Funktionsdefekten der Thrombozyten mit Blutungsneigung, Petechien bis hin zu großflächigen Hämatomen und schweren inneren Blutungen, gelegentlich werden auch Hyperaggregabilität der Plättchen bis zu thrombotischen Ereignissen beobachtet. In diesem Zusammenhang erwiesen sich v.a. In-vitro-Studien und Tierversuche, bei denen spezielle Tumorzellinien auf Plättchenaktivierung und -aggregation Einfluß ausüben, als vielversprechend. Besonders aktivierte Plättchen begünstigen Wachstum und Metastasierung bestimmter Tumoren und könnten durch Thrombozytenfunktionshemmer antagonisiert werden. In letzter Zeit wurden die biochemischen und proteinchemischen Grundlagen dieser Beobachtungen aufgedeckt.

Thrombozyten sind diskoide Zellen ohne Zellkern. Die äußere Zone besteht aus einem 15 bis 20 nm dünnen Mantel, an dem Oberflächenrezeptoren, Enzyme, Glykoproteine und adsorbierende Plasmaproteine gebunden sind. Gerade diese äußere Zone bestimmt die Funktion der Plättchen wie z.B. Gerinnselbildung bei Gefäßdefekten, Abdecken von Epithelschäden und Katalysierung des intrinsischen Gerinnungssystems. Die Oberflächenmembranrezeptoren, meist Glykoproteine, spielen eine wesentliche Rolle bei der Adhäsion und Aggregation. Diese Adhäsionsmoleküle gehören zu 2 verschiedenen Molekülfamilien, den Integrinen und den Selektinen. Wichtig für eine ausgewogene Hämostase ist einerseits eine adäquate Adhäsion, andererseits muß eine Hyperadhäsivität, welche zur Thrombose führen könnte, vermieden werden. Mangelhafte Funktion der Thrombozyten wie beim Bernhard-Soulier-Syndrom, bei dem sich der Defekt auf das Glykoprotein Ib bezieht oder bei der Glanzmann-Thrombasthenie, bei der der GP-IIb/IIIa-Komplex betroffen ist, ebenso wie Funktionsbeeinträchtigungen der Plättchen bei leukämischen Patienten können zu lebensbedrohlichen Situationen führen.

Heute wissen wir, daß mindestens 5 unterschiedliche Plättchenintegrine existieren, jedes mit einer speziellen Aktivität gegenüber extrazellulären Matrixproteinen. Tabelle 1 zeigt eine Rezeptorübersicht.

Außerdem tragen die Plättchen noch andere Nichtintegrinrezeptoren an ihrer Membranoberfläche wie GP Ib/IX, welches eine wichtige Rolle in der vom Willebrand-Faktor abhängigen Adhäsion der Plättchen in Interaktion mit dem Subendothel spielt, ebenso GP IV, auch Glykoprotein IIIb genannt, welches als Rezeptor für Thrombospondin fungiert.

Im Zytoplasma der Thrombozyten sind 4 verschiedene Granula vorhanden: die α-Granula, lysosomale Granula, dense Granula und Peroxysomen. Werden Plättchen durch Stimuli wie Adrenalin, ADP, Kollagen oder Thrombin aktiviert, beginnt die Gerinnselbildung nach folgendem Ablaufmuster: Formveränderung, Adhäsion, Aggregation via Fibrinogenbindung an GP IIb/IIIa, Freisetzung der Inhaltsstoffe von α-, und dense Granula durch Verschmelzung mit der Membranoberfläche, Freisetzung lysosomaler Enzyme und Arachidonsäuresekretion. Die nachfolgende Interaktion der Thrombozyten mit dem plasmatischen Gerinnungssystem führt schließlich zum Gerinnsel, welches essentiell zur Vermeidung großer Blutverluste ist. Diese Regulationsprozesse sind bei

Tabelle 1. Glykoproteinrezeptoren auf Thrombozyten für verschiedene Matrixproteine

Integrine	Rezeptor für
GP IIb/IIa (CD 41a)	Fibrinogen, Fibronektin, vWf, Kollagen, Vitronektin, Thrombospondin
GP Ia/IIa (CDW 49b)	Kollagen
GP Ib/IX	Willebrand-Faktor (WF)
GP IV (CD 36)	Thrombospondin

Patienten mit angeborenen oder erworbenen hämorrhagischen oder thrombotischen Diathesen wie z.B. bei Karzinomen und hämatologischen Systemerkrankungen oft gestört. In den letzten Jahren sind zunehmend aktivierungsabhängige Antiplättchenantikörper entwickelt worden, die den direkten Nachweis aktivierter Thrombozyten im Blut ermöglichen. Während der Aktivierung setzen Thrombozyten den Inhalt ihrer im Zytoplasma befindlichen Granula frei. Die größeren dieser granulären Einschlußkörperchen enthalten α-dense, lysosomale Granula und Peroxysomen.

Aktivierungsmarker von Thrombozyten sind GMP-140 (CD 62), GP 53 (CD 63) und Thrombospondin.

GMP-140, das am besten charakterisierte α-Granulamembranprotein, auch bekannt als "platelet activation dependent granule external membrane protein" (PADGEM), ist maßgeblich an Zell-Zell-Interaktionen beteiligt. Es gehört zur Familie der Selektine. Es findet sich außerdem in vaskulären Endothelzellen zusammen mit Willebrand-Faktor und Weibel-Palade-Körperchen. Rasche Bindung von Neutrophilen an aktiviertes Endothel wird über GMP-140 vermittelt. Auf nichtstimulierten Thrombozyten ist es in geringer Anzahl (ca. 800 Kopien) vorhanden. Durch Stimulation steigt durch Fusion der α-Granula mit der Zellmembran die GMP-140-Expression auf das 12- bis 15fache. Ein monoklonaler Antikörper gegen GMP-140 hemmt die Kollagen- und Thrombin-abhängige Plättchenaggregation.

GP 53 (CD 63) ist ein 53 kDa lysosomales Membranprotein, welches an der Oberfläche aktivierter Plättchen exprimiert wird und dessen Funktion noch nicht geklärt ist. Es kommt im lymphatischen Gewebe, in Granulozyten und Makrophagen vor.

Thrombospondin (TSP) ist ein induzierbarer, im Plasma in niedriger Konzentration vorliegender α-Granulabestandteil mit einem Molekulargewicht von 450 kDa. Auf unstimulierten Thrombozyten werden 7 000 Markomoleküle nachgewiesen. TSP ist ein multifunktionales, am Zellkontakt beteiligtes Molekül mit Bindungsstellen für Heparin, Fibrinogen, Fibronektin, Plasminogen und Kollagen. TSP ist in die Aggregation durch Stabilisierung der Fibrinogen-GP-IIb/IIIa-Bindung involviert. Thrombospondin findet sich außerdem in Megakaryozyten, Endothelzellen, Fibroblasten, Monozyten und Makrophagen.

Um die Aktivierung bei Patienten mit hämatologischen Systemerkrankungen zu untersuchen, wurden oben genannte Aktiverungsmarker bestimmt.

Die Einführung der Durchflußzytometrie in die klinische Diagnostik ermöglichte die Einführung neuer Assays zur Messung von Einzelzellen wie z.B. der Thrombozyten mit Hilfe ihrer Fluoreszenz- und Streulichteigenschaften. Mit dieser Methode können relative Größe, relative Granularität und relative Floureszenzintensität von Einzelzellen bestimmt werden. Mit Hilfe von Laser wird die Lichtstreuung, bedingt durch Zellgröße, Struktur der Zellmembran und intrazelluläre Bestandteile, gemessen. Da diese Technik rasch und sensitiv ist, können neben den stabilen Membranglykoproteinen GP Ib, GP IIb/IIIa, GP Ia/IIa und GP IV durch diese Methode auch die Aktivierungsmarker GMP-140, gp53 und TSP bestimmt werden. So können nicht nur Aussagen bzgl. ruhender

Thrombozyten und deren Membranrezeptoren, sondern auch über deren Aktivierungszustand gemacht werden.

Neben der Plättchenaktivierung wurden auch Faktoren und Inhibitoren des plasmitischen Gerinnungssystems bestimmt wie Thrombin-Antithrombin III (TAT), ein inaktiver Proteinasekomplex bestehend aus Thrombin und Antithrombin III, welcher ein Indikator für thrombotische Ereignisse und DIC darstellt und erhöhte Werte bei Patienten mit malignen Erkrankungen aufweist. Ferner wurden die Prothrombinfragmente F1 + F2, die Gesamtspaltprodukte von Fibrin und Fibrinogen (TDP) und die D-Dimere bestimmt.

Bei der hier vorliegende Studie wurden bei verschieden hämatologischen Erkrankungen [akute Leukämien (AML/ALL), myeloproliferativen Erkrankungen (MPS), myelodysplastischen Syndromen (MDS), Panymyelopathie (PMP), idiopathische thrombozytopenische Purpura (ITP)] Membranglykoproteine (GP Ib, GP IIb/IIIa, GP Ia/IIa, GP IV) Aktivierungsmarker GMP-140, gp53 und TSP mittels Durchflußzytometrie und ausgewählte Parameter der plasmatischen Gerinnung bestimmt zur Klärung folgender Fragestellungen:

- Unterschieden sich die erhobenen Parameter von denen von Normalpersonen?
- Inwieweit korrelieren die erhobenen Parameter mit hämorrhagischen oder thrombotischen Diathesen?
- Bei akuten Leukämien erhalten die Patienten aggressive Therapien. Ist eine Veränderung der erhobenen Parameter vor und nach Therapie zu verzeichnen?
- Besitzen die erhobenen Parameter v.a. die Glykoproteine und Aktivierungsmarker prognostische Relevanz bei den untersuchten Krankheitsbildern?

Material und Methoden

Patienten

Bei den Patienten wurden folgende Daten erhoben: Geschlecht, hämatologische Vorerkrankungen, vorhandene Infekte, B-Symptomatik, Thrombozytenzahl, Anzahl der peripheren blutzirkulierenden Blasten, Blasten und Megakaryozytenzahl im Knochenmark.

Bei allen Patienten mit akuter Leukämie erfolgte nach dem Abschluß der Induktions- und Frühkonsolidationstherapie eine erneute Evaluation. Aus den erhobenen Befundkonstellationen wurde versucht, prognostische Kriterien abzuleiten, indem die vor Beginn und nach Abschluß der Induktions- und Konsolidierungstherapie erhaltenen Werte für die einzelnen Parameter verglichen und verschiedene Gruppenbildungen neu betrachtet wurden.

Therapieschemata

Patienten mit der Diagnose akute myeloische Leukämie wurden nach folgenden Therapieschemata behandelt, wobei der Therapieplan die Phasen Induktion, Früh- und Spätkonsolidation vorsah.

DAVI:	Cytosinarabinosid	100 mg/m² i.v.	Tag 1–8,
	Daunorubicin	60 mg/m² i.v.	Tag 3–5,
	VP 16–213	100 mg/m² i.v.	Tag 4–8.

DAV II:	Cytosinarabinosid	100 mg/m² i.v	Tag 1–7,
	Daunorubicin	45 mg/m² i.v.	Tag 3–4,
	VP 16–213	100 mg/m² i.v.	Tag 3–7.

Nach Ansprechen mit Vollremission tritt Phase 2 mit Frühkonsolidation mit DAV III analog DAV II ein. Bei akuten lymphatischen Leukämien (ALL) wurde gemäß dem BMFT-Protokoll therapiert.

Blutabnahme

Um vergleichbare Bedingen zu erhalten, wurde die periphere Blutabnahme an allen Patienten standardisiert durchgeführt. Die Diagnose Leukämie wurde nach routinemäßiger morphologischer Evaluation und zytochemischer Färbung von Blut- und Knochenmarkausstrichen nach der FAB-Klassifikation (French-American-British Classification) ebenso wie durch Immunphänotypisierung gestellt.

Zur Thrombozytendiagnostik und Bestimmung der plasmatischen Gerinnung wurde nach geringer kurzzeitiger Stauung aus einer peripheren Vene mittels 20-ml-Spritzen für die durchflußzytometrische Untersuchung Blut gewonnen. Als Entnahmemedium für die Glykoproteine diente ACD-Medium, welches 85 mmol/l "tri-sodium-citrate", 70 mmol/l Zitronensäure, 11 mmol/l Dextrose pH 4,5 und 50 mmol/l Prostaglandin E_1 enthält in einem Mischungsverhältnis von 1:10. Bei der Messung der Aktivierungsmarker wurde gleiches Medium verwendet, jedoch diente zur Fixierung nach Blutentnahme 2% Paraformaaldehyd (PFA).

Für die plasmatischen Gerinnungstests wurde Blut in 3 Gerinnungsröhrchen mit 0,5 ml Natriumcitrat auf 5 ml entnommen.

Die Blutabnahmen bei Patienten mit AML erfolgten bei Diagnosestellung und nach Beendigung von 3 Therapiezyklen.

Bei Patienten mit ALL wurde Blut bei Diagnosestellung und nach Abschluß der Primärtherapie vor Beginn einer Erhaltungstherapie entnommen.

Monoklonale Antikörper

Die spezifischen Immunglobulinsubklassen und Ursprung der monoklonalen Antikörper gegen die Membranglykoproteine und Aktivierungsmarker sind in Tabelle 2 aufgelistet.

Indirekte Immunfluoreszenzanalyse

Plättchenreiches Plasma (PRP) wurde durch verschiedene Zentrifugationsstufen gewonnen, zunächst bei 250 G, dann bei 200 G und schließlich bei 700 G bei Raumtemperatur über je 10 min. Das

Tabelle 2. Verwendete monoklonale Antikörper

Name	*Monoklonale AK gegen*	*Immunogen*	*Synonyma*	*Hersteller*
AN 51	Glykoprotein Ib	IgG2a	CD 42b	DAKO
P 2	Glykoprotein IIb/IIIa	IgG1	CD 41vVLA 1	dianova
Gi	Glykoprotein Ia/KKa	IgG1	DCDw 49 VLA 2	dianova
OKM 5	Glykoprotein IV	IgG1	CD 36	dianova
CD 62	GMP-140	IgG1	PAGEM-LEC-CAM 3	dianova
CD 63	gp53	1gG1	Ptgp40 LIMP-CD 63	dianova
TSP	Thrombospondin	IgG1		dianova
MsigG	normales Maus-Ig	IgG1, Igg2a, Igg2b, IgG3		Coulter

Plättchenpellet wurde mit PBS ("phosphate buffered saline")/3,8% Natriumcitrat gewaschen und dann auf 50000 Plättchen/µl für die Messung im Durchflußzytometer eingestellt. Die Markierung der Zellen erfolgt mittels Immunfluoreszenztechnik mit monoklonalem Antikörper als Erstmarker und mit FITC (Fluoresceinisothioyanat)-konjugiertem Ziegeantimausimmunglobulinen als Zweitantikörper. Die Fluoreszenzmessung wurde mit einem FACSCAN (Becton Dickinson) durchgeführt. Nach Eichung mit Kontrollbeads wurden die Plättchen nach Festlegung entsprechender Schwellenwerte nach Auszählung von jeweils 10000 Plättchen mit Hilfe des LYSIS-II-Analyseprogramms ausgewertet.

Plasmatische Gerinnungstests

Neben den Standardgerinnungsparametern wurden in vitro mittels eines Sandwich Elisa F1+F2, der TAT-Komplex (Enzgnost F1+F2 micro, Enzygnost TAT micro, Behring), TDP und D-Dimere bestimmt.

Statistik

Zur Auswertung der Daten wurde das Statistikprogramm SAS verwendet. Aufgrund der geringen Anzahl innerhalb der Stichproben wurde auf Normalverteilungsanalyse verzichtet.

Das Signifikanzniveau wurde bei 5% pro Test festgesetzt. Zum Gruppenvergleich wurde der Wilcoxon-Test für verbundene bzw. unverbundene Stichproben herangezogen. Für $p < 0{,}05$ ergab sich, die beobachteten Verteilungen unterscheiden sich signifikant, für $0{,}05 \leqslant p < 0{,}1$ die beobachteten Verteilungen unterscheiden sich tendenziell und für $0{,}1 \leqslant p$ Unterschiede der Verteilungen sind statistisch nicht signifikant.

Ergebnisse und Zusammenfassung

Im Zeitraum vom Sommer 1991 bis Ende 1992 wurden 58 Patienten mit AML und 19 Patienten mit ALL untersucht.
Die Ergebnisse sind im folgenden zusammenfassend dargestellt (Tabelle 3, Abb. 1–11).

Daten für Patienten mit AML

Die Mortalitätsrate betrug 60% bei Patienten mit akuter Leukämie FAB M1, 18% bei Patienten mit AML M2, 13% bei AML M3, 36% bei AML M4, 50% bei AML M6 und 25% bei Patienten mit AML M7.

Tabelle 3. Patientendaten mit AML M1-M7

FAB-Klassifikation	*Patientenanzahl*	*Alter (MW ± SD)*	*Geschlecht*		*Exitus letalis* </ *Thrombose*
			w.	*m.*	
AML M1	10	53 ± 18	6	4	6†
AML M2	17	52 ± 15	8	9	3†
AML M3	8	54 ± 12	5	3	1†/2
AML M4	11	58 ± 11	5	6	4†
AML M5	6	64 ± 7	1	5	/
AML M6	2	65 ± 4	0	2	1†
AML M7	4	53 ± 13	2	2	1†

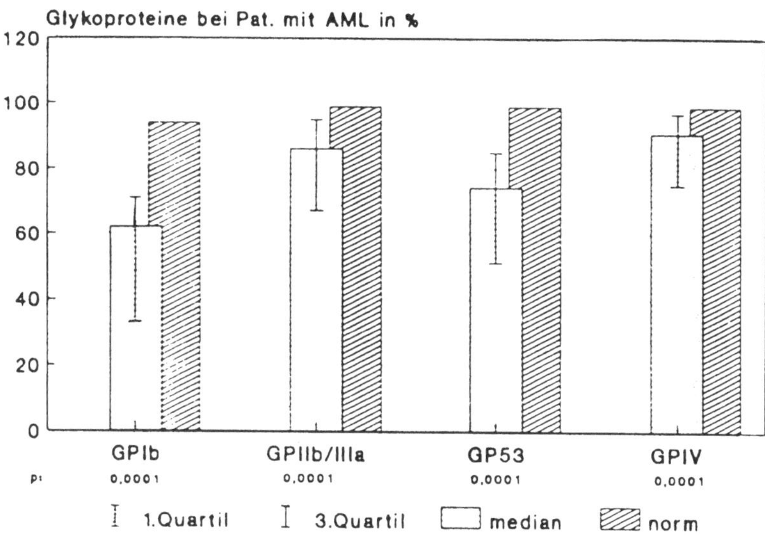

Abb. 1. Gegenüberstellung der Mediane der Glykoproteine der Normalpersonen und der AML-Patienten

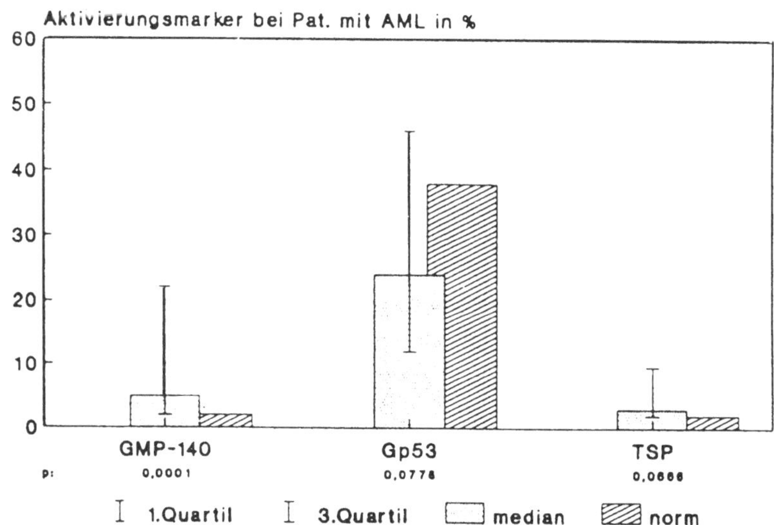

Abb. 2. Gegenüberstellung der Mediane der Aktivierungsmarker der Normalpersonen und der AML-Patienten

Im Rahmen dieser Arbeit wurden Glykoproteine und Aktivierungsmarker auf der Thrombozytenoberfläche sowie ausgewählte Parameter der plasmatischen Gerinnung bei Patienten mit akuten Leukämien untersucht. Hierdurch sollte aufgezeigt werden, inwieweit sich diese Größen von Normwerten unterschieden, welche Unterschiede zwischen den einzelnen Krankheitsbildern

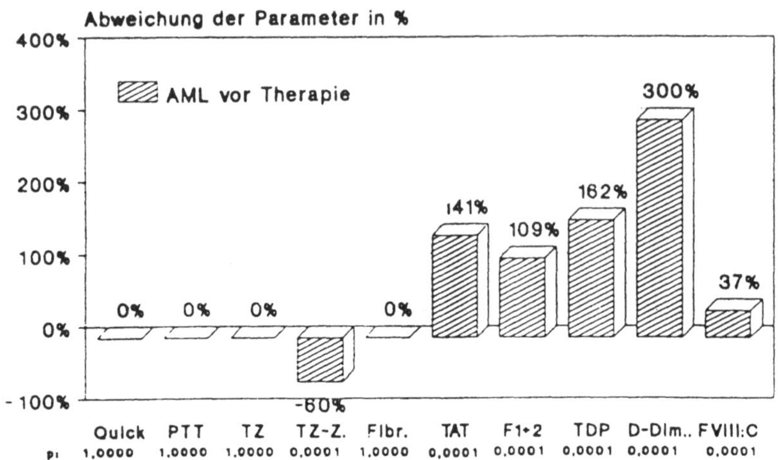

Abb. 3. Relative Abweichung der Parameter der plasmatischen Gerinnung von den Grenzen der Referenzbereiche bei AML-Patienten

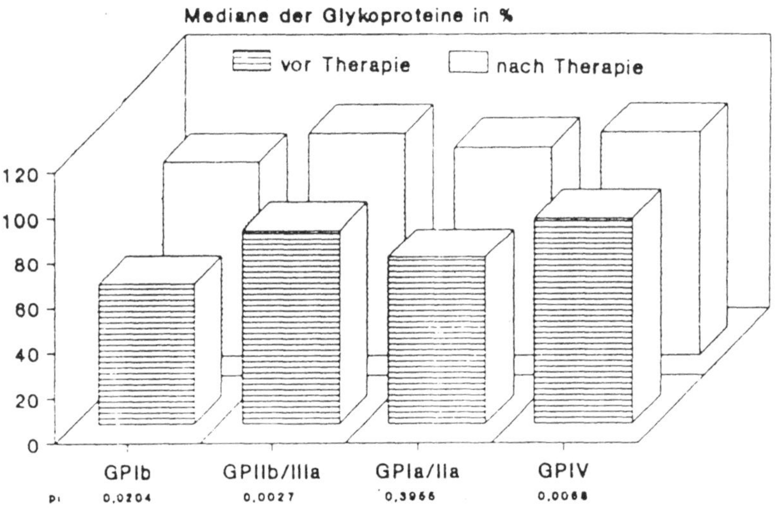

Abb. 4. Glykoproteinwerte der AML-Patienten vor und nach Therapie

existieren, welche Zusammenhänge zwischen diesen Parametern und den erhobenen klinischen Befunden bestehen, ob sich Verbesserungen im Verlauf der Therapie abzeichnen und welche prognostische Relevanz diese Parameter bei den verschiedenen Krankheitsbildern besitzen. Die wesentlichen Erkenntnisse im Hinblick auf diese Fragestellungen lauten:

- Glykoproteindefekte qualitativer und/oder quantitativer Art führen zu abnormaler Koagulationsfähigkeit, verändertem Aggregationspotential und

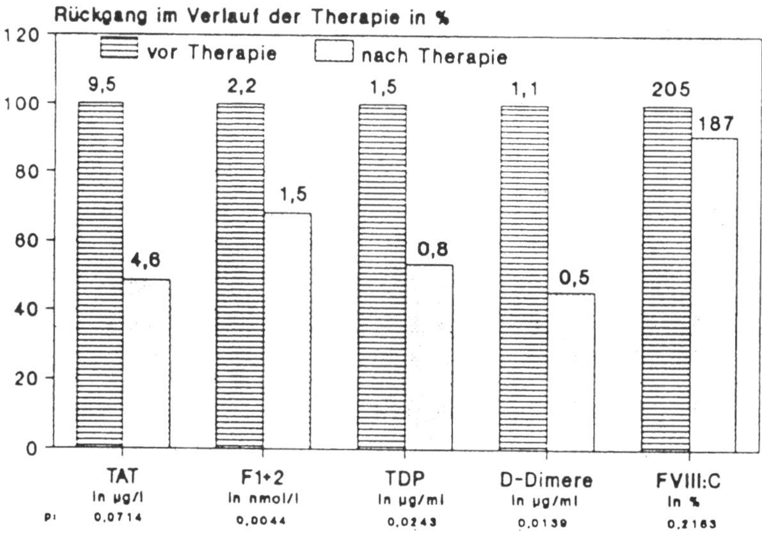

Abb. 5. Parameter der plasmatischen Gerinnung der AML-Patienten vor und nach Therapie

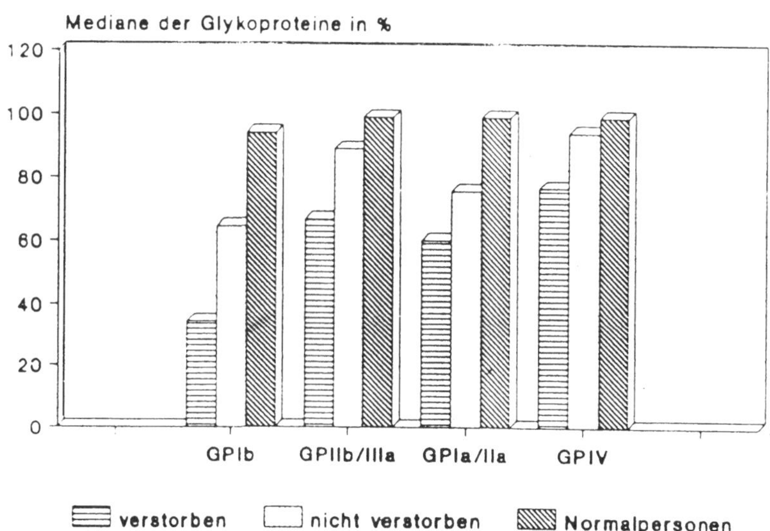

Abb. 6. Glykoproteinwerte bei den verstorbenen/nicht verstorbenen AML-Patienten

zur verminderten Ligandenbindungskapazität mit den daraus resultierenden bekannten hämostaseologischen Komplikationen.

- Patienten mit den untersuchten hämatologischen Systemerkrankungen weisen in allen betrachteten Glykoproteinen niedrigere Werte auf als Normalpersonen; von diesem Absinken sind insbesondere die Glykoproteine GP Ib and GP Ia/IIa betroffen, die sich auch einer Vollremission noch am

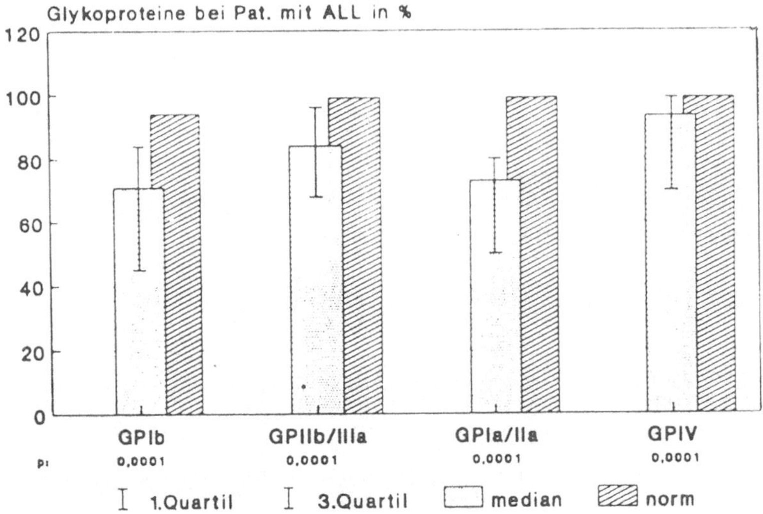

Abb. 7. Gegenüberstellung der Mediane der Glykoproteinwerte der Normalpersonen und der ALL-Patienten

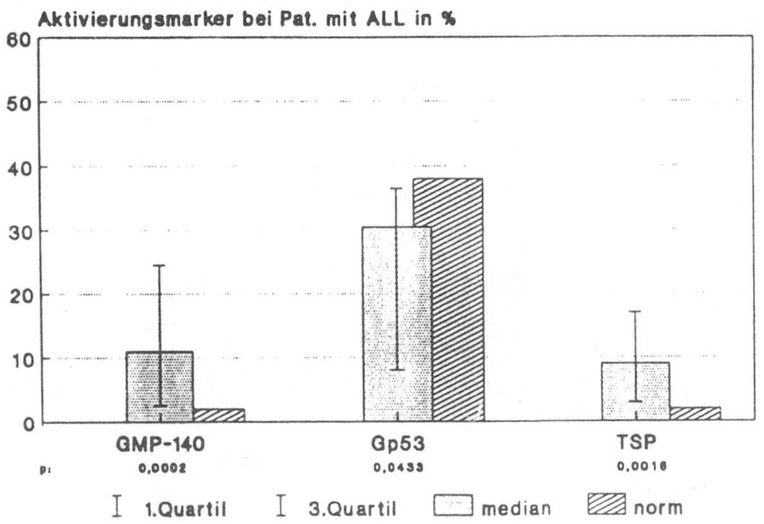

Abb. 8. Gegenüberstellung der Mediane der Aktivierungsmarker der Normalpersonen und der ALL-Patienten

stärksten von den Normwerten unterscheiden. Lokalisation und genaue Ursache dieser Glykoproteindefekte bedürfen eigener Untersuchungen wie z.B. Glykoproteinbestimmungen auf der Megakaryozytenoberfläche. Thrombozytenfunktionstests und Proteasen- und Autoantikörperbestimmung. Die i. allg. erhöhten Werte für die Aktivierungsmarker GMP-140 und TSP lassen auf

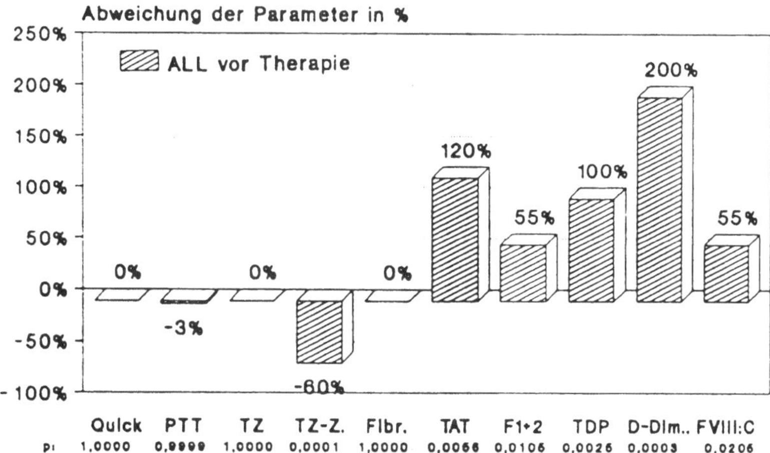

Abb. 9. Relative Abweichung der Parameter der plasmatischen Gerinnung von den Grenzen der Referenzbereiche bei ALL-Patienten

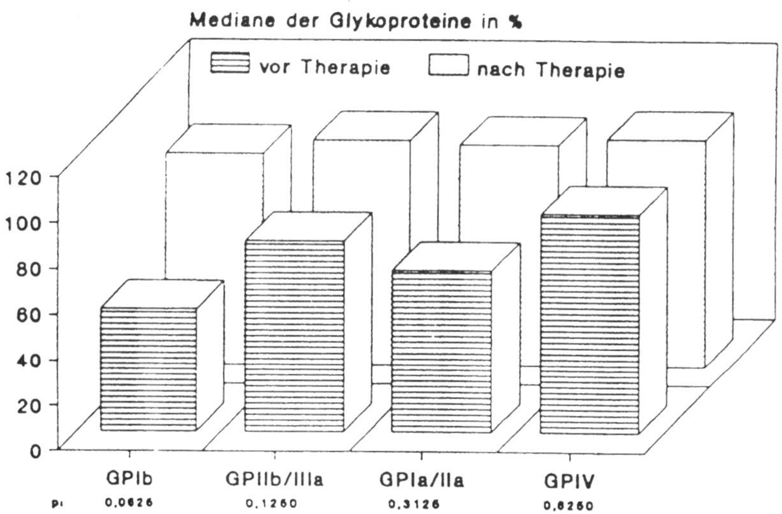

Abb. 10. Glykoproteinwerte der ALL-Patienten vor und nach Therapie

eine verstärkte Freisetzung der diese enthaltenden α-Granula schließen, wobei der Grad dieser Aktivierung auch innerhalb der einzelnen Krankheitsbilder stark variiert. Von den Parametern der plasmatischen Gerinnung liegen Quick, PTT, TZ und Fibrinogen weitgehend im Normbereich, während insbesondere für TAT und F 1+2, Indikatoren für gesteigerte prokoagulatorische Aktivität, TDP und D-Dimere, Indikatoren für hyperfibinolytische Aktivität, und Faktor VIII-C teilweise erheblich höhere Werte festzustellen waren.

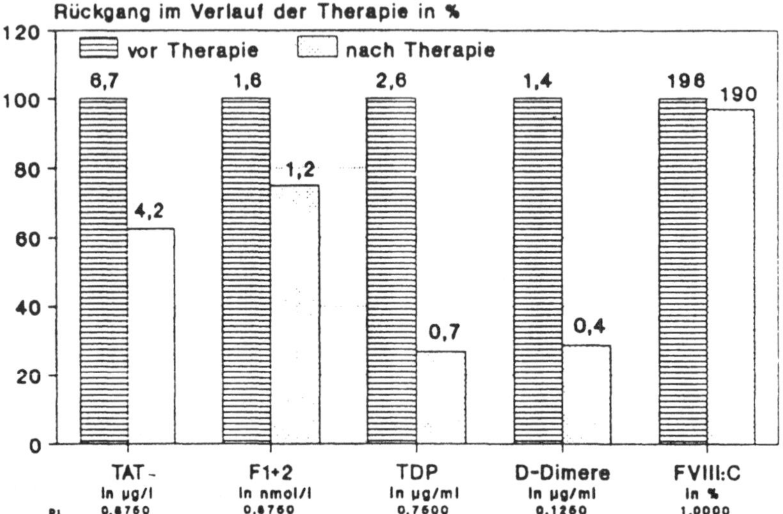

Abb. 11. Parameter der plasmatischen Gerinnung der ALL-Patienten vor und nach Therapie

- Ein Zusammenhang zwischen den erhobenen Befunden und den betrachteten Parametern kann aufgrund dieser Untersuchung in folgenden Fällen bestätigt werden: niedrigere Glykoproteinwerte korrelieren mit verstärkter Blutungsneigung, diese geht wiederum nicht zwangsläufig mit niedrigen Thrombozytenzahlen einher. Für die Indikationsstellung einer Thrombozytentransfusion wird deshalb eine vorherige Bestimmung der Glykoproteinwerte empfohlen. Bei den untersuchten AML-Patienten weisen stark erniedrigte Glykoproteine auf weit fortgeschrittene Stadien der Erkrankung hin. Hyperfibrinolytische Zustände kommen v.a. bei hoher Blastenzahl im Knochenmark und im präfinalen Stadium der AML vor.
- Bei den akuten Leukämien sind im Verlauf der Therapie zahlreiche Verbesserungen bei den Glykoproteinwerten und bei den Parametern der plasmatischen Gerinnung eingetreten, die hyperfibrinolytische und prokoagulatorische Aktivität anzeigen.

  Bei Patienten mit während der Therapie aufgetretenen Komplikationen konnte nur qualitativ eine Verschlechterung der Glykoprotein- und Gerinnungswerte evaluiert werden. Eine Bestätigung dieses Trends bedarf größerer Fallzahlen.
- Auf einen Erfolg der Therapie bei den akuten Leukämien kann nicht a priori aufgrund der Vortherapiewerte der Glykoproteine oder anderer erhobener Parameter geschlossen werden. Starke signifikante Besserungen gerade der Glykoproteinwerte im Verlauf einer Therapie stellen jedoch Indikatoren für eine günstige Prognose dar.

Die betrachteten Glykoproteine zeichnen sich durch eine unterschiedliche Sensitivität aus. Während GP Ib und GP Ia/IIa stärkeren Veränderungen unterworfen sind, ist die Rezeptorfunktion des GP IV weniger störungsanfällig.

Die Thrombozytenaktivität verändert sich sehr schnell und in hohem Maße, daher kann eine erhöhte Aktivierungsmarkerexpression allein nicht als pathologisch gewertet werden.

Stark erniedrigte Glykoproteinwerte gehen mit vermehrten Gerinnungsstörungen einher. Das Ausmaß dieser Erniedrigung korrespondiert mit dem Grad dieser Störung. Diese Synchronität der pathologischen Veränderungen ist ein Indiz für die Komplexität, Verflechtung und fehlende Separabilität aller involvierten Abläufe und zeigt die Multikausalität eintretender Veränderungen an.

Literatur

1. Abrams C, Ellison N, Budzynski, AZ, Shattil SJ (1990) Direct detection of activated platelets and platelet-derived microparticles in humans. Blood 75: 128–138
2. Abrams C, Shattil SJ (1991) Immunological detection of activated platelets in clinical disorders. Thromb Haemost 65: 467–473
3. Adelman B, Michelson AD, Handin RI, Ault Ka (1986) Evaluation of glycoprotein ib by fluorescence flow cytometry. Blood 66: 423–427
4. Agbanyo FR, Sixma JJ, Groot PG, de Languino LR Plow EF Thrombospondin-platelet interactions. Role of divalent cations, wall shear rate and platelet membrane glycoproteins. J Clin Invest 92: 288–296
5. Albeida SM, Buck OA (1990) Immunological detection of activated platelets in clinical disorders (review). FASEB J 4: 2868–2880
6. Bauer KA (1988) Hemostatic enzyme generation in the blood of patients with hereditary protein C deficiency. Blood 71: 1418–1426
7. Beardsiey DS (1990) Platelet membrane glycoproteins: role in primary hemostatsis and component antigens. Yale J Biol Med 63: 469–475
8. Bennett JS (1982) The molecular biology of platelet membrane proteins. Semin Hametol 27: 186–199
9. Bolin RE, Okumura T, Jamieson GA (1977) Changes in distribution of platelet membrane glycoproteins in patients with myeloproliferative disorders. Ann J Haematol 3: 63–71
10. Clezardin P, McGregor JL, Devachanne M, Clementson KJ (1985) Platelet abnormalitites in patients with myeloproliferative disorders and secondary thrombosin. Br J Haematol 60: 331–344
11. Colman RW (1990) Platelet receptors. Hematol Oncol Clin North Am 4: 27–42
12. Esche N, Sie P, Caranobe C, Nouvel C, Pris J, Boneu B (1989) Platelets in myeloproliferative disorders. Scand J Haematol 26: 123–29
13. Fitzgerald LA, Phillips DR (1987) Platelet membrane glycoproteins In: Colman RW, Hirsh J, Marder VJ, Salzman EW (eds) Hemostasis and thrombosis. Basic principles and clinical practice, 2nd edn. Lippincott, Philadelphia, pp 572–593
14. Ganguly P, Sutherland SB, Bradford HR (1978) Defective binding of thrombinto platelets in myeloid leukemia. Br J Haematol 39: 599–665
15. George JN, Nurden AT, Phillips DR (1984) Molecular defects in interactions of platelets with the vessel wall. N Engl J Med 311: 1084–1089
16. George JN, Pickett EB, Saucerman S, McEver RP, Kunicki TJ, Kieffer N, Newman PJ (1988) Platelet surface glycoproteins: Studies on resting and activated platelets and platelet membrane microparticles, and observations in patients during adult respiratory distress syndrome and cardiac surgery. J Clin Invest 78: 340–348
17. George JN, Shattil SJ (1991) New clinical importance of acquired abnormalities of platelet function. N Engl J Med 324: 27–39
18. Gulati GL, Ashton JK, Hyun BH (1988) Structure and function of the bone marrow and hematopoiesis. Hematol Oncol Clin North Am 2: 495–511
19. Hardisty R, Pidard D, Cox A, Nokes T, Legrand C, Bouillot C, Panocchia A, Heilmann E, Hordille P, Bellucol S (1992) A defect of platelet aggregation associated with an abnormal distribution of glycoproteins IIb/IIIa complexes within the platelet: the cause of bleeding disorder. Blood 80: 696–708

20. Hiller E, Riess H (1988) Haemorrhagische Diathese und Thrombose, 1. Aufl. Wissenschafftliche Verlagsgesellschaft, Stuttgart, S 20–61
21. Hovig T (1989) Megakaryocyte and platelet morphology. Ballilleres Clin Haemotal 2: 503–530
22. Hoelt JA (1988) Laboratory and clinical evaluation of assay of thrombin-antithrombin. J. Clin Chem 34: 2058
23. Hunkapillar T, Hood L (1986) Nature 323: 15–17
24. Hynes RO (1991) Integrins: a family with cell surface receptors. Cell 48: 549–554
25. Johnston GI, Cook Rg, McEver RP (1991) Cloning of GMP-140, a granule membrane protein of platelets and endothelium. Sequence similarity involved in cell adhesion and inflammation. Cell 58: 1033–1044
26. Kaywin P, McDonough N, Insel PA, Shattii JS (1978) Platetet function in essential thrombocythemia. N Engl J Med 299: 505–509
27. Kieffer N, Phillips DR (1990) Platelet membrane glycoproteins: Functions in cell interaction. Ann Rev Cell Biol 6: 329–357
28. Kowalska MA, Tuszynski GP (1993) Interaction of thromobospondin with platelet glycoproteins GP Ia-IIa and GP IIb-IIIa. Biochem J 295: 725–730
29. Kruth HS (1982) Flow cytometry: rapid biochemical analysis of single cells. Ann Biochem 125: 225–242
30. Kunicki TJ, George IN (1989) Platelet immunobiology, 1st edn. Lippincott, Philadelphia, pp 9–31, 3–96, 235–254
31. Legrand C, Dubernard V, Kleffer N, Nurden AT (1988) Use of monoclonal antibody to measure the surface expression of TSP following platelet activation. Eur J Biochem 171: 393–399
32. Leung LLK (1984) Role of thrombospondin in platelet aggregation. J Clin Invest 74: 1764–1772
33. Long MW, Dixit VM (1990) Thromobospondin function as a cytoadhesion molecule for human hematopoatic progenitor cells. Blood 75: 2311–2318
34. Mazzucato M, Marco L, de Angelis V, Rola D, Bizzaro N, Casonato A (1989) Platelet membrane abnormalities in myeloproliferative disorders: decrease in glycoproteins Ib and IIb/IIIa complex is associated with deficient receptor function. Br J Haematol 73: 369–374
35. McEver RP, Martin NM (1984) A monoclonal antibody to a membrane glycoprotein binds only to activated platelet. J Biol Chem 259: 9121–9126
36. McEver RP (1990) Properties of GMP-14, an inducible granule membrane protein of platelets and endothelium. Blood Cells 16: 73–83
37. McEver RP (1990) The clinical significance of platelet membrane glycoproteins. Hematol Oncol Clin North Am 4: 87–105
38. Metzeisar MJ (1990) Studies on the expression of activation markers on human platelets. Med Dissertation, Universität Utrecht
39. Metzeiaar MJ, Shuurman HJ, Heijnen HF, Sixma JJ, Nieuwenhuis HK (1991) Biochemical and immunohistochemical characteristics of CD 62 and CD 63 monoclonal antibodies. Expression of GMP 140 and LIMP-CD 63 in human lymphoid tissues. Virchows Arch [B] 61: 269–277
40. Metzeisar MJ, Wijngaard PL, Peters PJ, Sixma JJ, Nieuwenhuis HK, Clevers HC (1991) CD 3 antigen. J Biol Chem 26: 3239–3245
41. Michelson AD (1987) Flow cytometric analysis of platelet surface glycoproteins: Phenotypically distinct subpopulation of platelets in chuldren with chronic myeloid leukemia. J Lab Clin Med 10: 346–354
42. Naresh KN, Sivasankaran P, Vellath AJ (1992) Platelet function in chronic leukemia. Indian J Cancer 29: 49–55
43. Nieuwenhuis HK, Van Oosterhout, Muller E, Van Iwaarden F, Sixma JJ (1987) Study with a monoclonal antibody against activated platelets. Blood 70: 838–845
45. Peizer H, Schwarz A, Stuber W (1991) Determination of human prothrombin activation fragment 1 + 2 in plasma with an antibody against synthetic peptide. Thromb Haemost 65: 153–159
46. Ralfael A (1988) Grundlagen der analytischen Durchflußcytometria. Labor-Medizin 11: 89–97
47. Schafer Al (1984) Bleeding and thrombosis in myeloproliferative disorders. Blood 64: 1–12
48. Scharf RE, Suhijar D (1993) Platelet aggregation defects: characterisation of dysfunctional GP IIb/IIIa using conformation-specific antibodies. Ann Hematol (abst) 66: 34
49. Scharf RE, Tomer A, Marzec UM, Teirstein PS, Ruggeri ZM, Harker L (1992) Activation of platelets in blood perfusing angioplasty-damaged coronary arteries: flow cytometric analysis. Artheriosclerosis Thromb 12: 1475–1497
50. Shattil J, Hoxie JA, Cunningham M, Brass LF (1985) Changes in platelet membrane glykoprotein IIb/IIIa complex during platelet activation. J Biol Chem 260: 11107–11114

Antikoagulanzien in der Thromboembolieprophylaxe bei Malignomen

J. Harenberg

Zusammenfassung. Die Thromboembolie als paraneoplastisches Syndrom wird wesentlich durch "tissue factor activity" und ein Vitamin-K-abhängiges Cancer-Prokoagulant aus Tumorzellen und Monozyten vermittelt. Die disseminierte intravasale Gerinnung stellt eine klinisch latente oder manifeste Vorstufe der ablaufenden Hyperkoagulabilität dar. Die Diagnostik ist mit modernen gerinnungsanalytischen Verfahren möglich. Therapeutisch ist bisher eine Verbesserung der Überlebenszeit mit oralen Antikoagulanzien nur bei kleinzelligem Bronchialkarzinom belegt. Heparin und niedermolekulare Heparine stellen eine weitere Behandlungsform dar. Besonders die Freisetzung von Tissue-factor-pathway-Inhibitor, die bei niedermolekularen Heparinen nach subkutaner Verabreichung verstärkt erfolgt, könnte als ein weiteres kausales Therapiekonzept bei Malignomen Bedeutung erlangen.

Überblick

Das Auftreten von tiefen Venenthrombosen bei Malignomen ist nach der Beschreibung von Trousseau (1965) in der Literatur mit dem nach ihm benannten Syndrom bezeichnet. Die Inzidenz thromboembolischer Ereignisse reicht von 1 bis 11% (Hoerr u. Harper 1957; Lieberman et al. 1961; Soong u. Miller 1970). Die postmortale Diagnose der Thrombose und Lungenembolie ist jedoch deutlich höher (Ambrus et al. 1975; Sproule 1938). Die Häufigkeit thromboembolischer Todesursachen bei Malignompatienten ist in Tabelle 1 zusammengefaßt.

Am häufigsten finden sich thromboembolische Komplikationen bei Karzinomen der Lunge. Östrogene und eine Chemotherapie erhöhen das Risiko (Kasimis u. Spiers 1979). In der postoperativen Chirurgie von Malignomen liegt die Inzidenz trotz einer Low-dose-Heparinprophylaxe signifikant höher als bei Operationen nicht maligner Erkrankungen (Pineo et al. 1974).

Gerinnungsveränderungen

Eine Anzahl von Veränderungen des Gerinnungs-, Fibrinolyse- und Thrombozytensystems sind bei Malignomerkrankungen beschrieben. Sie zeigen eine

Tabelle 1. Die Inzidenz thromboembolischer Komplikationen bei 541 Malignompatienten. (Nach Sack u. Ambrus 1975)

Art des Karzinoms	*Anzahl der Patienten (n)*	*Häufigkeit thromboembolischer Komplikationen [%]*
Lunge	139	25,6
Pankreas	94	17,4
Magen	91	16,8
Kolon	82	15,2
Prostata	35	6,5
Ovarium/Uterus	34	6,3
Galle	15	2,8
Brust	11	2,0
Niere	2	0,4
Sonstiges	37	7,0
Gesamt	541	100,0

Steigerung des Gerinnungspotentials und der Fibrinolyse und eine Thrombozytose. Als initiale Veränderungen finden sich eine gesteigerte intravaskuläre Gerinnung, eine Verbrauchskoagulopathie oder eine reaktive Hyperfibrinolyse (Owen u. Bowie 1974). Eine Erhöhung der aus der Gerinnungsaktivierung resultierenden Thrombinaktivität wird anhand erhöhter Fibrinopeptid-A-Spiegel bei verschiedenen Erkrankungen beschrieben (Myers et al. 1981; Peuscher et al. 1980; Rickles et al. 1983; Yoda u. Abe 1981). Die Ergebnisse aus diesen Untersuchungen belegen jedoch auch, daß eine parakoagulatorische, nicht thrombinvermittelte Fibrinbildung durch Tumorproteasen bestehen kann. Auch findet sich im Rahmen einer adjuvanten Immunstimulation bei Malignomen eine passagere Gerinnungsaktivierung (Harenberg et al. 1982).

In die Aktivierung des Gerinnungssystems bei Malignomen sind die Tumorzellen, das T-Zellsystem und die Monozyten involviert. Tumorzellen können mit Thrombozyten in Kontakt treten und ein prokoagulantes Enzym oder Tissue factor freisetzen. Die Enzyme führen zu einer Aktivierung der Monozyten und der Megakaryozyten, die ihrerseits Tissue factor sezernieren. Eine Aktivierung des extrinsischen Gerinnungssystems resultiert. Tumorantigene führen über eine Aktivierung der T-Zellen zu einer Stimulation der Monozyten. Die Aktivierung des Gerinnungssystems erfolgt bei Malignomen daher vielfältig. Die therapeutische Beeinflussung der resultierenden Hyperkoagulabilität mit oder ohne thromboembolische Ereignisse ist daher vielfältig (Abb. 1).

Wirkung von Kumarinderivaten bei Malignomen

Die Bedeutung von oralen Antikoagulanzien zur Hemmung des Tumorwachstums und der Ausbreitung von Metastasen ist in einer Anzahl von experimentellen Tumorsystemen beschrieben worden. Erstmals beschrieben Strauss u.

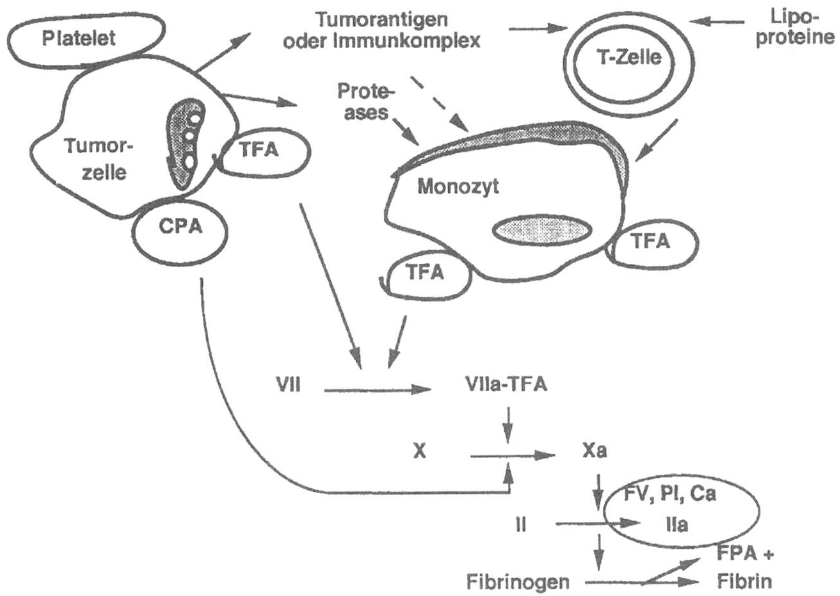

Abb. 1. Aktivierung von Fibrin bei Malignomen

Saphir (1949) eine Reduktion zirkulierender Karzinomzellen bei einer Behandlung mit Dicumarol. Nachfolgende Untersuchungen zeigten, daß Kumarin sowohl die Ausbreitung und den Metabolismus der Tumorzellen als auch die Ausbildung von Lungenmetastasen sowie von spontanen Metastasen vermindert (Brown 1973; Hilgard 1977; Hilgard u. Maat 1979, Hilgard et al. 1977; Kirsch et al. 1974; Maat 1980; Poggi et al. 1978; Thornes et al. 1968). Als Wirkungsmechanismus wird eine Verminderung Vitamin-K-abhängiger Enzyme in Monozyten, Makrophagen und den Tumorzellen selbst angenommen.

Die klinische Wirksamkeit von einer Antikoagulation mit Warfarin auf die Mortalität bei Patienten mit Karzinomen der Lunge, des Kolons, des Kopf- und Halsbereichs und der Prostata zeigte eine Verbesserung der Überlebensrate nur bei Patienten mit kleinzelligem Bronchialkarzinom. Die übrigen Karzinome, insbesondere die Adenokarzinome von Lunge, Kolon und Prostata sowie Gliome und Glioblastome ließen sich durch die Antikoagulation nicht positiv beeinflussen (Zacharski et al. 1984). Untersuchungen zur fehlenden Wirksamkeit der oralen Antikoagulation auf eine Reduktion paraneoplastischer thromboembolischer Ereignisse sind mehrfach beschrieben (Bell et al. 1985; Kazmler et al. 1974; Sack et al. 1977).

Wirkung von Heparinen bei Malignomen

Die Verabreichung der Heparine beruht auf den unterschiedlichen Wirkungen dieser Substanzklasse. Die erhöhte Inzidenz thromboembolischer Ereignisse bei

Karzinompatienten resultiert aus einer Aktivierung von Thrombin durch das Cancer-Prokoagulant (PCA) (Rickles u. Edwards 1983). Die disseminierte intravasale Gerinnung stellt einen manifesten Vorläufer des thrombotischen Geschehens dar (Rickles et al. 1983). Entsprechend der erhöhten Thrombinaktivität steigen die Plasmaspiegel von Fibrinopeptid A, das bei der Umwandlung von Fibrinogen zu Fibrin entsteht, bei Patienten mit akuter Leukämie (Myers et al. 1981; Yoda u. Abe 1981) oder soliden Tumoren an (Peuscher et al. 1980; Rickles et al. 1983). Eine Verabreichung von Heparin hemmt direkt die Entstehung von Thrombin und führt zu einem Absinken von Fibrinmonomeren und Fibrinopeptid A. (Peuscher et al. 1980; Rickles et al. 1983; Yudelman u. Greenberg 1982). Heparin hebt auch die chemotherapieinduzierte Hyperkoagulabilität auf, wie anhand des Absinkens von Fibrinmonomeren und Fibrinopeptid A gezeigt werden konnte (Edwards et al. 1990). Zur Kontrolle der disseminierten intravasalen Gerinnung ist daher Heparin die Therapie der Wahl (Rubin u. Colman 1992). Trotz einer Antikoagulation mit Heparin kann eine Hyperkoagulabilität bestehen bleiben (Rickles et al. 1983; Yudelman u. Greenberg 1982). Die Möglichkeit einer Verminderung von Antithrombin III bei der disseminierten intravasalen Gerinnung könnte zu der Schwere der Erkrankung beitragen und hat dazu geführt, die Wirkung einer Substitution mit Plasma oder Konzentrat von Antithrombin III zu untersuchen. Obwohl die Ergebnisse ermutigend sind, ließ sich ein eindeutig positiver Effekt zu einer therapeutischen Empfehlung nicht finden (Sunder-Plassmann et al. 1991).

Untersuchungen zur Kombination von Kortison mit einer oralen Verabreichung unterschiedlicher Dosierungen von Heparin wurde in experimentellen Untersuchungen beschrieben. Bei einem Retikulosarkom der Maus führte die Verabreichung von 75 mg Kortison/kg KG mit einer Gesamtdosis von 260 000 Einheiten von Heparin über einen Zeitraum von 3 Wochen zu einer Reduktion der Tumorgröße (Abb. 2; Folkman et al. 1983). Anhand chromatographischer Techniken konnte die Resorption von Heparin über Di- und Tetrasaccharide im Plasma belegt werden, so daß Oligosaccharide ohne antikoagulante Wirksamkeit für den Antitumoreffekt verantwortlich gemacht wurden (Sunder-Plassmann et al. 1991). Die klinische Wirksamkeit zur Reduktion der Thromboembolie bei Malignompatienten ist im Rahmen von Studien zur Thromboembolieprophylaxe in der postoperativen Medizin belegt. Als direkter Vergleich von Placebo gegen 2 unterschiedliche Low-dose-Heparin-Regime zur Prophylaxe der postoperativen Venenthrombose bei Malignompatienten zeigte eine Reduktion der Thromboseinzidenz von 18 auf 8 bzw. 4% in Abhängigkeit von der gewählten Form der Prophylaxe. Die erste Form der Prophylaxe wurde, wie üblich, mit 2 h präoperativ beginnender Low-dose-Heparinisierung und die zweite Form mit einer 2 bis 9 Tage präoperativ beginnenden Low-dose-Heparinisierung durchgeführt. Diese Daten zeigen, daß eine längerfristige Behandlung der klinisch nicht evidenten disseminierten intravasalen Gerinnung mit Low-dose-Heparin über einen längeren Zeitraum präoperativ bei Patienten mit Malignomen keine therapeutische Alternative darstellen kann (Abb. 3; Clarke-Pearson et al. 1990).

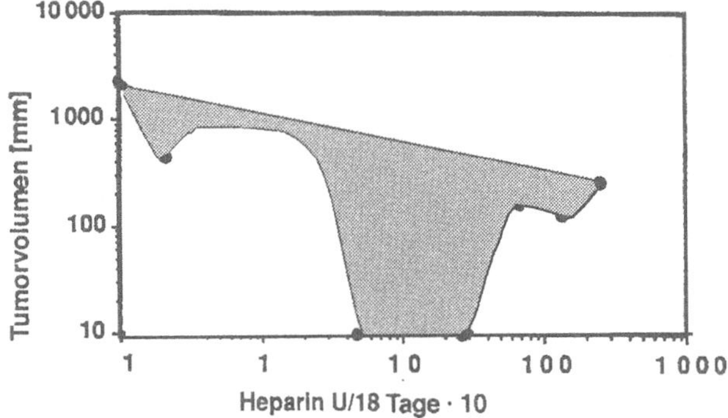

Abb. 2. Wirkung von Kortison in Kombination mit oralem Heparin auf das Tumorwachstum in einem experimentellen Tumormodell. (Aus Folkman et al. 1983)

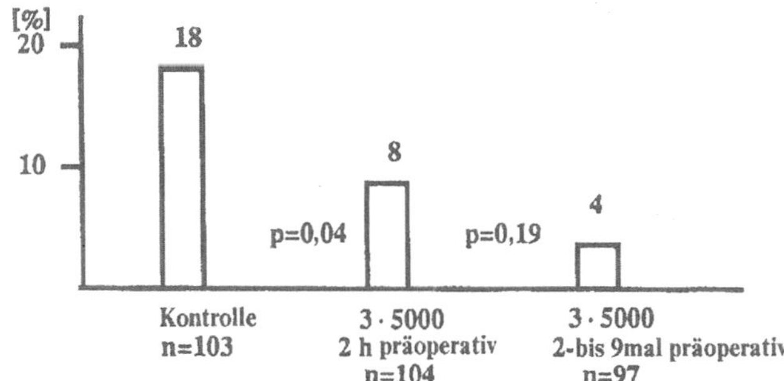

Abb. 3. Wirkung von 2 unterschiedlichen Low-dose-Heparin-Regimen zur Prophylaxe der postoperativen Venenthrombose bei gynäkologischen Malignomen. (Aus Clarke-Pearson et al. 1990)

Die Behandlung der Verbrauchskoagulopathie sowie die Prophylaxe nach thromboembolischen Ereignissen durch unfraktioniertes Heparin ist mit einer Anzahl von Nebenwirkungen wie Thrombozytopenie, Osteoporose, Anstieg von Transaminasen, Alopezie und Hypoaldosteronismus verbunden (Hirsh u. Levine 1992). Die Entwicklung niedermolekularer Heparine führt aufgrund der verbesserten Pharmakologie zu einer effektiven Thromboembolieprophylaxe in der postoperativen (Kakkar et al. 1993) und inneren Medizin (Harenberg et al. 1992). Bei erhaltener Wirksamkeit ist das Nebenwirkungsprofil deutlich reduziert (Harenberg et al. 1992; Kakkar et al. 1993), so daß eine Langzeitprophylaxe möglich wird. Die Wirksamkeit von niedermolekularem Heparin in der Therapie der disseminierten intravasalen Gerinnung ließ sich anhand einer Reduzierung der Fibrinopeptid-A-Spiegel und der zirkulierenden Thrombin-Antithrombin-III-Komplexe nachweisen. Bei Patienten mit gynäkologischen Malignomen kann sich die vergleichbare Wirksamkeit von einmal täglich niedermolekularem

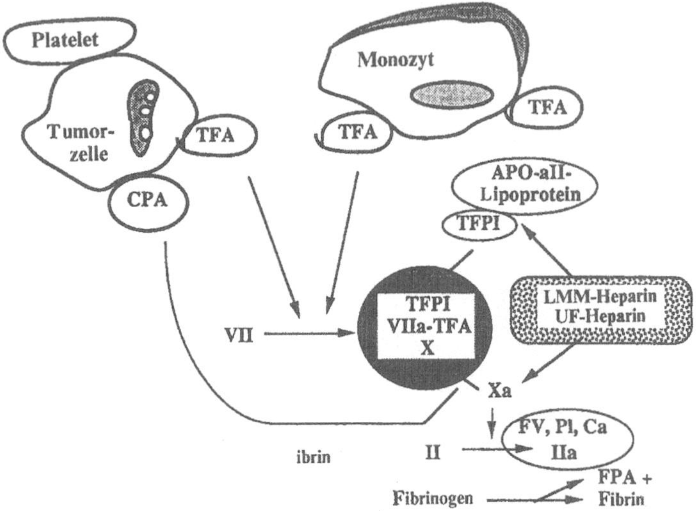

Abb. 4. Mögliche Wirkung von Heparinen (*LMW-Heparin* niedermolekulares Heparin, *UF-Heparin* konventionelles Heparin) über die Freisetzung von Tissue factor pathway inhibitor auf Tissue factor activity von Tumorzellen und Monozyten bei Malignomen

Heparin im Vergleich zu 3mal täglich Low-dose-Heparin zur Thromboseprophylaxe ohne Unterschiede in der Verträglichkeit (Fricker et al. 1988).

"Tissue factor activity" wird im Rahmen von Tumorerkrankungen durch die Tumorzelle selbst und den Monozyten gebildet (Abb. 4), Tissue factor aktiviert Faktor VII und wirkt direkt auf den Prothrombinkomplex. Cancer-Prokoagulant (CPA) aktiviert direkt Faktor X. Heparine und insbesondere niedermolekulare Heparine setzen einen potenten Inhibitor des Tissue factors, den Tissue-factor-pathway-Inhibitor, aus seinen Bindungsstellen frei. Die mögliche Wirkung des freigesetzten Tissue-factor-pathway-Inhibitor auf "tissue factor activity" von Tumorzellen und Monozyten ist als neuer Wirkungsmechanismus der Heparine im Rahmen der Tumortherapie in Abb. 4 gezeigt.

Literatur

Ambrus JL, Ambrus CM, Mink IB, Pickren JW (1975) Causes of death in cancer patients. J Med 6: 61–64

Bell WR, Starksen NF, Portefield JK (1985) Trousseau's syndrome: devastating coagulopathy in the absence of heparin. Am J Med 79: 423–430

Brown JM (1973) A study of the mechanism by which anticoagulation with warfarin inhibits blood-borne metastases. Cancer Res 33: 1217–1224

Clarke-Pearson DL, DeLong E, Synan I, Soper JT, Creasman WT, Coleman E (1990) A controlled trial of two low-dose heparin regimens for the prevention of postoperative deep vein thrombosis. Obstet Gynecol 75: 684–689

Edwards RL, Klaus M, Matthews E, McCullen C, Bona RD, Rickles FR (1990) Heparin abolishes the chemotherapy-induced increase in plasma fibrinopeptide A levels. Am J Med 89: 25–38

Folkman J, Langer R, Linhardt RJ, Haudenschild C, Taylor S (1983) Angiogenesis inhibition and tumor regression caused by heparin or a heparin fragment in the presence of cortisone. Science 221: 719–725

Fricker JP, Vergnes Y, Schach R, Heitz A, Eber M, Grunebaum L, Wiesel ML, Kher A, Barbier P, Cazenave JP (1988) Low dose heparin versus low molecular weight heparin (Kabi 2165, Fragmin) in the prophylaxis of thromboembolic complications of abdominal oncological surgery. Eur J Clin Invest 18: 561–567

Harenberg J, Baumgärtner A, Fritze D, Zimmermann R (1982) Hypercoagulability after immuntherapy with corynebacterium parvum in man. Blut 44: 241–247

Harenberg J, Roebruck P, Stehle G, Habscheid W, Biegholdt M, Heene DL (1992) Heparin study in internal medicine (HESIM): design and preliminary results. Thromb Res 68: 33–43

Hilgard P, Maat B (1979) Mechanism of lung tumor colony reduction caused by coumarin anticoagulation. Eur J Cancer 15: 183–187

Hilgard P, Schulte H, Wetzig G, Schmitt G, Schmidt CG (1977) Oral anticoagulation in the treatment of a spontaneously metastasising murine tumor (3LL). Br J Cancer 35: 78–85

Hilgard P (1977) Experimental vitamin K deficiency and spontaneous metastases. Br J Cancer 35: 891–892

Hirsh J, Levine MN (1992) Low-molecular-weight heparin. Blood 79: 1–17

Hoerr SO, Harper JR (1957) On peripheral thrombophlebities – Its occurrence as a presenting symptom of malignant disease of pancreas, biliary tract, or duodenum. JAMA 164: 2033–2044

Kakkar VV, Cohen AT, Edmonson RA, Phillips MJ, Cooper DJ, Das SK, Maher KT, Sanderson RM, Ward VP, Kakkar S (1993) Low molecular weight versus standard heparin for prevention of venous thromboembolism after major abdominal surgery. Lancet 341: 259–265

Kasimis BS, Spiers AD (1979) Thrombotic complications in patients with advanced prostatic cancer treated with chemotherapy. Lancet 159: 83–85

Kazmler FJ, Bowle EJW, Hagedorn AB, Owen CA (1974) Treatment of intravascular coagulation and fibrinolysis (ICF) syndrom. Mayo Clin Proc 49: 665–672

Kirsch WM, Schulz D, Buskirk JJ van, Young HE (1974) Effects of sodium warfarin and other carcinostatic agents on malignant cells: A study of drug synergy. J Med 5: 69–82

Lieberman JS, Borrero J, Urdanetta E, Wright IS (1961) Thrombophlebitis and cancer. JAMA 177: 542–545

Maat B (1980) Selective macrophage inhibition abolishes warfarin-induced reduction of metastases. Br J Cancer 41: 313–316

Myers TJ, Rickles FR, Barb C, Cronlund M (1981) Activation of blood coagulation in acute leukemiafibrinopeptide A (FPA) generation as an indicator of disease activity. Blood 57: 518–525

Owen CA Jr, Bowie EJW (1974) Chronic intravascular coagulation syndromes, a summary. Mayo Clin Proc 49: 673–679

Peuscher FW, Cleton FJ, Armstrong L, Stoepman val Dalen EA, Mourik JA van, Aken WG van (1980) Significance of plasma fibrinopeptide A (FPA) in patients with malignancy. J Lab Clin Med 96: 5–14

Pineo GF, Brain MC, Galkes AS, Hirsh J, Hatton MWC, Regoeczi E (1974) Tumors, mucus production and hypercoagulability. Ann NY Acad Sci 230: 262–270

Poggi A, Mussoni L, Kornblihtt L, Ballabio E, de Gaetano G, Donati MB (1978) Warfarin enantiomers, anticoagulation and experimental tumor metastasis. Lancet 1: 163–164

Rickles FR, Edwards RL (1983) Activation of blood coagulation in cancer: Trousseau's syndrome revisited. Blood 62: 14–31

Rickles FR, Edwards RL, Barb C, Cronlund M (1983) Abnormalities of blood coagulation in patients with cancer. Cancer 51: 301–307

Rubin RN, Colman RW (1992) Disseminated intravascular coagulation approach to treatment. Drugs 44: 963–971

Sack GH ir, Leven J, Bell WR (1977) Trousseau's syndrome and other manifesations of chronic disseminated coagulopathy in patients with neoplasms: clinical, pathophysiologic, and therapeutic features. Medicine (Baltimore) 56: 1–37

Soong BCR, Miller SO (1970) Coagulation disorders in cancer. III. Fibrinolysis and inhibitors. Cancer 25: 867–873

Sproule EE (1938) Carcinoma and venous thrombosis: The frequency of association of carcinoma in the body or tail of the pancreas with multiple venous thrombosis. Am J Cancer 34: 566–585

Strauss JF, Saphir O (1949) The possible significance of altered blood coagulability on the spread of carcinoma cells. Proc Inst Med Chic 17: 263

Sunder-Plassman G, Speiser W, Korninger C, Stain M, Bettelheim P et al. (1991) Disseminated intravascular coagulation and decrease in fibrinogen levels induced by vincristine/predni-solone therapy of lymphoid blast crisis of chronic myeloid leukemia. Ann Hematol 62: 169–173

Thornes RD, Edlow DW, Wood S (1968) Inhibition of locomotion of cancer cells in vivo by anticoagulant therapy-1. Effects of sodium warfarin on V2 cancer cells, granulocytes, lymphocytes, and macrophages in rabbits. Johns Hopkins Med J 123: 305–316

Trousseau A (1965) Phlegmasia alba dolens. Clinique Medicale de l'Hotel-Dieu de Paris, London, New Sydenham Society 3: 94

Yoda Y, Abe T (1981) Fibrinopeptide A (FPA) level and fibrinogen kinetics in patients with malignant disease. Thromb Haemostas 46: 706–709

Yudelman J, Greenberg J (1982) Factors affecting fibrinopeptide A levels in patients with venous thromboembolism during anticoagulant therapy. Blood 59: 787–792

Zacharski LR, Henderson WG, Rickles FR, Forman WB, Cornell CJ, Forcier RJ, Edwards RL, Headley E, Kim S-H, O'Donnell JF, Dell R, Tornyos K, Kwann HC (1984) Effect of warfarin anticoagulant on survival in carcinoma of the lung, colon, head and neck, and prostate. Cancer 53: 2046–2052

Urokinasetyp-Plasminogenaktivator (uPA), sein Inhibitor PAI-1 und sein Rezeptor (CD87) sind an Tumorinvasion und Metastasierung solider maligner Tumoren beteiligt*

M. SCHMITT, O. WILHELM, V. MAGDOLEN, U. REUNING, L. GORETZKI, C. THOMSSEN, W. KUHN, U. WEIDLE, F. JÄNICKE und H. GRAEFF

Zusammenfassung. Extravasation und Intravasation von Tumorzellen in soliden malignen Tumoren erfolgt in 3 verschiedenen Schritten:

- Anheftung an und Interaktion von Tumorzellen mit Komponenten der Basalmembran und der extrazellulären Matrix,
- lokale Proteolyse und
- Tumorzellmigration.

Verschiedene Klassen von Proteasen, deren Inhibitoren und Rezeptoren sind an Tumorinvasion und Metastasierung beteiligt. Es sind dies:

- Matrixmetalloproteasen; zu denen zählen die Kollagenasen, Gelatinasen und Stromelysine.
- Cysteinproteasen; z.B. Cathepsine B und L.
- Aspartylprotease Cathepsin D.
- Serinproteasen; dazu zählen Plasmin, Gewebetyp-Plasminogenaktivator (tPA) und der Urokinasetyp-Plasminogenaktivator (uPA).

Die klinische Relevanz von Proteasen wurde in den letzten Jahren besonders für uPA und seinen Inhibitor PAI-1 gezeigt. uPA und PAI-1 sind starke, unabhängige prognostische Faktoren für die Rezidivhäufigkeit und/oder die Überlebenswahrscheinlichkeit bei Patientinnen mit Brustkrebs, Eierstockkrebs, Lungenkrebs, Nierenkrebs und malignen Erkrankungen des Gastrointestinaltrakts (Magen, Kolon, Ösophagus). Die starke Korrelation zwischen erhöhten uPA- und/oder PAI-1-Werten in Primärtumorgeweben und des malignen Phänotyps von Tumorzellen führte zur Entwicklung neuer, an der Tumorbiologie orientierten Konzepten, mit dem Ziel, die Expression des uPA oder des uPA-Rezeptors (CD 87) zu unterdrücken bzw. die Interaktion von uPA mit dem uPA-Rezeptor zu verhindern. Zu diesen Konzepten zählen gegen uPA oder uPA-R gerichtete Antisense-Oligonukleotide und Antikörper, gegen das enzymatische Zentrum von uPA gerichtete Inhibitoren und rekombinante oder synthetische uPA und CD87-Analoga.

---

* Danksagungen. Diese Arbeit wurde von der Deutschen Forschungsgemeinschaft (Klinische Forschergruppe GR280/4-1 und GR280/4-2) unterstützt. Die Autoren danken Dr. R. Hart, American Diagnostica, Greenwich, CT, USA, herzlich für die großzügige materielle Unterstützung.

Einleitung

Tumorinvasion und Metastasierung beim Brustkrebs und anderen soliden malignen Tumoren ist ein multifaktorieller Prozeß, welcher eine komplexe Interaktion einer Vielzahl von Wachstumsfaktoren, Hormonen, Onkoproteinen, Angiogenesefaktoren, Zelladhäsionsmolekülen und Proteasen umspannt; all diese Faktoren beeinflussen Zellwachstum und Zelladhärenz (Schmitt et al. 1994). Extravasation und Intravasation von Tumorzellen wird in 3 Stufen kontrolliert:

- Anheftung und Interaktion von Tumorzellen mit Komponenten der Basalmembran und der extrazellulären Matrix,
- lokale Proteolyse und
- Tumorzellmigration (Stetler-Stevenson et al. 1993).

In-vitro- und In-vivo-Studien, welche die proteolytischen Mechanismen beschreiben, die mit der Invasivität von Tumorzellen solider maligner Tumoren einhergehen können, bewirken die Entwicklung neuerer, an der Tumorbiologie orientierter Reagenzien und Therapiekonzepte. Diese nun möglichen, neuen biologischen Formen der Tumorbehandlung sind darauf ausgerichtet, die Invasivität und Metastasierung von Tumoren zu unterbinden, somit die Rezidivhäufigkeit zu vermindern und damit die Überlebenswahrscheinlichkeit zu verbessern (Wilhelm et al. 1994b).

Verschiedene Klassen von Proteasen, deren Inhibitoren und Rezeptoren sind an Tumorinvasion und Metastasierung beteiligt. Es sind dies:

- Matrixmetalloproteasen; zu denen die Kollagenasen, Gelatinasen und Stromelysine zählen.
- Cysteinproteasen; z.B. Cathepsine B und L.
- Aspartylprotease Cathepsin D.
- Serinproteasen; dazu zählen Plasmin, Gewebetyp-Plasminogenaktivator (tPA) und der Urokinasetyp-Plasminogenaktivator (uPA).

Verschiedene Proteasen wurden mit extrazellulärem Matrixumbau in Zusammenhang gebracht. Diese wirken sowohl unter pathologischen als auch unter physiologisch günstigen Bedingungen wie Schwangerschaft, Embryonalentwicklung und Wundheilung (Dano et al. 1985; Markus 1988; Schmitt et al. 1992; Stetler-Stevenson et al. 1993). Die Fähigkeit von Tumorzellen, in das sie umgebende Gewebe und die extrazelluläre Matrix (Tumorstroma) zu wandern, könnte durch den Verlust der Kontrolle über die Expression des invasiven Phänotyps einer normalen Zelle bedingt sein. Für eine erfolgreiche Invasion einer Tumorzelle in das sie umgebende Gewebe ist die Anheftung und nachfolgende Ablösung der Tumorzelle an sie umgebende Zellen oder an Komponenten des sie umgebenden Tumorstromas notwendig.

Proteolyse muß in einer kontrollierten Weise erfolgen; eine erfolgreiche Tumorzellinvasion und Metastasierung erfolgt nur unter einer Balance von Proteasen und Proteaseinhibitoren (limitierte Proteolyse, Abb. 1 und 2). Die

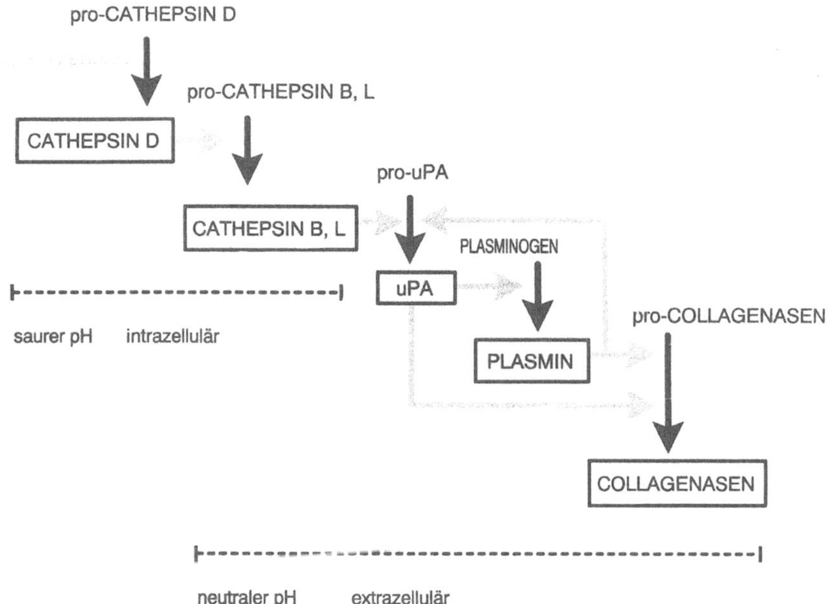

Abb. 1. Aktivierung der Proenzymformen tumorassoziierter Proteasen durch andere Proteasen. Cathepsin D überführt die enzymatisch inaktiven Proenzymformen der Cysteinproteasen (z.B. Cathepsin B) bei saurem pH in die enzymatisch aktive Form (Pagano et al. 1989). Cysteinproteasen, z.B. Cathepsin B oder L (Goretzki et al. 1992; Kobayashi et al. 1990) aktivieren enzymatisch inaktiven (oder sehr gering aktiven) pro-uPA bei neutralem oder schwach saurem pH in den enzymatisch aktiven uPA (HMW-uPA), dieser überführt Plasminogen in Plasmin. Alternativ kann pro-uPA durch die Serinprotease Plasmin oder andere in der Literatur beschriebene Proteasen aktiviert werden (Ichinose et al. 1986; Kobayashi et al. 1989; Schmitt et al. 1992). uPA oder Plasmin können auch die inaktiven Procollagenasen in enzymatisch aktive Collagenasen überführen. Zudem können sich bestimmte Procollagenasen durch Autokatalyse aktivieren

Grundlagenforschung und klinisch-orientierte Forschung von Tumorinvasion und Metastasierung solider Tumoren beschäftigt sich seit einiger Zeit intensiv mit den *M*atrix*m*etallo*p*roteasen (MMPs) (Stetler-Stevenson et al. 1993) und dem Plasmin-Plasminogenaktivator-System (Dano et al. 1985; Markus 1988; Schmitt et al. 1992). Tumorassoziierte MMPs werden von normalen Zellen, aber auch von Tumorzellen als Proenzyme synthetisiert, welche durch proteolytische Abspaltung eines aminoterminalen Peptids in die enzymatisch aktive Wirkform überführt werden. MMPs werden durch gewebespezifische Inhibitoren inaktiviert unter Ausbildung eines festen 1:1-Komplexes. Es sind 8 unterschiedliche, gut charakterisierte MMPs bekannt: interstitielle und Neutrophilkollagenase, Stromelysin 1, 2 und 3, Matrilysin und Gelatinase A, B. Proenzymformen der MMPs können durch andere Proteasen (z.B. uPA, Plasmin, MMPs) oder durch Autokatalyse aktiviert werden. MMPs zersetzen Bestandteile des Tumorstromas und der Basalmembran. Eine positive Beziehung zwischen MMP-Expression, Tumorzellinvasion und Metastasierung wurde in

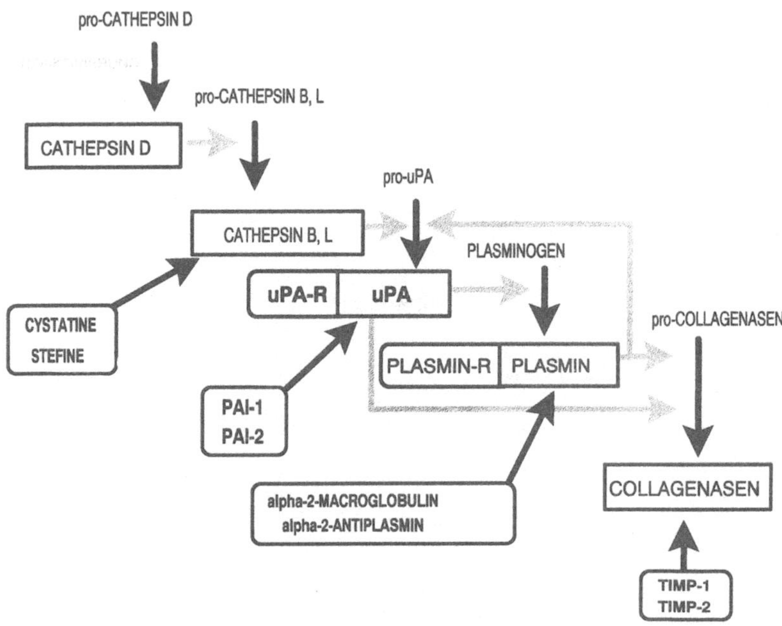

Abb. 2. Die Aktivierung von tumorassoziierten Proteasen ist ein komplexes Geschehen, welches inaktive Proenzymformen, aktive Proteasen, deren Rezeptoren und gegen aktive Proteasen gerichtete Inhibitoren zusammenfügt. Die enzymatische Aktivität tumorassoziierter Proteasen wird durch die Einwirkung spezifischer Inhibitoren balanciert (limitierte Proteolyse): Cysteinproteasen durch Cystatine und Stefine, uPA durch Plasminogen-Aktivator-Inhibitoren (PAI-1, PAI-2), Proteasenexin oder Protein-C-Inhibitor, Plasmin durch α_2-Antiplasmin und α_2-Makroglobulin, Collagenasen durch "tissue inhibitors of metallo-proteases" (TIMP-1 und TIMP-2). Schlüsselenzyme in diesem komplexen Geschehen von Aktivierung/Inaktivierung sind uPA und Plasmin. Beide Proteasen binden an spezifische Zelloberflächenrezeptoren (uPA-R, Plasmin-R) auf einer Vielzahl von normalen und Tumorzellen (Andreasen et al. 1994; Chucholowski et al. 1992; Miles u. Plow 1988; Moller 1993; Pedersen et al. 1993; Ploug et al. 1991; Schmitt et al. 1992; Vassalli et al. 1985)

Tiermodellen gezeigt. Dazu wurden humane oder tierische Tumorzellen eingesetzt. Allerdings sind für die MMPs und ihre Inhibitoren bisher keine patientenbezogene Daten publiziert worden, die überzeugend die vermutete klinische Signifikanz untermauern könnten. Insbesondere fehlen diese Daten für die Prognosestellung (Rezidivhäufigkeit und Überlebenswahrscheinlichkeit) bei Brustkrebspatientinnen, aber auch bei anderen malignen Tumoren (Schmitt et al. 1994; Stetler-Stevenson et al. 1993).

Komponenten des Plasminogenaktivatorsystems (uPA, uPA-R, PAI-1/2)

Zellbiologische Studien haben gezeigt, daß die Invasivität verschiedener Tumoren, zumindestens teilweise, durch den Gehalt der Tumorzellen an uPA,

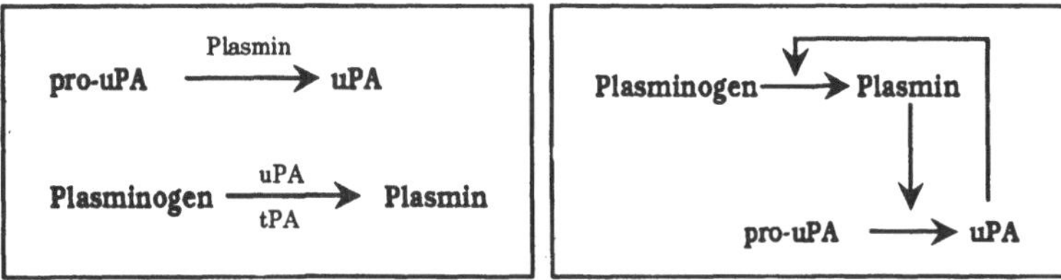

Abb. 3. Aktivierung von Plasminogen zur aktiven Serinprotease Plasmin

PAI-1 und/oder seines Rezeptors (uPA-R, auch als CD 87 klassifiziert) bestimmt wird (Baker et al. 1990; Cohen et al. 1991; Crowley et al. 1993; Hearing et al. 1988; Kirchheimer et al. 1989; Kobayashi et al. 1993; Ossowski u. Reich 1983; Ossowski et al. 1993; Quar et al. 1990; Rabbani et al. 1992; Schlechle et al. 1989; Wilhelm et al. 1993; 1994a). uPA überführt das im Blut und im Interstitium vorkommende enzymatisch inaktive Plasminogen in die breitbandspezifische Serinprotease Plasmin. uPA und Plasmin sind zentrale Moleküle der perizellularen Proteolyse. Die Überführung des Plasminogens in Plasmin kann in flüssiger Phase erfolgen oder nachdem uPA an den uPA-R auf Tumorzellen bzw. auf normalen Zellen wie phagozytische Zellen, Trophoblastzellen und Fibroblasten gebunden hat (Schmitt et al. 1992). tPA, ein von Endothelzellen gebildeter Plasminogenaktivator, überführt in gleicher Weise wie uPA Plasminogen in Plasmin, ist aber nicht unmittelbar an der Tumorausbreitung beteiligt (Abb. 3). tPA bindet nicht an Rezeptoren auf Tumorzellen und ist somit nicht an der tumorzelloberflächenbedingten perizellulären Proteolyse beteiligt. Die uPA- und tPA-vermittelte Überführung von Plasminogen in Plasmin wird durch 2 schnellwirkende Inhibitoren kontrolliert (limitierte Proteolyse): *P*lasminogen-*A*ktivator-*I*nhibitoren Typ 1 und 2 (PAI-1, PAI-2; Abb. 2). PAI-1 und PAI-2 inaktivieren enzymatisch aktiven uPA oder tPA in Lösung; zudem uPA, welcher mit hoher Affinität an seinen Rezeptor, uPA-R oder CD 87, gebunden ist (Schmitt et al. 1992). Die auf der Tumozelloberfläche ablaufende Aktivierung von pro-uPA und Plasminogen, unter Einbeziehung von Cathepsin B, ist in Abb. 4 schematisch dargestellt.

uPA wurde ursprünglich aus Urin gewonnen; er wird auch in humanem Plasma gefunden, allerdings ist die Konzentration mit ca. 1 ng/ml gering. uPA wird von Tumorzellen gebildet, aber auch von normalen Zellen wie Nierentubulizellen, phagozytischen Zellen, Pneumozyten, Keratinozyten, Fibroblasten und Trophoblastzellen der Plazenta in Form eines einzelkettigen Proenzyms (pro-uPA) mit keiner oder nur geringer enzymatischer Aktivität. pro-uPA (411 Aminosäuren; $M_r = 52.000$) wird an Peptidbindung Lys^{156}-Ile^{157} durch eine Vielzahl von Proteasen gespalten; dazu zählen Plasmin, Cathepsine B/L, Kallikrein, trypsinähnliche Proteasen, das bakterielle Thermolysin und Nervenwachstumsfaktor-γ. Durch die proteolytische Überführung des pro-uPA wird der enzymatisch aktive HMW-uPA gebildet ("high-molecular-weight two-chain form"; $M_r = 52.000$). HMW-uPA ist aus 2 unterschiedlichen Peptidketten

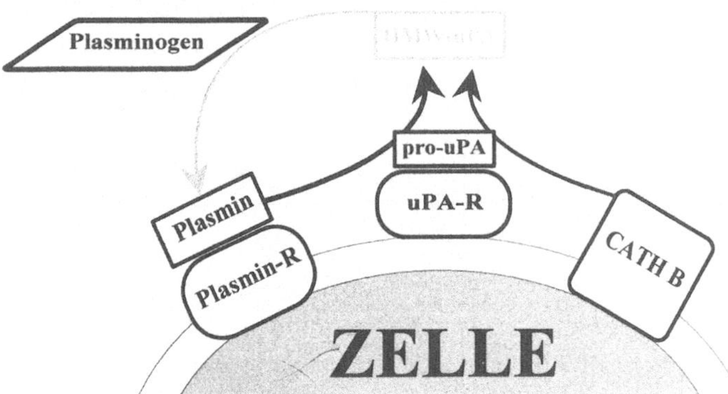

Abb. 4. Interaktion von uPA, Plasmin und Cathepsin B auf der Oberfläche von Tumorzellen. Die Rezeptoren für uPA (uPA-R bzw. CD87) und Plasmin (Plasmin-R) ebenso wie die Protease Cathepsin B, sind mit der Plasmamembran von normalen und Tumorzellen assoziiert. uPA-R ist mit der Plasmamembran durch einen GPI-Anker verbunden (Abb. 5 und 6). Plasmin-R ist wie Cathepsin B in die Plasmamembran eingebettet. Cathepsin B wird nach Zellstimulierung aus intrazellulären Kompartimenten in die Plasmamembran translokiert. uPA und Cathepsin B erscheinen beide günstig als Zielort für eine an der Tumorbiologie orientierten Therapie. Tumorzellinvasion könnte durch die Inaktivierung der enzymatischen Aktivität des Cathepsin B oder durch Inaktivierung der uPA-Aktivität gestoppt werden. Alternativ könnte die tumorzellorientierte uPA/uPA-R-Interaktion durch Gabe kompetitiver uPA-Peptide gestört werden (Kobayashi et al. 1990, 1992, 1993). Plasmin und Cathepsin B können Komponenten der extrazellulären Matrix (Tumorstroma) direkt zersetzen

zusammengesetzt (A und B), diese werden durch eine Disulfidbrücke zusammengehalten. HMW-uPA kann durch verstärkte Einwirkungen von Proteasen, z.B. Plasmin, in weitere Peptidkettenabschnitte zerschnitten werden, z.B. in den enzymatisch aktiven LMW-uPA ("low-molecular-weight two-chain form"; 276 Aminosäuren; $M_r = 34.000$) und das enzymatisch inaktive ATF ("amino-terminal-fragment"; 135 Aminosäuren; $M_r = 16.000$). Das ATF-Epitop besteht aus unterschiedlichen Domänen, der Kringel-Domäne und der wachstumsfaktorähnlichen Domäne GFD ("growth-factor-like domain"; 49 Aminosäuren; $M_r = 6.000$). GFD vermittelt die Bindung von uPA an uPA-R. Die Kringel-Domäne bindet an heparinverwandte Strukturen auf Zelloberflächen. HMW-uPA und LMW-uPA werden beide durch PAI-1 (381 Aminosäuren; $M_r = 50.000$) oder PAI-2 (393 Aminosäuren; 2 molekulare Formen mit $M_r = 48.000$ und 70.000) inhibiert. Die biochemischen und physiologischen Charakteristika der funktionellen Parameter des uPA/Plasminsystems wurden kürzlich von Schmitt et al. (1992, 1993, 1994) in Übersichtsarbeiten zusammengefaßt.

PAI-1 und PAI-2 gehören zu der Serpinsuperfamilie ("*s*erine *p*rotease *in*hibitor"). Sie bilden stabile äquimolare Komplexe mit uPA oder tPA. PAI-1 wird durch Thrombozyten, Endothelzellen, Granulosazellen und Tumorzellen gebildet und freigesetzt. PAI-1 ist sehr instabil. Die Inaktivierung von PAI-1 kann durch Stabilisierung mit dem Plasmafaktor Vitronektin unterbunden werden. PAI-2 wird ebenso von Tumorzellen, aber auch von phagozytischen Zellen und

Trophoblastzellen der Plazenta gebildet. PAI-2 wird in hohen Konzentrationen im Plasma schwangerer Frauen gefunden.

Das Zusammenwirken von uPA-R mit pro-uPA, HMW-uPA, ATF und GFD wurde detailliert untersucht und beschrieben (Andreasen et al. 1994; Chucholowski et al. 1992; Nykjaer et al. 1992; Ploug et al. 1991). pro-uPA und die von dieser Leitstruktur ausgehenden uPA-Determinanten binden an uPA-R in Lösung aber auch an zelloberflächengebundenen uPA-R. Die Interaktion von uPA-R auf Tumorzellen und normalen Zellen mit den uPA-Determinanten wird durch eine definierte Peptidsequenz innerhalb der GFD-Domäne vermittelt (Aminosäuren 13–30). uPA-R ist ein cysteinreiches Glykoprotein von $M_r = 45-55.000$ (Nielsen et al. 1988; Ploug et al. 1991). uPA-R wurde 1985 entdeckt und erstmals von Vassalli et al. (1985) auf humanen Monozyten und auf der promyelozytischen Leukämie-Zellinie U937 beschrieben. Später wurde uPA-R auch auf Tumorzellen maligner solider Tumoren nachgewiesen (Casslen u. Gustavsson 1991; Chucholowski et al. 1992; Pedersen et al. 1993; Ronne et al. 1991). Der uPA-R paßt nicht in das gängige Schema transmembraner Rezeptoren. Er ist ein mit der Plasmamembran verbundenes GPI-Protein ("glycosyl-

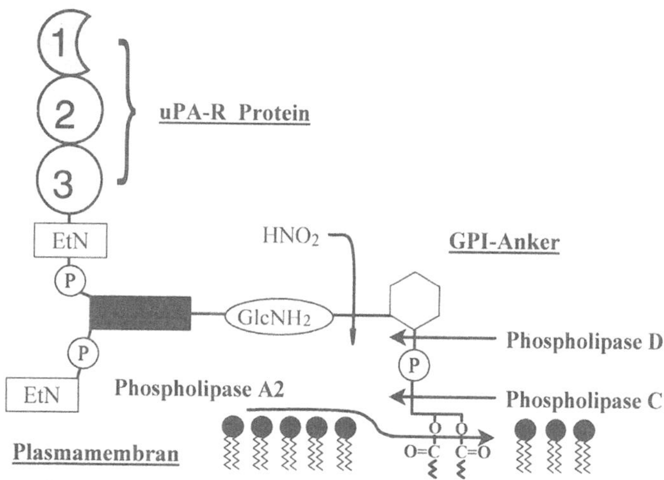

Abb. 5. Domänstruktur des uPA-Rezeptors (CD 87). Das uPA-R-Protein ist aus 3 internen, von der Struktur her ähnlichen Domänen zusammengesetzt (Domäne 1: Peptidsequenz 1–92; Domäne 2: Peptidsequenz 93–191; Domäne 3: Peptidsequenz 192–282). Die 3 internen Domänen sind durch eine besondere Anordnung von Cysteinresten charakterisiert (Moller 1993). Diese Anordnung ähnelt sehr stark der der Bungarotoxine (K. Dano, Kopenhagen, persönliche Mitteilung). Bungarotoxine sind Schlangengifte. Der Bindungsbereich für uPA ist auf Domäne 1 lokalisiert; mit hoher Wahrscheinlichkeit ist aber auch Domäne 2 an der Bindung von uPA beteiligt. Das uPA-R-Protein ist mit den Glykolipiden der Plasmamembran über Phosphoethanolamin verbunden. Dieses Konstrukt ist durch eine Amidbindung mit der α-Carboxylgruppe des uPA-R-Proteins und einer Phosphodiesterbrücke mit dem Glycananteil des Phospholipids charakterisiert. Die Spaltstellen für Phospolipasen A2, C und D sind angedeutet, ebenso die Spaltstelle für HNO_2. *EtN* Ethanolamin, *P* Phosphor, *$GlcNH_2$* Glucosamin

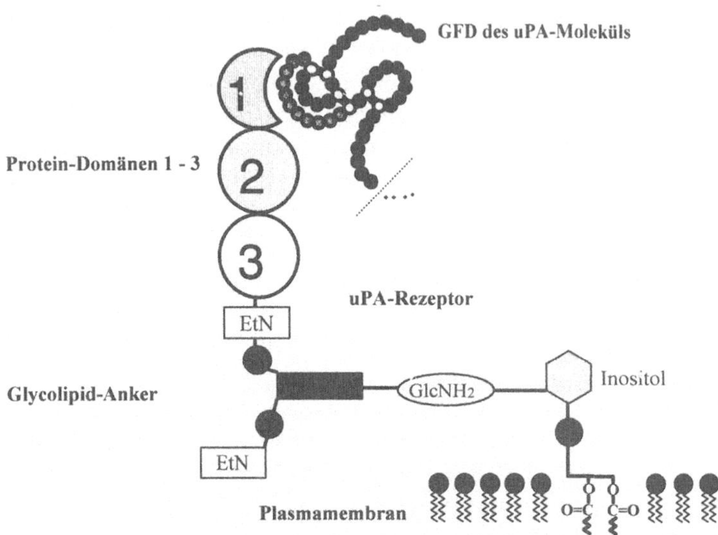

Abb. 6. Interaktion des uPA-R (CD 87) mit GFD des uPA. Die Domäne 1 des uPA-R interagiert mit der GFD des uPA. Diese hochaffine Interaktion ist unabhängig von der enzymatischen Aktivität des uPA. Pro-uPA sowie enzymatisch aktiver und inaktiver HMW-uPA können, ebenso wie kompetitive uPA-Peptide, an den uPA-R binden (Chucholowski et al. 1992; Kobayashi et al. 1992, 1993; Schmitt et al. 1991). LMW-uPA, welcher keinen GFD-Anteil hat, bindet nicht an uPA-R

phosphatidylinositol") (Abb. 5). Diese Membranbindung wird über eine kovalente Bindung des Carboxyterminus des uPA-R-Proteins an eine glykosylierte Form des Phospholipids Phosphatidylinositol vermittelt; dies resultiert in einen "Glykolipidanker" (Ploug et al. 1991). Der uPA-bindende Bereich des uPA-R ist auf die ersten 87 Aminosäuren beschränkt (Abb. 5 und 6). Freier, unbesetzter uPA-R bewegt sich frei in der Plasmazellmembran. uPA-Bindung an uPA-R ist schnell, hochspezifisch und von hoher Affinität ($K_a \approx 10^9 M^{-1}$). Die Bindung von uPA, ATF, GFD oder synthetischer GFD-Peptide an den uPA-R reicht nicht aus, daß der uPA/uPA-R von der Zelle aufgenommen und somit von der Zelloberfläche ins Zellinnere verlagert wird ("down regulation"). uPA-R kann allerdings dann internalisiert werden, nachdem enzymatischer HMW-uPA, welcher an uPA-R gebunden hat, mit den Inhibitoren PAI-1 oder PAI-2 reagiert hat. Die uPA/PAI-vermittelte Internalisierung von uPA-R ist ein komplexes Geschehen. Neben uPA, PAI und uPA-R ist ein weiterer Zelloberflächenrezeptor, LRP ("low density lipoprotein-receptor-related protein", CD91) auch als $\alpha 2$-Makroglobulinrezeptor beschrieben, an diesem Prozeß beteiligt (Andreasen et al. 1994).

Die Bindung von uPA oder spezieller uPA-Domänen an den uPA-R bewirkt mitogene Stimulation von Tumorzellen (Berdel et al. 1993). Zudem stimuliert uPA die Differenzierung von Leukämiezellen, die Wanderung von Endothelzellen, die chemotaktische Bewegung humaner neutrophiler Granulozyten und

Tyrosinphosphorylierung. Durch Nachweis dieser uPA-vermittelten Zellreaktionen konnte ein kausaler Zusammenhang zwischen der Besetzung des uPA-R durch uPA-Domänen und einer anschließend stattfindenden Signaltransduktion gezeigt werden (Dumler et al. 1993). Phospholipasen C und D setzen den uPA-R von der Zelloberfläche frei (Abb. 5). Zusätzlich zu uPA-R, exprimieren Tumorzellen einen Rezeptor für Plasmin(ogen). Ein α-Enolase-verwandtes Protein wurde als Plasminrezeptor beschrieben (Miles u. Plow 1988). Das beschriebene uPA-R/Plasmin-Rezeptorsystem ermöglicht die Bildung enzymatisch aktiven Plasmins mittels uPA auf der Tumorzelloberfläche und stellt somit ein leistungsfähiges zelluläres Proteasesystem mit dem Ziel der fokalen Gewebezerstörung dar. Zellgebundene Plasminaktivität kann nicht nur den Abbau der extrazellulären Matrix bewirken, sie kann auch Vorstufen von Wachstumsfaktoren aktivieren wie z.B. TGF-β ("transforming growth factor-β"), Insulin und Interleukine.

Überraschenderweise sind transgene Mäuse, in denen das uPA-Gen eliminiert wurde (sog."Knock-out-Mäuse"), lebensfähig, fruchtbar und erscheinen gesund (Carmeliet et al. 1994). Dieser von Carmeliet et al. in der Zeitschrift *Nature* publizierte Befund zeigt, daß uPA-Expression in Nagetieren für das Überleben und die Reproduktion eine untergeordnete Rolle spielt. Möglicherweise übernehmen für den Fall, daß das uPA-System nicht funktionell ist, andere Proteasen wie die Cathepsine oder Metalloproteasen die Funktion des uPA und stellen somit ein "In-vivo-back-up-System" für das uPA-System dar. Dadurch bleibt die Fähigkeit von Zellen, das sie umgebende Gewebe zu durchdringen und zersetzen, erhalten.

Regulation und Interaktion von uPA, uPA-R und PAI-1

Die korrekte Konformation des uPA-R ist entscheidend für die Bindung an uPA. Die reduzierte, aufgefaltete Form des uPA-R bindet nicht an uPA. Dies konnte durch Experimente eines rekombinanten uPA-R mit uPA gezeigt werden (Chucholowski et al. 1992). Die Glykosylierung des uPA-R ist auch entscheidend für die Bindung des uPA an uPA-R. Die molekulare Masse des uPA-R variiert zwischen 45 und 55 kDalton (Ploug et al. 1991), abhängig vom Grad der N-Glykosylierung. Deglykosylierter uPA-R hat eine molekulare Masse von 35 kDalton. Eine uPA-R-Mutante, in der die kohlenhydratmodifizierte Aminosäure Asn^{52} durch Gln mittel In-vitro-Mutagenese ersetzt wurde, bindet ca. 5fach schlechter als der Wildtyp-uPA-R. Die Behandlung von uPA-R-bildenden Zellen mit Tunicamycin bzw. das Ersetzen aller 5 glykosylierten Aminosäuren durch nichtglykosylierte Aminosäuren resultierte in bindungsunfähigen uPA-R (Moller 1993).

Die Regulation der uPA-, uPA-R- und PAI-Aktivierung wurde in der Vergangenheit überwiegend in Blutleukozyten oder kultivierten promyeloiden Zellinien untersucht. In diesen Zellen wurde die Expression von uPA, uPA-R und den PAIs durch solche Agenzien induziert, welche die Ausreifung dieser

Zellen bewirken, z.B. durch Phorbolmyristatazetat (PMA). Andere chemikalische oder natürliche Agenzien, welche die Stimulation von uPA, uPA-R oder PAIs bewirken, sind Lipopolysaccharide (LPS), Interferone, Thrombin, Tumornekrosefaktor-α (TNF-α), der epidermale Wachstumsfaktor (EGF), der "transforming growth factor-β" (TGF-β), der basische Fibroblastenwachstumsfaktor (bFGF), der "colony stimulating factor-1" (CSF-1) und Interleukin-1/2. Im allgemeinen erfolgt die Zellexpression von uPA vor der von PAI-1/2. Dexamethason und Dibutyryl-cAMP unterdrücken die Produktion von uPA in phagozytischen Zellen (Schmitt et al. 1992).

Das Gen, welches für uPA kodiert, wurde intensiv untersucht und seine transkriptionelle Regulation im Detail beschrieben. Das Gen ist auf Chromosom 10 lokalisiert, ist 6,4 kb lang und in 11 Exons unterteilt. Die "enhancer region" wurde der Position −2100 und −1870 zugeordnet; die "negative regulatory region" auf die Position −1870 und −1570 beschränkt. Die "enhancer region" beinhaltet 2 Bindungssequenzen für den Transkriptionsfaktor AP-1, bestimmt durch fos- und jun-Protoonkogene. Zumindestens teilweise wird die negative Regulation des uPA-Gens durch ein unstabiles Repressorelement bestimmt; dieses wirkt über die NF-kB-ähnlichen Bindungsstellen des humanen uPA-Promotorgens.

Klinische Bedeutung tumorassoziierten uPA und PAI-1 in Krebspatienten

Tumorassoziierter uPA und sein Inhibitor PAI-1 sind bedeutende, statistisch voneinander unabhängige prognostische Faktoren welche Tumorinvasion und

Tabelle 1. Wichtige Literaturhinweise, in denen die prognostische Wertigkeit von uPA, uPA-R, PAI-1 und/oder PAI-2 im Gewebeextrakt von Primärtumoren von Patientinnen mit Brustkrebs und von Patienten mit Karzinomen des Ovars, Endometriums, der Lunge, der Blase, des Magens und des Kolons durch Messung mit der ELISA-Methode beschrieben wird

Untersuchter Faktor	*Autor(en)*	*Jahr*	*Literatur*
Brustkrebs			
uPA	Jänicke et al.	1989	Lancet II(8670):1049
uPA	Jänicke et al.	1990	Fibrinolysis 4:69
uPA	Duffy et al.	1990	Lancet 335(8681): 108
uPA	Duffy et al.	1990	Cancer Res 50:6827
uPA	Duffy et al.	1990	Blood Coagul Fibrin 1:681
uPA	Schmitt et al.	1990	Blood Coagul Fibrin 1:695
uPA	Bender and Schnürch	1991	Curr Opin Obstet Gynecol 3:58
uPA	Duffy et al.	1991	Clin Chem 37:101
uPA, PAI-1, PAI-2	Foucré et al.	1991	Br J Cancer 64:926
uPA	Graeff et al.	1991	Geburtsh Frauenheilkd 51:90
uPA, PAI-1	Jänicke et al.	1991	Semi Thromb Hem 17:303
uPA	Reilly et al.	1991	Blood Coagul Fibrinolysis 2:47
uPA	Schmitt et al.	1991	Biomed Biochim Acta 50:731
uPA	Duffy	1992	Clin Exp Metastasis 10:145

Tabelle 1. *(Forts.)*

Untersuchter Faktor	*Autor(en)*	*Jahr*	*Literatur*
uPA	Duffy et al.	1992	Fibrinolysis 6[Suppl 4]:55
uPA	Foekens et al.	1992	Cancer Res 52:6101
uPA, PAI-1	Reilly et al.	1992	Int J Cancer 50:208
uPA, PAI-1	Schmitt et al.	1992	Biol Chem Hoppe-Seyler 373:611
uPA	Spyratos et al.	1992	J Natl Cancer Inst 84:1266
uPA, PAI-1	Grondahl-Hansen etal.	1993	Cancer Res 53:2513
uPA, PAI-1	Harbeck et al.	1993	Gynäkol Geb Rundsch[Suppl 1]:303
uPA, PAI-1	Jänicke et al.	1993	Breast Cancer Res Treat. 24:195
uPA	Ferrer et al.	1993	ECCO 7 [Abstract 316]:S63
uPA	Klijn et al.	1993	Cancer Treat Rev [Suppl B]:45
uPA	Klijn et al.	1993	Cancer Surv 18:165
uPA	Rosenquist et al.	1993	Breast Cancer Res Treat 28:223
uPA PAI-1, PAI-2	Bouchet et al.	1994	Br J Cancer 69:398
uPA, PAI-1	Brünner et al.	1994	Cancer Treat Res 71:299
uPA	Duffy et al.	1994	Cancer 74:2276
uPA, PAI-1	Foekens et al.	1994	Excerpta Medica 1050:197
uPA, PAI-1	Foekens et al.	1994	J Clin Oncology 12:1648
uPA, PAI-1	Jänicke et al.	1994	Excerpta Medica 1050:207
uPA, PAI-1	Jänicke et al.	1994	Cancer Res 54:2527
uPA	Romain et al.	1994	Br J Cancer 70:304
uPA, uPA-R	Duggan et al.	1995	Int J Cancer 61:597
uPA, PAI-1, PAI-2	Foekens et al.	1995	Cancer Res 55:1423
uPA, PAI-1	Foekens et al.	1995	JNCI 87:751
uPA, PAI-1	Graeff	1995	Geburtsh Frauenheilkd 55:M17
uPA, PAI-1, uPA-R	Grondahl-Hansen	1995	Clin Cancer Res (in press)
uPA, PAI-1	Jänicke et al.	1995	CRC Press, p 19
uPA, PAI-1	Schmitt et al.	1995	J Obst Gyn 21:151
Ovarialkarzinom			
uPA, PAI-1, PAI-2	Pujade-Lauraine et al.	1993	Int J Cancer 55:27
uPA, PAI-1	Kuhn et al.	1994	Gynecol Oncol 55:401
uPA, PAI-1	Schmalfeldt et al.	1995	Hämostaseologie 15:31
Endometriumkarzinom			
uPA, PAI-2	Gleeson et al.	1992	Gynecol Oncol 47:58
uPA, PAI-1, PAI-2	Gleeson et al.	1993	Cancer 72:1670
uPA, PAI-2	Gleeson et al.	1993	Eur J Gynaecol Oncol 14:369
Lungenkarzinom			
uPA, uPA-R, PAI-1	Pedersen et al.	1994	Cancer Res 54:4671
uPA, PAI-1	Pedersen et al.	1994	Cancer Res 54:120
PAI-1	Poppot et al.	1995	Biol Chem Hoppe-Seylev 376:259
Blasenkarzinom			
uPA	Hasui et al.	1992	Int J Cancer 50:871
uPA	Hasui et al.	1993	Nip Hiny Gak Z 84:1624
uPA	Hasui	1994	J Urol 151:16
Magenkarzinom			
uPA, PAI-1	Nekarda et al.	1994	Lancet 343:117
uPA, PAI-1	Nekarda et al.	1994	Cancer Res 54:2900
uPA, uPA-R, PAI-1	Heiss et al.	1995	J Clin Oncol 13:2084
Kolonkarzinom			
uPA-R	Ganesh et al.	1994	Lancet 344(8919):401
uPA, PAI-1, PAI-2	Ganesh et al.	1994	Cancer Res 54:4065
uPA, PAI-1, PAI-2	Sier et al.	1994	Gastroenterology 107:1449

Metastasierung beeinflussen, nicht nur beim Brustkrebs, sondern auch bei malignen Erkrankungen des Eierstocks (Kuhn et al. 1994), Magens (Nekarda et al. 1994a,b), der Lunge (Pedersen et al. 1994), des Ösophagus, Kolons (Sier et al. 1994), der Cervix uteri (Kobayashi et al., nicht publiziert) und Niere (Hofmann et al., nicht publiziert). Einige dieser wichtigen Literaturreferenzen, welche detailliert die klinische Bedeutung von uPA und/oder PAI-1 für die Prognose (rezidivfreies Überleben bzw. Überlebenswahrscheinlichkeit) beschreiben, sind in Tabelle 1 aufgeführt. Brustkrebspatientinnen wurden am ausführlichsten in Hinsicht auf die klinische Bedeutung von uPA und PAI-1 untersucht; besonderes Augenmerk wurde auf die klinisch bedeutende Gruppe der nodal-negativen Brustkrebspatientinnen gelegt.

In der westlichen Welt ist das Risiko einer Frau, während ihres Lebens an Brustkrebs zu erkranken, ca. 1:8. Jede zweite Brustkrebspatientin wird Metastasen entwickeln, manchmal erst Monate oder Jahre nach der Primärdiagnose und mit großer Wahrscheinlichkeit, wenn nicht entdeckt, durch diese Metastasen versterben (Jänicke et al. 1994). In nodal-negativen Brustkrebspatientinnen ist die Prognose i. allg. gut. Etwa 70% dieser Patientinnen werden durch Entfernung des Primärtumors geheilt. Im Jahr 1992 veröffentlichte das National Institute of Health (NIH, USA) die Empfehlung der Mitglieder eines von ihm einberufenen "consensus meeting", alle Brustkrebspatientinnen (unabhängig vom Nodalstatus) mittels einer Hormon- oder Chemotherapie adjuvant zu behandeln. Diese Entscheidung, auch nodal-negative Brustkrebspatientinnen adjuvant zu therapieren, wird noch heute in vielen Ländern kontrovers diskutiert, auch in Deutschland. Würde man der Empfehlung des NIH kritiklos folgen, so würden 92% der nodal-negativen Brustkrebspatientinnen umsonst behandelt, denn es ist statistisch abgesichert, daß nur 8% der Patientinnen von einer adjuvanten Therapie profitieren. Anstatt alle Brustkrebspatientinnen zu behandeln, sollten nodal-negative Hochrisikopatientinnen, welche evtl. von einer adjuvanten Therapie profitieren könnten, durch Messung von prognostischen Parametern, den Prognosefaktoren, selektiert werden (McGuire et al. 1990). Durch dieses Vorgehen würde, wie bisher, der Mehrzahl der nodal-negativen Brustkrebspatientinnen die adjuvante Therapie erspart bleiben; die selektierten Patientinnen haben andererseits eine hohe Chance von der Therapie zu profitieren.

uPA und PAI-1 sind geeignete, an der Tumorbiologie orientierte Prognosefaktoren, die sich für die Selektion von Hochrisikopatientinnen anbieten. Im Vergleich zum normalen Brustdrüsengewebe ist eine Erhöhung von uPA oder PAI-1 im Primärtumor über einem bestimmten Schwellenwert ("cut off") ein starkes Anzeichen dafür, daß die Patientin, im Fall daß nichtentdeckte Tumorzellen im Körper verbleiben, ein erhöhtes Risiko hat, an Metastasen zu erkranken; im Gegensatz zu Patientinnen, bei denen die Werte für uPA oder PAI-1 unter diesem Schwellenwert verbleiben. Duffy et al. konnten schon 1988 mittels Messung der enzymatischen Aktivität des uPA in Brustkrebsgewebeextrakten die prognostische Relevanz des uPA für die Abschätzung der Rezidivhäufigkeit zeigen. Jänicke et al. bestätigten ein Jahr später, 1989, diesen Befund, auch für nodal-negative Patientinnen. Jänicke et al. (1989, 1990) konnten weiterhin zeigen, daß eine schärfere statistische Aussage durch Einsatz hochspezifischer, sehr sensitiver Antigenmessungen des uPA durch ELISA ("enzyme-linked immunosorbent assay") ermöglicht wird. Diese Befunde wurden von Duffy et al. (1990), Foekens et al. (1992) und Grondahl-Hansen et al. (1993) in anderen Patientinnenkollektiven bestätigt. Auch diese Autoren verwendeten ELISA-Tests und zeigten ebenso wie Jänicke et al. (1989, 1990), daß der Gehalt des uPA-Antigens im Primärtumor ein unabhängiger prognostischer Faktor sowohl in nodal-negativen als auch in nodal-positiven Patientinnen ist.

In Jahr 1991 publizierten Jänicke et al. erstmals einen bis dahin unerwarteten Befund. In ihrem Bericht zeigten die Autoren, daß, ebenso wie für die Protease uPA, ein erhöhter Gehalt an PAI-1 mit einer schlechten Prognose beim Brustkrebs verbunden ist. Auch dieser Befund wurde von anderen Autoren bestätigt (Tabelle 1). PAI-1 ist ebenso wie uPA ein unabhängiger prognostischer Faktor sowohl bei nodal-negativen als auch bei nodal-positiven Brustkrebspatientinnen (Jänicke et al. 1993). Warum zeigt aber die Erhöhung des Inhibitors PAI-1 im Brustkrebsgewebe nicht ein erniedrigtes Risiko an, da doch zu erwarten wäre, daß PAI-1 die enzymatische Aktivität von uPA abfängt und damit verhindert, daß Plasminogen in Plasmin überführt wird, welches die extrazelluläre Matrix (Tumorstroma) abbauen würde? Durch diesen Wirkkreis würde das invasive Potential der Tumorzelle reduziert.

Neben dieser, auch in vivo stattfindenden Inhibierung der uPA-Aktivität in Lösung oder auf Zellen, kommt dem PAI-1 wohl eine weitere durch Literaturdaten belegte biologische Qualität zu. Die Bindung von PAI-1 an enzymatisch aktiven uPA, welcher an den Tumorzellrezeptor uPA-R (CD 87) gebunden ist, bewirkt die Internalisierung des uPA-R/uPA/PAI-1-Komplexes (Andreasen et al. 1994; Cubellis et al. 1990; Moller 1993) und damit einen Stopp der Tumorzellinvasion. Eine verstärkte Ausschüttung von PAI-1 in das Tumorgewebe führt somit zur Abschaltung des uPA-Plasmin-Systems. Dies kann von entscheidender Bedeutung für die Reimplantation von bis daher invasiven Tumorzellen sein, auch in vom Ort des Primärtumors entfernten Geweben. Die Bildung eines neuen, die Tumorzelle umgebenden Tumorstromas würde nicht durch Plasmin gestört bis zu dem Zeitpunkt, zu dem die Tumorzelle erneut im Übermaß uPA synthetisiert und damit die erneute Überführung von Plasminogen in Plasmin ermöglicht. Hochsensitive ELISA-Tests für uPA and PAI-1 sind kommerziell erhältlich (z.B. durch American Diagnostica, Greenwich, CT, USA; Dianova, Hamburg; Biopool, Umea, Schweden; Technoclone, Wien; Oncogene Science, San Francisco, USA; Byk-Sangtec, Dreieich; Immuno, Heidelberg; Immundiagnostik, Heidelberg).

Eine prognostische Relevanz von uPA und PAI-1 ist außer für Brustkrebs u.a. auch für Karzinome des Magens, des Ovars und der Lunge berichtet worden. Beim komplett resezierten Magenkrebs (Kategorie R_0, UICC) wurde die prognostische Bedeutung des uPA und PAI-1 kürzlich von Nekarda et al. (1994a, b) belegt. Erhöhte Werte von uPA und PAI-1 sind mit schlechter Prognose assoziiert. uPA und PAI-1 sind jeweils unabhängige prognostische Faktoren für die Überlebenswahrscheinlichkeit. Allerdings wurde durch eine Multivarianzanalyse nach Cox, welche eine Gewichtung der relativen prognostischen Stärke der Faktoren erlaubt, bewiesen, daß PAI-1, der Nodalstatus und die WHO-Klassifikation des Magenkrebses die stärksten prognostischen Faktoren sind. In dieser Multivarianzanalyse wird der prognostische Wert von uPA durch den von PAI-1 überdeckt. Beim Ovarialkarzinom wurde von Kuhn et al. (1994) der prognostische Wert sogar bei jenen Patientinen gezeigt, die neben dem Primärtumor auch eine starke Metastasierung des Bauchraums aufweisen (FIGO III). Dieser Effekt konnte allerdings nur bei makroskopisch tumorfrei operierten Patientinnen gezeigt werden, ähnlich wie von Nekarda et al. (1994 a,b) schon für das Magenkarzinom gezeigt werden konnte. Patientinnen, in deren Tumorextrakten uPA- und PAI-1-Werte gemessen wurden, die unter einem bestimmten Schwellenwert verblieben, hatten eine sehr viel bessere Prognose (Überlebenswahrscheinlichkeit) als Patientinnen mit erhöhten uPA- und PAI-1-Werten.

Das uPA/uPA-R-System auf Tumorzellen: eine neue Zielgröße für die Tumortherapie?

Das Risikoprofil der Brustkrebspatientinnen wird aufgrund histomorphologischer und biologischer Prognosefaktoren erstellt. Dieses Risikoprofil wird in die Therapieentscheidung miteinbezogen, z.B. ob und welche Form einer adjuvanten Therapie der Patientin gegeben werden soll (Foekens et al. 1994a,b; Jänicke et al. 1994). Neuere Prognosefaktoren wie uPA und PAI-1 sollten die Prognose und damit die Therapieentscheidung verbessern helfen. Dieses Vorgehen ist nicht direkt übertragbar auf den Magen- oder Eierstockkrebs. In beiden Karzinomen sind uPA und PAI-1 die ersten biologischen Prognosefaktoren, die mit der invasiven Kapazität der Tumorzellen korreliert sind. Unmittelbare klinische Konsequenzen sind aber bisher nicht abzuleiten. Im Gegensatz dazu steht der Brustkrebs, hier ist es eine drängende Frage herauszufinden, welche Gruppe von Patientinnen adjuvant therapiert werden soll und welche nicht. Jedoch hat die hohe prognostische Relevanz von uPA und/oder PAI-1 beim Magen- und Eierstockkrebs die Diskussion über eine verstärkte Individualisierung der bisherigen Therapieprotokolle gestartet, adaptiert am jeweiligen Risikoprofil der Patienten unter Einbeziehung der uPA- und PAI-1-Werte.

Das Wissen über eine direkte Beziehung zwischen erhöhten uPA- und/oder PAI-1-Werten und dem malignen Phänotyp beim Krebs hat zu neuen Ideen geführt, welche neue Behandlungskonzepte nach sich ziehen sollten. Diese an der Biologie des Tumors adaptierten Vorgehensweisen berücksichtigen verschiedene, die Vermehrung und/oder Ausbreitung der Tumorzellen begünstigende Moleküle. Neben Onkogenen (Proteinen), Adhärenzmolekülen, Differenzierungsantigenen, Suppressormolekülen, proliferationsassoziierten Kernantigenen nebst DNA, Wachstumsfaktoren und deren Rezeptoren, Steroidhormonen und deren Rezeptoren haben in den letzten Jahren tumorassoziierte Proteasen, und deren Inhibitoren bzw. Rezeptoren starke Aufmerksamkeit erlangt. Hier ist besonders

Tabelle 2. Strategien, welche zum Ziel haben, spezifisch die Expression und/oder die Wirkung von uPA/-PAI im Tumorgewebe auszuschalten

Eingesetzte Technik/Reagenzien	*Effekt*
Antisense-Plasmid gegen uPA, uPA-R oder PAI-1	Unterdrückung der uPA-, uPA-R- oder PAI-1-Synthese
Antisense-Oligonukleotide gegen uPA, uPA-R oder PAI-1	Unterdrückung der uPA-, uPA-R- oder PAI-1-Synthese
Blockierende Antikörper gegen uPA	Antikörper blockieren die Interaktion des uPA mit uPA-R oder PAI-1
Blockierende Antikörper gegen uPA-R	Antikörper blockieren die Interaktion des uPA mit uPA-R
Blockierende Antikörper gegen PAI-1	Antikörper blockieren die Interaktion des uPA mit PAI-1
PAI-1 oder PAI-2	Inaktivierung der enzymatischen Aktivität von uPA
Gegen PAI-1/2-gerichtete synthetische Inaktivatoren	Inaktivierung von PAI-1/2
Synthetische uPA-Inhibitoren	Inaktivierung der enzymatischen Aktivität des uPA
Enzymatisch inaktiver uPA (DFP-uPA, pro-uPA)	Ersetzen des enzymatisch aktiven uPA am uPA-R durch enzymatisch inaktiven uPA
Rekombinanter löslicher uPA-R	Interaktion von uPA mit löslichem uPA-R anstatt mit tumorzelloberflächenassoziiertem uPA-R
ATF oder GFD des uPA	Unterbrechung der Interaktion von uPA mit uPA-R
Synthetische uPA oder uPA-R-Peptide	Unterbrechung der Interaktion von uPA mit uPA-R

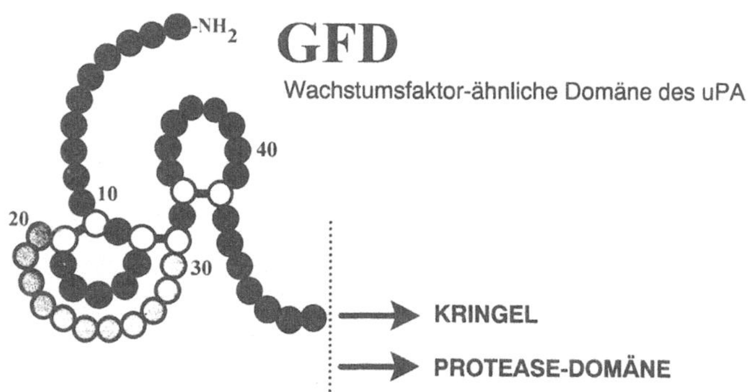

Abb. 7. Rezeptorbindende Domäne des humanen pro-uPA/HMW-uPA. Die uPA-R-bindende Domäne des pro-uPA bzw. HMW-uPA ist auf eine Bindungsschleife innerhalb der GFD des ATF beschränkt. Die Bindung wird durch den Peptidbereich vermittelt, der die Aminosäuren 20–30 umfaßt. Aminosäuren 10–19 sind auch an der Bindung beteiligt, sie gewährleisten die korrekte Anpassung der uPA-Domäne an den uPA-R. Spaltung der GFD an Peptidbindung Lys^{23}-Tyr^{24} zerstört die Rezeptorbindungskapazität des GFD (Schmitt et al. 1991)

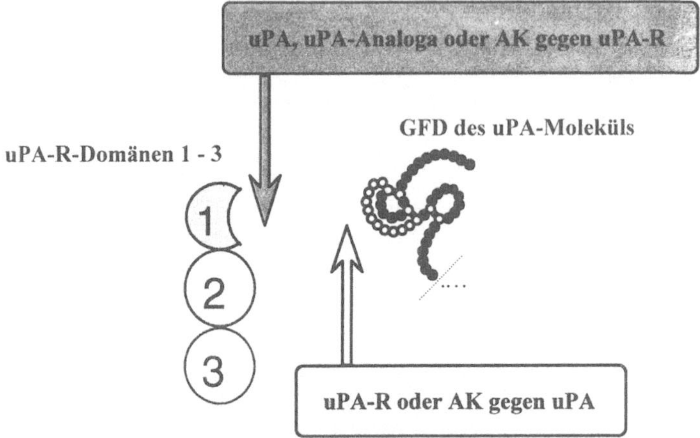

Abb. 8. Inhibierung der uPA/uPA-R-Interaktion durch Antikörper (Ak), uPA-Liganden oder löslichem uPA-R. Die Interaktion des uPA-R mit uPA oder der entsprechenden Bindungsdomäne kann durch Antikörper gegen uPA oder uPA-R gestört werden. Alternativ kann natürlicher oder rekombinanter uPA (oder ATF, GFD) eingesetzt werden. Neuerdings wird auch rekombinanter, löslicher uPA-R (dem der GPI-Anker fehlt) eingesetzt (Wilhelm et al. 1994). Zusätzlich werden auch kompetitive lineare uPA-Peptide zur Inhibierung der Bindung von uPA an Tumorzellen eingesetzt, welche den Bereich des GFD umfassen, der für die Bindung an den uPA-R bestimmend ist (Tabellen 2, 3). Synthetische lineare uPA-R-Peptide der Domäne 1 des uPA-R sind nicht funktionell und daher ungeeignet, die Interaktion von uPA mit uPA-R zu unterbrechen

uPA zu nennen; dieses Molekül kann in verschiedenen Formen in Tumoren nachgewiesen werden. Es bindet an den uPA-R; die enzymatisch aktive Form (HMW-uPA) kann durch PAI-1/2 inhibiert und dann von normalen aber auch von Tumorzellen aufgenommen werden. Dieser Vorgang bewirkt eine mitogene Stimulation z.B. von Tumorzellen und kann die Zellproliferation induzieren. Verschiedene technische Zugänge, die die Expression von uPA oder des uPA-R auf dem Gen- oder Proteinniveau unterbrechen, wurden entwickelt mit dem Ziel, Tumorinvasion und Metastasierung zu unterbinden (Tabelle 2, Abb. 7 und 8).

Die Bildung von uPA durch humane Tumorzellen wurde erstmals 1976 von Astedt u. Holmberg für ex vivo kultiviertes Ovarialkarzinomgewebe gezeigt (1976). Seitdem sind eine Vielzahl von wissenschaftlichen Publikationen erschienen, in denen für die verschiedensten Tumorsysteme der Zusammenhang zwischen der Ausprägung des uPA-Plasmin-Systems und Tumorinvasion und Metastasierung gezeigt worden ist. Dazu wurde eine Vielzahl von Reagenzien entwickelt, die die Interaktion von uPA mit dem uPA-R spezifisch unterbrechen (Tabelle 3). Monoklonale Antikörper gegen uPA, der Inhibitor PAI-2, uPA-Analoga, welche die Aminosäuren 10–32 des uPA umspannen, rekombinanter uPA-R, uPA-Antisense-Plasmide und uPA-Antisense-Oligonukleotide zählen zu den erfolgversprechenden Reagenzien. Ein weiterer, erfolgversprechender Ansatz, mit dem Ziel, die invasiv/metastatische Kapazität von Tumorzellen zu vermindern, ist

Tabelle 3. Schlüsselreferenzen, welche die Unterdrückung der invasiven/metastatischen Kapazität non Tumorzellen durch Beeinflussung des uPA-/uPA-R-Systems belegen

Effektor	*Untersuchter Prozeß*	*Autoren*
Antikörper gegen uPA	Metastasierung	Ossowski et al. (1983) Cell 35:611
Antikörper gegen uPA	Metastasierung	Hearing et al. (1988) Cancer Res 48:1270
Inaktiver uPA	Invasion	Cohen et al. (1991) Blood 78:479
Inaktiver uPA	Metastasierung	Crowley et al. (1993) Proc Natl Acad Sci USA 90:5021
ATF	Proliferation	Kirchheimer et al. (1989) Proc Natl Acad Sci USA 86:5424
ATF, uPA-Peptide	Proliferation	Rabbani et al. (1992) J Biol Chem 267:14151
uPA-Peptide	Invasion	Schlechte et al. (1989) Cancer Res 49:6064
uPA-Peptide	Invasion	Kobayashi et al. (1993) Br J Cancer 67:537
uPA-R	Invasion	Wilhelm et al. (1994) FEBS-Lett 337:131
PAI-2	Invasion	Baker et al. (1990) Cancer Res 50:4676
uPA-R-Antisense-Plasmid	Metastasierung	Ossowski et al. (1993) Abstract 19; Molecular & Cellular Biology of Plasminogen Activation Meeting, Cold Spring Harbor
uPA-Antisense-Oligonukleotide	Invasion	Wilhelm et al. (1995) Clin Exp Metastasis 13: 296

die Unterdrückung der uPA-oder uPA-R-Synthese durch solche Reagenzien, die die Transkription oder Translation von uPA oder uPA-R blockieren.

Ob die in Tabelle 2 und 3 erwähnten Blockierungsschritte eines Tages in die klinische Applikation überführt werden können ist z.Z. noch ungewiß. Dazu sind weitere, besonders tierexperimentelle Untersuchungen zur Invasions- und Metastasierungskapazität von Tumorzellen in Gegenwart von das uPA-Plasmin-System blockierenden Substanzen nötig. Solche Experimente könnten in den uPA-defizienten "Knock-out-Mäusen" vorgenommen werden. Diese Mäuse sind trotz ihrer Unfähigkeit, uPA zu synthetisieren, uneingeschränkt lebensfähig. In diesen Mäusen können z.B. toxische Nebenwirkungen der eingesetzten Agenzien untersucht werden. Möglicherweise reicht es nicht aus, nur eine der tumorassoziierten Proteasen zu blockieren, da Menschen und Säugetiere wohl über eine breite Batterie an "Back-up-Systemen" verfügen. Die Plasminogen überführende Aktivität des uPA könnte durch tPA übernommen werden, zudem sind auch Cathepsine und MMPs denkbare Kandidaten, im Falle eines Ausfalls des uPA, dessen proteolytische Funktion, zumindestens teilweise, zu übernehmen (Carmeliet et al. 1994; Wilhelm et al. 1994b).

Wilhelm et al. (1994a), Mitglieder der von der Deutschen Forschungsgemeinschaft (DFG) unterstützten Klinischen Forschergruppe an der Frauenklinik der Technischen Universität München, setzten eine rekombinante, verkürzte Form des uPA-R, welcher von sog. CHO-Zellen gebildet wurde, ein mit dem Ziel, löslichen uPA abzufangen und somit daran zu hindern, mit tumorzellassoziiertem uPA-R zu reagieren ("scavenger function"). In In-vitro-Versuchen zeigten die Autoren, daß die Zugabe von löslichem uPA-R zu Ovarialkarzinomzellen die Proliferation und Invasionskapazität dieser Zellen deutlich verminderte.

Im fortgeschrittenen Stadium des Ovarialkarzinoms (FIGO III) sind uPA and PAI-1, im Vergleich mit Normalgeweben, im Tumorgewebe erhöht (Kuhn et al. 1994). Da FIGO-III-Patientinnen generell metastasiert sind und somit eine schlechte Prognose aufweisen, könnten diese Patientinnen ideale Kandidatinnen für eine solche Therapie sein, in der neben oder ersatzweise für die bisher üblicherweise verabreichten Cisplatinpräparate gegen das uPA-Plasmin-System gerichtete Präparate z.B. direkt in das Peritoneum appliziert werden. Allerdings könnte die Verabreichung von löslichem rekombinanten uPA-R sich als nicht günstig erweisen. Wissenschaftler und Kliniker aus Kopenhagen und Mailand, zusammen mit denen der Klinischen Forschergruppe aus München, konnten nämlich zeigen, daß Aszitiden, Plasmen und Tumorgewebe von FIGO-III-Patientinnen per se einen erhöhten Gehalt an freiem, nicht von uPA besetzten uPA-R zeigen (Pedersen et al. 1993). Diese beim Ovarialkarzinom gefundene Form eines wasserlöslichen uPA-R (ihr fehlt der GPI-Anker) wurde funktionell durch ihre Fähigkeit an uPA zu binden, durch die molekulare Masse und die Reaktion mit Antikörpern als vom zellständigen uPA-R in ihrem Proteinanteil nicht wesentlich unterschiedliche uPA-R-Variante identifiziert. Diese Daten implizieren, daß der maligne Phänotyp der in Patientinnen mit metastasiertem Ovarialkarzinom gefundenen Tumorzellen nicht durch freien uPA-R beeinflußt wird. Andererseits ist bisher nicht untersucht worden, ob die frühzeitige, adjuvante Gabe von uPA-R bei metastasefreien Ovarialkarzinompatientinnen die Bildung von Metastasen unterdrückt und ob die lösliche. Form des uPA-R nicht erst durch die Bildung von Metastasen begünstigt wird.

Es bleibt weiterhin zu überprüfen, ob das erhöhte Auftreten von löslichem uPA-R nicht als diagnostisches Kriterium für die Verlaufskontrolle eingesetzt werden könnte und ob das Auftreten von Metastasen durch einen erhöhten uPA-R-Gehalt im Plasma belegt werden könnte. Ob diese "Tumormarkerfunktion" von uPA-R, die nicht auf das Ovarialkarzinom allein zutreffen müßte, realistisch einzuschätzen ist, kann nur durch weitere Untersuchungen mit einer größeren Anzahl von Patienten geklärt werden.

Literatur

Andreasen PA, Sottrup-Jensen L, Kloller L, Nykjaer A, Moestrup SK, Munch Petersen C, Gliemann J (1994) Receptor-mediated endocytosis of plasminogen activators and activator/inhibitor complexes. FEBS Lett 338: 239–245

Astedt B, Holmberg L (1976) Immunological identity of urokinase and ovarian carcinoma plasminogen activator released in tissue culture. Nature 261: 595–597

Baker M, Bleakley P, Woodrow G, Doe W (1990) Inhibition of cancer cell urokinase plasminogen activator by its specific inhibitor PAI-2 and subsequent effects on extracellular matrix degradation. Cancer Res 50: 4676–4684

Berdel WE, Wilhelm O, Schmitt M, Maurer J, Reufi B, von Marschall Z, Oberberg D, Graeff H, Thiel E (1993) Urokinase-type plasminogen activator (uPA), a protease with cytokine-like activity in human HL-60 leukemic cell line. Int J Oncol 3: 607–613

Carmeliet P, Schoonjans L, Kieckens L, Ream B, Degen J, Bronson R, Vos R de, Oord JJ van den, Collen D, Mulligan RC (1994) Physiological consequences of loss of plasminogen activator gene function in mice. Nature 368: 419–424

Casslén B, Gustavsson B (1991) Expression of cell membrane receptors for urokinase plasminogen activator (uPA) in the human endometrium increases during the ovarian cycle. Fibrinolysis 5: 243–248

Chucholowski N, Schmitt M, Rettenberger P, Schüren E, Moniwa N, Goretzki L, Wilhelm O, Weidle U, Jänicke F, Graeff H (1992) Flow cytofluorometric analysis of the urokinase receptor (uPA-R) on tumor cells by fluorescent uPA-ligand or monoclonal antibody #3936. Fibrinolysis 6 [Suppl 4]: 95–102

Cohen R, Xi XP, Crowley C, Lucas B, Levison A, Shuman M (1991) Effects of urokinase receptor occupancy on plasmin generation and proteolysis of basement membrane by human tumor cells. Blood 78: 479–487

Crowley CW, Cohen RL, Lucas BK, Liu G, Shuman MA, Levinson AD (1993) Prevention of metastasis by inhibition of the urokinase receptor. Proc Natl Acad Sci USA 90: 5021–5025

Cubellis MV, Wun TC, Blasi F (1990) Receptor-mediated internalization and degradation of urokinase is caused by its specific inhibitor PAI-1. EMBO J 9: 1079–1085

Dano K, Andreasen PA, Grondahl-Hansen J, Kristensen P, Nielsen LS, Skriver L (1985) Plasminogen activators, tissue degradation and cancer. Adv Cancer Res 44: 139–266

Duffy MJ, O'Grady P, Devaney D, O'Siorain L, Fennelly JJ, Lijnen HR (1988) Urokinase-plasminogen activator, a marker for aggressive breast carcinomas. Cancer Res 48: 1348–1349

Duffy MJ, Reilley D, O'Sullivan C, O'Higgins N, Fennelly JN, Andreasen P (1990) Urokinase-plasminogen activator, a new and independent prognostic marker in breast cancer. Cancer Res 50: 6827–6829

Dumler I, Petri T, Schleuning WD (1993) Tyrosine phosphorylation of a 38 kDa protein upon interaction of urokinase-type plasminogen activator (u-PA) with its cellular receptor In: Preissner K et al. (eds) Excerpta Medica International Congress Series 1041. Elsevier, Amsterdam, pp 163–169

Foekens JA, Schmitt M, Putten WLJ van, Peters HA, Bontenbal M, Jänicke F, Klijn JGM (1992) Prognostic value of urokinase-type plasminogen activator in 671 primary breast cancer patients. Cancer Res 52: 6101–6105

Foekens JA, Schmitt M, Peters HA, Look MP, WLJ Putten van, Kramer MD, Jänicke F, Klijn JGM (1994) Association of PAI-1 with metastasis-free survival in breast cancer: comparison with ER, PgR, PS2, cathepsin D, and uPA. In: Schmitt M et al. (eds) Excerpta Medical International Congress Series 1050. Elsevier, Amsterdam, pp 197–205

Foekens JA, Schmitt M, Putten WLJ van, Peters HA, Jänicke F, Klijn JGM (1994) Plasminogen activator inhibitor-1 and breast cancer metastasis. J Clin Oncol 12: 1648–1658

Goretzki L, Schmitt M, Mann KH, Calvete J, Chucholowski N, Kramer M, Günzler WA, Jänicke F, Graeff, H (1992) Effective activation of the proenzyme form of the urokinase-type plasminogen activator (pro-uPA) by the cysteine protease cathepsin L. FEBS Lett 297: 112–118

Grondahl-Hansen J, Christensen IJ, Rosenquist C, Brünner N, Mouridsen HT, Dano K, Blichert-Toft M (1993) High levels of urokinase-type plasminogen activator (uPA) and its inhibitor PAI-1 in cytosolic extracts of breast carcinomas are associated with poor prognosis. Cancer Res 53: 2513–2521

Hearing V, Law L, Corti A, Appella E, Blasi F (1988) Modulation of metastatic potential by cell surface urokinase of murine melanoma cells. Cancer Res 48: 1270–1278

Ichinose A, Fujikawa K, Suyama T (1986) The activation of pro-urokinase by plasma kallikrein and its inactivation by thrombin. J Biol Chem 261: 3486–3489

Jänicke F, Schmitt M, Ulm K, Gössner W, Graeff H (1989) Urokinase-type plasminogen activator antigen and early relapse in breast cancer. Lancet 8670: 1049

Jänicke F, Schmitt M, Hafter R, Hollrieder A, Babic R, Ulm K, Gössner W, Graeff H (1990) Urokinase-type plasminogen activator (u-PA) antigen is a predictor of early relapse in breast cancer. Fibrinolysis 4: 69–78

Jänicke F, Schmitt M, Graeff H (1991) Clinical relevance of the urokinase-type and the tissue-type plasminogen activators and of their inhibitor PAI-1 in breast cancer. Semin Thrombosis Hemostasis 17: 303–312

Jänicke F, Schmitt M, Pache L, Ulm K, Harbeck N, Höfler H, Graeff H (1993) Urokinase (uPA) and its inhibitor PAI-1 are strong and independent prognostic factors in node-negative breast cancer. Breast Cancer Res Treatment 24: 195–208

Jänicke F, Thomssen C, Pache L, Schmitt M, Graeff H (1994) Urokinase (uPA) and PAI-1 as selection criteria for adjuvant chemotherapy in axillar nodenegative breast cancer patients. In: Schmitt M et al. (eds) Excerpta Medica International Congress Series 1050. Elsevier, Amsterdam, pp 207–218

Kirchheimer JC, Wojta J, Christ G, Binder BR (1989) Functional inhibition of endogenously produced urokinase decreases cell proliferation in a human melanoma cell line. Proc Natl Acad Sci USA 86: 5424–5428

Kobayashi H, Schmitt M, Goretzki L, Chucholowski N, Calvete J, Kramer M, Günzler WA, Jänicke F, Graeff H (1990) Cathepsin B efficiently activates the soluble and the tumor cell receptor-bound form of the proenzyme urokinase-type plasminogen activator (pro-uPA). J Biol Chem 266: 5147–5152

Kobayashi H, Ohi H, Sugimura M, Shinohara H, Fujii T, Terao T (1992) Inhibition of in vitro ovarian cancer cell invasion by modulation of urokinase-type plasminogen activator and cathepsin B. Cancer Res 52: 3610–3614

Kobayashi H, Ohi H, Shinohara H, Sugimura M, Fujii T, Terao T, Schmitt M, Goretzki L, Chucholowski N, Jänicke F, Graeff H (1993) Saturation of tumor cell surface receptors for urokinase-type plasminogen activator by amino-terminal fragment and subsequent effect on reconstituted basement membranes invasion. Br J Cancer 67: 537–544

Kuhn W, Pache B, Schmalfeldt B, Dettmar P, Schmitt M, Jänicke F, Graeff H (1994) Urokinase (uPA) and PAI-1 predict survival in advanced ovarian cancer patients (FIGO III) after radical surgery and platinum-based chemotherapy. Gynecol Oncol 55: 401–409

Markus G (1988) The relevance of plasminogen activators to neoplastic growth. Enzyme 40: 158–172

McGuire WL, Tandon AK, Allred DC, Chamness GC, Clark GM (1990) How to use prognostic factors in axillary node-negative breast cancer patients. JNCI 82: 1006–1015

Miles LA, Plow EF (1988) Plasminogen receptors: Ubiquitous sites for cellular regulation of fibrinolysis. Fibrinolysis 2: 61–71

Moller LB (1993) Structure and function of the urokinase receptor. Blood Coagulation and Fibrinolysis 4: 293–303

Nekarda H, Siewert JR, Schmitt M, Ulm K (1994a) Tumour-associated proteolytic factors uPA and PAI-1 and survival in totally resected gastric cancer. Lancet 343: 117

Nekarda H, Schmitt M, Ulm K, Wenninger A, Vogelsang H, Becker K, Roder JD, Fink U, Siewert JR (1994 b) Prognostic impact of urokinase-type plasminogen activator and its inhibitor PAI-1 in completely resected gastric cancer. Cancer Res 54: 2900–2907

Nielsen LS, Kellermann GM, Behrendt N, Picone R, Dano K, Blasi F (1988) A 55,000-60,000 Mr receptor protein for urokinase-type plasminogen activator. Identification in human tumor cell lines and partial purification. J Biol Chem 263: 2358–2363

Nykjaer A, Petersen CM, Moller B, Jensen PH, Moestrup SK, Holtet TL, Etzerod M, Thorgersen HC, Munch M, Andreasen PA, Gliemann J (1992) Purified alpha-2 macroglobulin receptor/LDL receptor-related protein binds urokinase plasminogen activator inhibitor type-1 complex. Evidence that the alpha 2-macroglobulin receptor mediates cellular degradation of urokinase receptor-bound complexes. J Biol Chem 267: 14543-14546

Ossowski L, Reich E (1983) Antibodies to plasminogen activator inhibit human tumor metastasis. Cell 35: 611-619

Ossowski L, Zelent A, Kook YH (1993) Antisense inhibition of urokinase receptor in human carcinoma: Biologic effects. Abstract 19 at Molecular & Cellular Biology of Plasminogen Activation, Cold Spring Harbor, September 28-October 3, 1993

Pagano M, Capony F, Rochefort H (1989) La pro-cathepsin D peut activer in vitro la pro-cathepsin B secretée par les cancers ovariens. CR Acad Sci III 309: 7-12

Pedersen H, Grondahl-Hansen J, Francis D, Osterlind K, Hansen HH, Dano K, Brünner N (1994) Urokinase and plasminogen activator inhibitor type 1 in pulmonary adenocarcinoma. Cancer Res 54: 120-123

Pedersen N, Schmitt M, Ronne E, Nicoletti MI, Hoyer-Hansen G, Conese M, Giavazzi R, Dano K, Kuhn W, Jänicke F, Blasi F (1993) A ligand-free, soluble urokinase-receptor is present in the ascitic fluid from patients with ovarian cancer. J Clin Invest 92: 2160-2167

Ploug M, Behrendt N, Lober D, Dano K (1991) Protein structure and membrane anchorage of the cellular receptor for urokinase-type plasminogen activator. Semin Thrombosis Hemostasis 17: 183-193

Ploug M, Ronne E, Behrendt N, Jenen AL, Blasi F, Dano K (1991) Cellular receptor for urokinase plasminogen activator: Carboxyl-terminal processing and membrane anchoring by glycosyl-phosphatidylinositol. J Biol Chem 266: 1926-1933

Quax PH, Muijen GN van, Weening-Verhoeff EJ, Lund LR, Dano K, Ruiter DJ, Verheijen JH (1991) Metastatic behavior of human melanoma cell lines in nude mice correlates with urokinasetype plasminogen activator, its type-1 inhibitor, and urokinase-mediated matrix degradation. J Cell Biol 115: 191-199

Rabbani S, Mazar A, Bernier S, Haq M, Bolivar I, Henkin J, Goltzman D (1992) Structural requirements for the growth factor activity of the amino-terminal domain of urokinase. J Biol Chem 267: 14151-14156

Ronne E, Behrendt N, Ellis V, Ploug M, Dano K, Hoyer-Hansen G (1991) Cell-induced potentiation of the plasminogen activation system is abolished by a monoclonal antibody that recognizes the NH2-terminal domain of the urokinase receptor. FEBS-Letters 288: 233-236

Schlechte W, Murano G, Boyd D (1989) Examination of the role of the urokinase receptor in human colon cancer mediated laminin degradation. Cancer Res 49: 6064-6069

Schmitt M, Goretzki L, Jänicke F, Calvete J, Eulitz M, Kobayashi H, Chucholowski N, Graeff H (1991) Biological and clinical relevance of the urokinase-type plasminogen activator (uPA) in breast cancer. Biomed Biochim Acta 4-6: 737-741

Schmitt M, Jänicke F, Graeff H (1992) Tumor-associated proteases. Fibrinolysis 6 [Suppl 4]: 3-26

Schmitt M, Jänicke F, Thomssen C, Pache L, Kramer M, Bläser J, Tschesche H, Wilhelm O, Weidle U, Graeff H (1993) Clinical relevance of the plasminogen activator system in tumor invasion and metastasis in breast cancer. Excerpta Medica International Congress Series 1041: 331-341

Sier CFM, Veoedgraven HYM, Ganesh S et al. (1994) Gastroenterology 107: 1449

Stetler-Stevenson WG, Liotta LA, Kleiner DE (1993) Extracellular matrix 6: Role of matrix metalloproteinases in tumor invasion and metastasis. FASEB 7: 1434-1441

Todd III RF, Barnathan S, Bohuslav J, Chapman HA, Cohen RL, Felez J, Howell A, Johnson JG, Knapp W, Kramer M, Miles LA, Nykjaer A, Ralfkiaer E, Schüren E (1995) CD 87 cluster workshop report. In: Schlossman SF (ed) Leucocyte typing V. Oxford University Press, pp 932-939

Vassalli JD, Baccino D, Belin D (1985) A cellular binding site for the Mr 55,000 form of the human plasminogen activator, urokinase. J Cell Biol 100: 86-92

Wilhelm O, Weidle U, Will C, Höhl S, Rettenberger P, Brünner N, Senekowitch R, Schmitt M, Graeff H (1993) Inhibition of the invasion of human ovarian cancer cells by soluble urokinase receptor and antisense oligonucleotides suppressing urokinase expression. Abstract 81 at

Molecular & Cellular Biology of Plasminogen Activation, Cold Spring Harbor, September 28–October 3, 1993

Wilhelm O, Weidle U, Höhl D, Rettenberger P, Schmitt M, Graeff H (1994a) Recombinant soluble urokinase receptor as a scavenger for urokinase-type plasminogen activator (uPA). Inhibition of proliferation and invasion of human ovarian cancer cells. FEBS Letters 337: 131–134

Wilhelm O, Schmitt M, Senekowitch R, Höhl S, Wilhelm S, Will C, Rettenberger P, Reuning U, Weidle U, Magdolen V, Graeff H (1994b) The urokinase/urokinase receptor system-A new target for cancer therapy. Excerpta Medica International Congress Series 1050: 145–156

Zusammenfassung: immunologische Reaktionsabläufe bei malignen Erkrankungen

V. SCHIRRMACHER

Zusammenfassung. Der vorliegende Beitrag behandelt neuere Erkenntnisse über Immunreaktion gegenüber Tumoren. Dieses schließt die Identifizierung neuer tumorassoziierte Antigene sowie die Regulation von Antitumorimmunreaktionen durch Zytokine, akzessorische Molekülen und Wachstumsfaktoren ein. Tumor-Wirtsinteraktionen führen auch zur Generierung von Tumor-Immunescape-Varianten, die ebenfalls diskutiert werden. Schließlich werden Ansätze zu Immun- und Gentherapien erläutert und es wird kurz auf einige Probleme bei der Durchführung klinischer Krebsimmuntherapiestudien eingegangen.

Antitumoreffektorzellen

Immune Effektorzellen mit potentiell antitumoraler bzw. antimetastatischer Aktivität können unterschiedliche Phänotypen und Funktionen haben. Bei der Tumorzellerkennung durch T-Lymphozyten spielen die Moleküle des Haupthistokompatibilitätskomplexes (MHC) eine entscheidende Rolle. So erkennen zytotoxische T-Lymphozyten (CTL) ihre Zielstrukturen als endogene intrazelluläre Peptide, die vermittels MHC-Klasse-I-Molekülen an die Zelloberfläche gebracht werden. T-Helferzellen, die durch das CD4-Molekül chararkterisiert sind, erkennen dagegen exogene, aufgenommene Proteine, wenn diese von Antigen präsentierenden Zellen (APC) prozessiert werden und mit MHC-Molekülen der Klasse II auf der Zelloberfläche dargeboten werden. Nach Kontakt mit dem spezifischen Zielzellantigen können *T-Effektorlymphozyten* unter geeigneten Umständen zu zytotoxischen T-Zellen ausreifen, die die Zielzellen direkt lysieren. *T-Helferzellen* sekretieren nach spezifischer Stimulation durch APC unterschiedliche Lymphokine, die zur Rekrutierung und Aktivierung anderer Zellen, wie z.B. Makrophagen oder B-Lymphozyten führen. Neben den T-Lymphozyten, die durch den antigenspezifischen T-Zellrezeptor ausgezeichnet sind und die in ihrer Gesamtheit ein großes Repertoire unterschiedlicher Antigenspezifitäten repräsentieren, existieren noch unterschiedliche natürliche Effektorzellen (*NK*: natürliche Killerzellen; *LAK*: Lymphokin-aktivierte Killerzellen; *CD3-positive + LAK*: nicht MHC restringierte T-Killerzellen; *Mϕ*: aktivierte Makrophagen), die Antitumoraktivitäten entwickeln können, ohne daß sie hierbei der spezifischen Erkennung eines tumorassoziierten Antigens (TAA) bedürfen. Diese natürlichen Abwehrzellen benötigen auch nicht die MHC-Moleküle zur Erkennung. Sie scheinen durch MHC-Moleküle eher negativ beeinflußt zu werden und können auch zytotoxisch auf MHC-negative Tumorzellen wirken.

Auch Antiköper können eine Interaktion zwischen Effektor-und Targetzelle vermitteln, wenn sie mit ihrer Antigenbindungsstelle an dem einen Zellpartner binden und der Fc-Teil über einen Fc-Rezeptor (CD16) erkannt wird. Über eine derartige Antikörperbrücke kann eine als ADCC ("antibody dependent cell mediated cytotoxicity") bezeichnete Abwehrreaktion vermittelt werden, die ebenfalls zur Tumorzellyse führt.

Wachstumsfaktoren, Zytokine und biologische "response modifier"

Wachstum, Differenzierung und Aktivierung der unterschiedlichen Komponenten des Immunsystems werden von einem komplexen Netzwerk niedrig molekularer, löslicher Wirkstoffe gesteuert. Hierzu zählen die verschiedenen Wachstumsfaktoren, Thymosine, Interferone und Zytokine. Nicht zu vergessen seien auch jene gegenregulatorisch wirksame Faktoren, die Wachstum, Differenzierung und Aktivierung wieder inhibieren können, wie z.B. TGF-ß, Prostaglandine und viele andere mehr. In den letzten Jahren sind eine Vielzahl von derartigen Faktoren, insbesondere Zytokine und Interferone, aber auch Wachstumsfaktoren molekular kloniert worden. Einige stehen als gentechnologisch hergestellte Faktoren in reiner Form und ausreichender Menge zur Verfügung, um als sog. "biological response modifier" (BRM) Immunreaktionen bei Krebspatienten gegen Tumorzellen in die gewünschte Richtung zu beeinflussen. Zu den BRM im weiteren Sinne zählen auch immunmodulierende Agenzien, die von verschiedenen Mikroorganismen gewonnen werden oder auch synthetisch hergestellt werden können. Aber auch tumorassoziierte Antigene, Vakzine, Antikörper und Effektorzellen selber können als BRM im weiteren Sinne verstanden und eingesetzt werden.

Molekulare Identifizierung tumorassoziierter Antigene

Tumorassoziierte Antigene können spezifisch von Antikörpern oder von T-Zellen über deren T-Zellrezeptorkomplex erkannt werden. Auf beiden Ebenen wurden in den letzten Jahren erhebliche Fortschritte erzielt, wenngleich eine absolute Spezifität derartiger Antigene für Tumorzellen bisher nicht erkennbar ist. Oft mag es sich um quantitative Veränderungen in der Expression bestimmter Differenzierungsantigene handeln oder um Veränderungen in der posttranslationalen Modifikation entsprechender Genprodukte. Von besonderer Bedeutung erscheinen natürlich solche Antigene, die von dem tumortragenden Wirt selbst als immunogen erkannt werden können. Unter den verschiedenen Arten von Antitumorimmunantworten erscheinen jene von besonderer

Bedeutung, die zu einer Tumorabstoßung und zu einem immunologischen Gedächtnis führen. Derartige tumorassoziierte Transplantatabstoßungsantigene (TATA) wurden sowohl auf chemisch induzierten wie auch auf durch Virus oder UV-Bestrahlung induzierten Tiertumoren beschrieben. TATA werden i. allg. von T-Zellen erkannt.

Auf durch Methylcholanthren induzierten Fibrosarkomen wurden TATA-Strukturen beschrieben, die in Assoziation mit einem Zelloberflächenglykoprotein (gp 96) Tumorabstoßungsreaktionen auslösen konnten. Das zugehörige Gen ist kürzlich kloniert worden (Maki et al. 1990) und gehört zur Familie der *Hitzeschockproteine*. Die Identifizierung von gp 96 als einem *Heat-shock-Protein* könnte bedeuten, daß dieses eine Rolle bei Antigenprozessierung und Präsentation spielt. Kürzlich konnte gezeigt werden, daß exogene Antigene, die durch gp96 gebunden werden, von Makrophagen aufgenommen und so prozessiert werden, daß sie von $CD8^+$-T-Lymphozyten an deren Zelloberfläche als Peptide erkannt werden können (Suto u. Srivastava 1995).

TATA-ähnliche Stukturen wurden auf tierischen Tumoren künstlich induziert und anschließend molekular identifiziert. Die auf DBA/2-Mäusen transplantierbare Mastozytomlinie P 815 wurde mutagenisiert, anschließend kloniert und die einzelnen Klone auf ihre Tumorigenität getestet. Dabei stellte sich heraus, daß eine große Anzahl der mutagenisierten Tumore in immunkompetenten syngenen Tieren nicht mehr auswachsen konnte, so daß aus einer tumorigenen Linie (Phänotyp tum^+) eine nicht mehr tumorigene Variante (Phänoyp tym^-) entstanden war. Nun wurden durch Transfektion einer *Kosmid-DNA-library* von tum^- Zellen in die parentale tum^+ -Linie neue Transfektanten hergestellt und deren Erkennung durch tum^--spezifische zytotoxische T-Lymphozyten (CTL) getestet. Auf diese Weise konnten drei verschiedene tum^--Antigene kloniert werden (Lurquin et al. 1989; Sibille et al. 1990; Szikora et al. 1990). Jedes dieser tum^--Antigene war durch ein neues bisher noch nicht bekanntes Gen kodiert. In zwei Fällen waren einzelne Punktmutationen in den entsprechenden Genen dafür verantwortlich, daß ein neues TATA-Peptid entstanden war, das sowohl an MHC-Klasse-I-Moleküle wie auch an T-Zellrezeptoren binden konnte.

Fortschritte wurden auch auf dem Gebiet der molekularen Identifizierung humaner tumorassoziierter Antigene gemacht, die von autologen T-Zellen erkannt werden. T-Zellen aus Lymphknoten aus Patienten mit Pankreaskarzinom wurden beschrieben, die tumorassoziierte Muzine (hochglykosylierte Moleküle) erkannten (Barnd et al. 1989). Die Besonderheit bestand hier darin, daß diese aus repetitiven Untereinheiten bestehenden Molekule direkt an den T-Zellrezeptor binden konnten, ohne dabei an MHC-Molekule assoziiert zu sein.

T-Zellklone, die gegen autologe humane Tumore reagieren, sind von vielen Arbeitsgruppen beschrieben worden (Mukerji et al. 1990). Sowohl zytotoxische (CTL) wie auch regulatorische (Helfer- und Suppressor-) T-Zellen wurden bei Krebspatienten identifiziert. Von uns wurde kürzlich beschrieben, daß tumor-spezifische T-Zellklone verschiedene Proteindeterminanten auf autologen humanen Melanomzellen erkennen können (Notter u. Schirrmacher 1990).

Hierzu wurden Polypeptidfraktionen autologer Melanomzellen und autologer EBV-transformierter B-Zellen durch Polyacrylamidgelelektrophorese getrennt, auf Nitrozellulose übertragen, in DMSO gelöst und in wässrigem Puffer zu Antigen-tragenden Nitrozellulosekügelchen präzipitiert. Autologe CD4- und CD 8-Klone wurden durch unterschiedliche Melanomproteinfraktionen stimuliert, die Molekulargewichte von 55, 84, 140 oder 240 kD besaßen (Notter u. Schirrmacher 1990).

Kürzlich wurde ein erstes Gen identifiziert, das die Expression eines von autologen T-Zellen auf humanen Melanomzellen exprimiertes Tumorantigen kodiert. Dieses Gen zeigte keine Ähnlichkeit mit bereits bekannten Sequenzen und scheint zu einer größeren Familie von ähnlichen Genen (z.Z. bereits 13 Mitglieder) zu gehören. Das als MAGE-1 bezeichnete Antigen war in verschiedenen Tumorproben (Melanomen und auch anderen Tumorlinien) exprimiert, wurde von T-Zellen aber nur auf den Tumorzellen erkannt, die das HLA-A1-Molekul gleichzeitig exprimierten. Es konnte ferner gezeigt werden, daß das MAGE-1-Antigen eine aus 9 Aminosäuren bestehende Sequenz enthält, die an HLA-A1 bindet und damit eine Zielstruktur für tumorspezifische T-Zellklone mit entsprechender Spezifität darstellt (Van der Bruggen et al. 1991).

"Immune-escape-Mechanismen"

Sowohl Onkogenprodukte wie auch Tumorviren können die Expression von MHC-Molekülen beeinflussen. Transfektion von c-myc führte zu einer spezifisch verminderten Expression von HLA-B auf humanen Melanomzellen (Versteeg et al. 1989a). Gleichzeitig wurde aber die Empfindlichkeit gegenüber Lyse durch NK-Zellen erhöht (Versteeg et al. 1989b). Zellen, die durch das Adenovirus transformiert wurden, verhielten sich tumorig in syngenen Tieren und hatten eine stark reduzierte Expression von MHC-Klasse-I-Molekülen (Lassam u. Jay 1989). Es konnte gezeigt werden, daß hierbei das nukleäre Polypeptid E1a die transkriptionale Initiation von Klasse-I-MHC-Genen in verschiedenen Tumorlinien inhibiert (Lassam u. Jay 1989). Darüber hinaus wurde gezeigt (Kast et al. 1989), daß gegen E1a gerichtete CTL in Kombination mit Il-2 eine langanhaltende, effektive Antitumorimmunität übertragen können.

Transfektion von MHC-Genen in Tumorzellinien mit niedriger MHC-Expression führte zu einer deutlichen Erhöhung der Tumorimmunogenität (Porgador et al. 1989). MHC-Molekule schienen also von Wichtigkeit für die Präsentation tumorassoziierter Peptide, und ihre Modulation scheint einen wichtigen Immune-escape-Mechanismus darzustellen.

Nicht immer ist "immune escape" gegenüber T-Zell-vermittelter Antitumorimmunität auf Modulation und Herabregulation von MHC Molekulen zurück zuführen (Perdrizet et al. 1990). In dem von uns intensiv untersuchten Mauslymphom ESb entstehen nach subkutaner Inokulation bei der Metastasierung in die Leber Tumorzellvarianten, die von tumorspezifischen CTL nicht mehr erkannt werden können. Diese Escape-Varianten konnten als TATA-Varianten identifiziert werden, die zwar noch das restringierende Klasse-I-MHC -Molekül exprimierten, das Tumorantigen selber aber durch DNA-Methylierung nicht mehr exprimierten (Bosslet u. Schirrmacher 1982). Eine Derepression der TATA-Expression konnte in solchen genregulatorischen Tumorzellvarianten durch Behandlung mit 5-Azacytidin erreicht werden (Altevogt et al. 1986). Im ESb-Tumormodell wurde auch das Shedding von Membranvesikeln als ein weiteres Malignitätscharakteristikum beschrieben (Schirrmacher u. Barz 1986). Neben dem hohen Gehalt an Degradationsenzymen exprimierten die Vesikel Rezeptoren für Immunglobulin (FcRγII Schirrmacher u. Jacobs 1979) und für Il-2 (Il-2R; Schirrmacher et al. 1987). Diese waren als lösliche Rezeptoren im Serum tumortragender Tiere nachweisbar und könnten potentiell humorale wie auch T-Zell-vermittelte Antitumorimmunreaktionen abfangen bzw. negativ beeinflussen. Ein klinisches Korrelat hierzu besteht möglicherweise bei Zellen der B-chronischlymphozytischen Leukämie (CLL). CLL-Zellen exprimieren Il-2R (CD25) und shedden große Mengen löslicher Il-2 Rezeptoren in das Serum, wobei die Mengen offenbar in bezug zur Schwere der Erkrankung stehen. Das von normalen zirkulierenden T-Zellen produzierte Il-2 kann von diesen Rezeptoren absorbiert werden und zu einer relativen Insuffizienz von Il-2 führen und damit einige der beobachteten Abnormalitäten in T- und NK-Zellimmunfunktionen dieser Patienten erklären (Foa et al. 1985).

Akzessorische Moleküle und kostimulatorische Signale bei der Antitumorimmunität

Das Unvermögen, Tumorzellen abwehren zu können, muß nicht unbedingt als ein Unvermögen in der Erkennung der Tumorzellen durch das Immunsystem angesehen werden. Es könnte vielmehr in der Unfähigkeit bedingt sein, eine effektive Immunantwort an der Stelle des wachsenden Tumors zu generieren.

Maximale T-Zellimmunantworten erfordern eine maximale Expression des Il-2 Gens in T-Zellen. Dieses erfordert, daß die Zelle über mehrere Signalwege stimuliert wird: zum einen (Signal 1) über das Antigen des Tumors, nachdem dieses von T-Zellen aufgespürt wurde, die den passenden antigenspezifischen T-Zellrezeptorkomplex exprimieren und zum anderen (Signal 2) über akzessorische adhäsions- und signalvermittelnde Molekule, nachdem diese mit einem passenden Liganden auf der Tumor(stimulator)zelle interagieren konnten. So vermittelt beispielsweise das T-Zell spezifische Molekül CD28 kostimulatorische Signale, wenn es seinen Liganden, das B7-Molekül auf der Oberfläche von Antigen-präsentierenden Zellen bindet. Jüngste Untersuchungen mit CTLA-4-lg, einem löslichen B7 bindenden CD 28-Analog, haben gezeigt, daß sich Transplantatabstoßungsreaktionen durch Manipulation der CD28- B7-Interaktion unterbinden lassen (Lenschow et al. 1992; Turka et al. 1992) und die Transfektion des B7-Gens in Tumorzellen führte zu einer dramatischen Verstärkung der Antitumorimmunreaktion (Chen et al. 1992; Townsend u. Allison 1993).

Gen- und Immuntherapien

Die therapeutischen Möglichkeiten zur Bekämpfung von Krebs und seinen Metastasen sind kürzlich durch eine neue Technologie, die als Gentherapie bezeichnet wird, erweitert worden. So können beispielsweise Gene, die für immunologisch relevante Molekule kodieren, in Tumorzellen, akzessorische Zellen oder in Effektorzellen eingeführt werden, um entweder in aktiven Immunisierungsverfahren oder in passiven (adoptiven) Zelltransferverfahren zum Einsatz zu kommen.

Daß von Tumorzellen sekretierte Zytokine eine wichtige Rolle bei der Tumorabwehr spielen, konnte in den letzten Jahren in einer Vielzahl von Tumoren, in denen Zytokingene transfiziert wurden, nachgewiesen werden. So konnte beispielsweise gezeigt werden, daß Maustumorzellinien mit einem transfizierten Il-4 Gen ihre Fähigkeit, als Tumoren auszuwachsen, verloren hatten und daß dieses mit der Menge sekretiertem Il-4 korrelierte (Tepper et al. 1989). An der Tumorabstoßungsstelle waren Makrophagen und Eosinophile besonders auffallend. Mäuse konnten auch sehr gut gegen die Kolontumorlinie CT 26 (Fearon et al. 1990) oder gegen Sarkome (Gansbacher et al. 1990a) durch Vorimmunisierung mit lebenden, Il-2-sekretierenden CT 26 bzw. Sarkomazellen immunisiert werden. Ähnliche Ergebnisse wurden von Maussarkomtransfektanten mit Interferon-γ berichtet (Gansbacher et al. 1990b). Diese und ähnliche Experimente zeigen, daß eine lokale Zytokinproduktion häufig schon ausreicht, um eine lokale Tumorabwehr auszulösen. Inwieweit derartige Immunmechanismen auch geeignet sind, systemische Antitumorimmunitäten einzuleiten und inwieweit sich zytokintransfizierte Tumorlinien als Tumorvakzine zur Therapie gegen Metastasen einsetzen lassen, läßt sich derzeit noch nicht beantworten.

Bei der Vielzahl von Immuntherapien erscheint es sinnvoll, zwischen aktiven und passiven Verfahren zu unterscheiden. Aktive Immuntherapieverfahren lassen sich noch einmal in spezifische und unspezifische Verfahren unterteilen, je nachdem ob das immunmodulierende Agens tumorassoziierte Antigene enthält oder nicht. Bei den passiven Immuntherapieverfahren kann wiederum zwischen antikörpervermittelten Verfahren (Immunseren, monoklonale Antikörper, Immunotoxine etc.) und adoptiven Immuntherapieverfahren, die auf dem Transfer von Effektorzellen basieren, unterschieden werden.

Einige unterschiedliche Strategien der Immuntherapie bei Krebserkrankungen seien im folgenden aufgeführt:

- aktiv-spezifische Immuntherapien (ASI) unter Verwendung von modifizierten Tumorvakzinen (Schirrmacher 1990) oder von Antiidiotypvakzinen (Stickney u. Foon 1992),
- unspezifische Immunstimulation mit biologischen response modifiern (Stickney u. Foon 1992),
- Tumor-Targeting mit radioaktiv markierten, monoklonalen Antikörpern (Radioimmuntherapie) oder mit Immunotoxinen (Kiyokawa et al. 1989),

- Ex-vivo-Behandlung von patienteneigenem Plasma zur Entfernung von suppressiven Faktoren (Stevenson et al. 1984),
- Ex-vivo-Stimulierung von patienteneigenen Leukozyten zur Verstärkung ihrer Antitumoreigenschaften und zur Vermehrung ihrer Zahl zwecks Reinfusion in den Patienten (Rosenberg et al. 1988),
- immunologische Rekonstitution von durch Hochdosischemo- oder Strahlentherapie behandelten Patienten durch autologe Knochenmarkzellen nach Ex-vivo-Turmorzellzerstörung ("purging") oder durch allogene Knochenmarkzellen zur Erzielung beispielsweise eines Graft-vs.-Leukämie (GvL) - Effekts (Messner 1991) und schließlich
- zellvermittelte, zytokinaktivierte Immuntherapie nach allogener Knochenmarktransplantation (Slavin u. Nagler 1991).

Klinische Krebsimmuntherapiestudien

Bei der Durchführung von klinischen Immuntherapiestudien sind allerdings eine Reihe von Punkten als problematisch anzusehen (Osband u. Ross 1990), z. B.:

- Fehlen eines diagnostischen Follow-up-Tests;
- Messung der Therapieeffizienz;
- Dosierung;
- Einzelsubstanzen vs. Kombinationen

Ein weiteres Problem stellt die richtige Auswahl der für eine Immuntherapie bestgeeigneten Krebspatienten. Häufig wird zunächst die Tumoransprechrate in Krebspatienten, die auf konventionelle Therapien nicht (mehr) ansprechen und sich bereits in einem fortgeschrittenen Stadium befinden, bestimmt. In dieser Situation dürfte häufig das Immunsystem bereits supprimiert sein und relativ schlecht auf Immuntherapien ansprechen. Schließlich muß das Problem der Tumorheterogenität und der individuellen "Immuneresponse-Variabilität" erwähnt werden, das eine Erklärung für die Unterschiede in dem klinischen Ansprechen einzelner Krebspatienten auf die gleiche Art von Immuntherapie sein könnte. Als Variablen sind zu nennen: Unterschiede in der Existenz, Natur und Verteilung von tumorassoziierten Antigenen sowie in der spezifischen Immunantwort der einzelnen Patienten. Diese Tatsache verträgt sich nur schlecht mit der Prämisse gut durchgeführter klinischer Trials, in denen die Sicherheit und Effizienz eines und des gleichen therapeutischen Agens in einer Vielzahl vergleichbarer Patienten getestet werden muß. Aufgrund der Heterogenität der Tumorantigenität erscheint es unwahrscheinlich, daß irgendein Immuntherapieverfahren alleine in seiner Wirkung ausreichend breit sein wird, um alle neoplastischen Zellen eines Tumors zu kontrollieren.

Daher kann die Immuntherapie nur eine von mehreren – möglichst unterschiedlichen – Therapiestrategien darstellen. Kombinationsschemata sollten so erarbeitet werden, daß das patienteneigene Immunsystem wenig geschädigt und so stark wie irgend möglich in den Abwehr- und Heilungsprozeß mit einbezogen wird.

Literatur

Altevogt P, Hoegen P von, Schirrmacher V (1986) Immunoresistant metastatic tumor variants can re-express their tumor antigen after treatment with DNA methylation-inhibiting agents. Int J Cancer 38: 707–711

Barnd Di, Lan MS, Metzgar RS, Finn OJ (1989) Specific, major histocompatibility complex-unrestricted recognition of tumor-associated mucins by human cytotoxic T cells. Proc Natl Sci USA 86: 7159–7163

Bosslet K, Schirrmacher V (1982) High-frequency generation of new immunoresistant tumor variants during metastasis of a cloned murine tumor line (ESb). Int J Cancer 29: 195–202

Chen L, Ashe S, Bradey WA, Hellström I, Hellström KE, Ledbetter JA, McGowan P, Linsley PS (1992) Costimulation of anti-tumor immunity by the B7 counter-receptor for the T lymphocyte molecules CD 28 and CTLA-4. Cell 71: 1093–1102

Fearon E, Pardoll D, Itaya T et al. (1990) Interleukin-2 production by tumor cells bypasses T helper function in the generation of an antitumor response. Cell 60: 397–403

Foa R, Giovarelli M, Jemma C, Pierro MT, Lusso P, Ferrando ML, Lauria F and Forni G (1985) Interleukin-2 (Il-2) and interferon-γ production by T lymphocytes from patients with B-chronic lymphoytic leukemia: evidence that normally released Il-2 is absorbed by the neoplastic B cell population. Blood 66: 2614–2619

Gansbacher B, Zier K, Daniels B, Cronin K, Bannedi R, Gilboa E (1990 a) Interleukin-2 gene transfer into tumor cells abrogates tumorigenicity and induces protective immunity. J Exp Med 172: 1217–1224

Gansbacher B, Bannerji R, Daniels B, Zier K, Cronin K, Giboa E (1990 b) Retroviral vector-mediated gamma interferon gene transfer into tumor cells generates potent and long lasting antitumor immunity. Cancer Res 50: 7820–7825

Kast WM, Offringa R, Peters PJ, Voordouw AC, Meloen RH, Van der Eb AJ, Melief CJ (1989) Eradication of adenovirus E1-induced tumors by E1A-specific cytotoxic T lymphocytes. Cell 59: 603–614

Kiyokawa T, Shirono K, Hattori T, Nishimura H, Yamaguchi K, Nichols JC, Murphy AR, Takatsuki K (1989) Cytotoxicity of interleukin-2 toxin towards lymphocytes from patients with adult T cell leukemia. Cancer Res 49: 4042–4046

Lassam N, Jay G (1989) Suppression of MHC class I RNA in highly oncogenic cells occurs at the level of transcription initiation. J Immunol 143: 3792–3797

Lenschow DJ, Zeng Y, Thisthlewaite JR, Montag A, Brady W, Gibson ML, Linsley PS, Bluestone JA (1992) Long-term survival of xenogeneic pancreatic islet grafts induced by CTLA4lg. Science 257: 789–792

Lurquin C, Van Pel AL, Marianne B et al. (1989) Structure of the gene of tum$^-$ transplantation antigen $P9_1$ A: the mutated exon encodes a peptide recognized with L^d by cytolytic T cells. Cell 58: 293–303

Maki RG, Old LJ, Strivastava PK (1990) Human homologue of murine tumor rejection antigen gp 96: 5′ regulatory and coding regions and relationship to stress-induced proteins. Proc Natl Acad Sci USA 87: 5652–5658

Messner HA (1991) Bone marrow transplantation in hemopoietic malignancies. Curr Op Oncol 3: 245–253

Mukerji B, Chakraborty NG, Sivanandham M (1990) T-cell clones that react against autologous human tumors. Immunol Rev 116: 33–62

Notter M, Schirrmacher V (1990) Tumor-specific T-cell clones recognize different protein determinants of autologous human malignant melanoma cells. Int J Cancer 45: 834–841

Osband ME. Ross S (1990) Problems in the investigational study and clinical use of cancer immunotherapy. Immunol Today 11: 193–195

Perdrizet GA, Ross SR, Stauss HJ, Singh S, Koeppen H, Schreiber H (1990) Animals bearing malignant grafts reject normal grafts that express through gene transfer the same antigen. J Exp Med 171: 1205–1220

Porgador A, Feldman M, Eisenbach L (1989) H-rKb transfection of B16 melanoma cells results in reduced tumorigenicity and metastatic competence. J Immunogenet 16: 291–303

Rosenberg SA, Schwarz SL, Spiess PJ (1988) Combination immunotherapy for cancer: synergistic anti tumor interactions of interleukin-2, alfa interferon and tumor-infiltrating lymphocytes. J Natl Cancer Inst 80: 1393–1397

Schirrmacher V (1990) Krebsimpfung mit Tumorzellen. Spektrum der Wissenschaft Januar: 38–50

Schirrmacher V, Barz D (1986) Characterization of cellular and extracellular plasmamembrane vesicles from a low metastatic lymphoma (Eb) and its high metastatic variant (ESb): inhibitory capacity in cell-cell interaction systems. Biochem Biophys Acta 860: 236–242

Schirrmacher V, Jacobs W (1979) Tumor metastases and cell-mediated immunity in a model systems in DBA/2 mice. VIII. Expression and shedding of Fc gamma receptors on metastatic tumor cell variants. J Supramol Struct 11: 105–111

Schirrmacher V, Josimociv-Alasevic O, Osawa H, Diamantstein T (1987) Determination of cell-free interleukin 2 receptor level in the serum of normal animals and of animals bearing Il-2 receptor positive tumors with high or low metastatic capacity. Br J Cancer 55: 583–587

Sibille C, Chomez P, Wildmann C et al. (1990) Structure of the gene of tum$^-$ transplantation antigen p 198: a point-mutation generates a new antigenic peptide. J Exp Med 172: 35–45

Slavin S, Nagler A (1991) New developments in bone marrow transplantation. Curr Op Oncol 3: 254–271

Stevenson HC, Foon KA, Kanapa DJ, Favilla T, Beman I, Oldham RK (1984) The potential value of cytapheresis for adoptive immunotherapy of cancer patients. Plasma Ther Transfusion Technol 5: 237–250

Stickney DR, Foon KA (1992) Biologic response modifiers: therapeutic approaches to lymphoproliferative diseases. Current Opinion Onco 4: 847–855

Suto R, Srivastava PK (1995) A mechanism for the specific immunogenicity of heat shock protein-chaperoned peptides. Science 269: 1585–1588

Szikora J, Van Pel A, Birchard V et al. (1990) Structure of the gene of tum$^-$ transplantation antigen P35B: presence of a point mutation in the antigenic allele. EMBO J 9: 104

Tepper R, Pattengale P, Leder P (1989) Murine interleukin-4 displays potent anti-tumor activity in vivo. Cell 57: 503–512

Townsend SE, Allison JP (1993) Tumor rejection after direct costimulation of CD8+ T cells by B7-transfected melanoma cells. Science 259: 368–370

Turka LA, Linsley PS, LinH, Brady W, Leiden JM, Wei RQ, Gibson M, Zheng XG, Myrdal S, Gordon D et al. (1992) T cell activation by the CD28 ligand B7 is required for cardiac allograft rejection in vivo. Proc Natl Acad Sci USA 89: 11102–11106

Van der Bruggen P, Traversari C, Chomez P et al. (1991) A gene encoding an antigen recognized by cytolytic T lymphocytes on a human melanoma. Science 254: 1643

Versteeg, R, Kruse-Wolters KM, Plomp AC et al. (1989 a) Suppression of class I human HLA by c-myc is locus specific. J Exp Med 170: 621–635

Versteeg R, Peltenberg L, Plomp AC, Schreier PI (1989 b) High expression of the c-myc oncogene renders melanoma cells prone to lysis by NK cells. J Immunol 143: 4331–4337

Hämostaseaktivierung in der Onkologie. Angewandte Blutgerinnung in Diagnostik und Therapiekontrolle

W. MÜLLER-BEISSENHIRTZ

Zusammenfassung. Als klinische Komplikationen sind Thromboembolien bei malignen Tumorerkrankungen und Leukämien bekannt. Im Labor läßt sich die ursächliche Gerinnungsaktivierung frühzeitig erfassen. Thromboembolien müssen folglich nicht als schicksalhafte Komplikationen hingenommen werden, sondern eine konsequente interventionelle Diagnostik und Therapiekontrolle mit Hilfe weniger Laborparameter läßt auch in der Onkologie Manifestationen thromboembolischer Komplikationen verhindern bzw. reduzieren. Ein Konzept wird vorgeschlagen und diskutiert. Eingangs wird versucht, Begriffe zu definieren zum besseren Verständnis der gerinnungsphysiologischen bzw. pathophysiologischen Zusammenhänge.

Das Konzept heißt: regelmäßige, interventionelle Überwachung von gefährdeten Patienten, von Tumor- und Leukämiepatienten mit einem *Marker der Gerinnungsaktivierung.* Diese Überwachung geschieht mit dem Ziel, rechtzeitig präthrombotische Zustände zu erkennen, um durch therapeutische Intervention thromboembolische Komplikationen zu verhindern, denn in der Regel soll auch diesen schwerkranken Patienten noch geholfen werden.

Um ein Konzept zu entwickeln, sind zunächst zu definieren und zu ordnen:

- die pathophysiologischen **Begriffe,**
- die labordiagnostischen **Mittel,**
- die klinischen Fragestellungen und **Ziele.**

Begriffe

Entsprechend pathophysiologischen Stadien sind in logischer Reihenfolge zu trennen

- effektiv statische, netto inaktive Zustände:

  1) hämostatisches *Gleichgewicht,*
  2) hämostatisches *Ungleichgewicht (Thrombophilie)*

- von Phasen einer gerichteten Aktivierung der Blutgerinnung und/oder Fibrinolyse:
  3) *kompensierte Gerinnungsaktivierung als präthrombotischer Zustand,* entweder lokal oder disseminiert, klinisch ineffektiv, ohne Bildung thrombotischen Materials, obwohl schon mit begrenztem Umsatz und Verbrauch

4) klinisch effektive, *dekompensierte Gerinnungsaktivierung* mit Thrombenbildung als Thromboembolie, dissiminierter intravasaler Gerinnung (DIC) oder Verbrauchskoagulopathie.

Das heißt, die potentielle Aktivierung ist von der tatsächlichen zu trennen. Ein präthrombotischer Zustand ist nicht gleich, sondern mehr als eine Thrombophilie oder umgekehrt definiert ist, eine Prädisposition zur Thrombose (Thrombophilie) weinger als eine Präthrombose. Aktivierungsmarker, Thrombinmarker erfassen eine Thrombinbildung, d.h. eine Thrombosebildung und keine Thromboseneigung. Häufig gelesen, aber unscharf formuliert ist auch "hypercoagulable or prethrombotic state". Eine meßbare Gerinnungsaktivierung ist unterbewertet, wenn man sie nur als Hyperkoagulabilität versteht.

Koagulabilität, Hyperkoagulabilität und Koagulation sind als 3 verschiedene Phasen deutlich voneinander zu trennen.

Laboratoriumsdiagnostik

Entsprechend diesen Stadien sollten auch die laboratoriumsdiagnostischen Mittel nicht planlos, sondern geordnet und gezielt entsprechend klinischen Fragestellungen eingesetzt werden. Dieses gilt für Studien ebenso wie für die praktische Anwendung in der Klinik:

1) und 2) Gleichgewicht bzw. Ungleichgewicht kann diagnostiziert werden durch das Potential von Gerinnungsfaktoren (Enzyme, Substrate, Aktivatoren, Inhibitoren) wie z.B. AT III, Protein C, PAI, Fibrinogen, Faktor VII, Plasminogen etc.

3) und 4) die kinetische Dynamik der Gerinnungsaktivierung kann diagnostiziert werden durch Produkte, Komplexe und einen Substratverbrauch wie z.B. TAT, F1 + 2, Fibrinmonomere, D-Dimere, Thrombozytenabfall etc.

Es ist selten sinnvoll, alle diagnostischen Marker einzusetzen. Zur Potentialdiagnostik einer Thrombophilie müssen häufig viele, zur Diagnostik und Therapiekontrolle der Gerinnungsaktivierung in der Regel wenige aussagekräftige Parameter bestimmt werden.

Klinische Fragestellungen und Ziele hämostaseologischer Diagnostik in der Onkologie

Als klinisches Problem liegt in der Regel nicht eine Thrombophilie (Ausnahme z.B. das unter Asparaginasetherapie erzeugte hämostatische Ungleichgewicht), sondern eine paraneoplastische oder therapieinduzierte (Operation, Zytostase) Aktivierung der Gerinnung und/oder Fibrinolyse vor. Diagnostische Fragen und Ziele sind:

- "Tumorsuche" Frühdiagnose;
- präthrombotischer Zustand;
- Thromboembolie, DIC;
- Therapiekontrolle.

Ziele dieser gerinnungsphysiologischen Therapiekontrolle sind

- Antikoagulation zur Verhinderung von Thromboembolien,
- Umstellung der Antikoagulation,
- Anpassung der Antikoagulation,
- Verhinderung von Verbrauchssituationen,
- Unterbrechung einer zytostatischen Therapie,
- Antikoagulation zur Verlangsamung einer Tumorausbreitung,
- keine therapeutischen Maßnahmen.

Die Ursachen von Thrombosen bzw. Gerinnungsaktivierungen in der klinischen Onkologie sind unterschiedlich:

- obligate Gerinnungsaktivierung bei Promyelozytenleukämie,
- obligate Gerinnungsaktivierung nach zytostatischer Therapie auch anderer blastärer Leukämien,
- eine im engeren Sinne paraneoplastische fakultative Gerinnungsaktivierung bei verschiedenen Karzinomen,
- eine mechanisch bedingte Thrombose, z.B. Vena-cava-Einbruch eines Hypernephroms,
- eine viskositätsbedingte Thrombose, z.B. bei M. Waldenström,
- postoperative Thrombosen.

Die klinisch relevanten diagnostischen Fragen sind einfach und stets gleich: Entwickelt sich eine Gerinnungsaktivierung oder liegt bereits eine vor?
Auch die Therapie ist im Grunde genommen stets gleich: Heparin oder keine Antikoagulation.
Zu entscheiden ist eigentlich nur, welches Heparin wie hoch dosiert wie lange zu geben ist. Dazu bietet sich an und hat sich bewährt ein quantitatives Monitoring der Gerinnungsaktivierung.

Eine paraneoplastische Thrombophilie resultiert vielleicht u.a. aus Thrombozytose und Hyperfibrinogenämie, bedeutet aber noch keine tumorinduzierte Gerinnungsaktivierung, welche durch Thrombinmarker erkannt werden kann.

Eine Thrombophilie wird prophylaktisch behandelt, um eine Aktivierung zu verhindern. Ist diese Aktivierung manifest, muß sie therapiert werden, um wieder in einen Ruhezustand zurückzukehren und die Progression zur thromboembolischen Komplikation zu verhindern.

Solche ordnenden Überlegungen sind notwendig, denn wir sollten heute das große diagnostische Arsenal hämostaseologischer Parameter nutzen, nicht nur um uns wissenschaftlich unter Experten die verschiedensten Zusammenhänge immer wieder neu darzustellen und andererseits in der klinischen Praxis das paraneoplastische oder postoperative Auftreten von Thromboembolien als bekannt zu registrieren und als Schicksal und zweithäufigste Todesursache bei Tumorpatienten hinzunehmen. Sondern wir sollten die neuen diagnostischen Mittel gezielt und interventionell zur Therapiesteuerung nutzen. Gezielte klinische Studien sollten diese praktische Nutzung untermauern.

Das vorgeschlagene Konzept heißt daher: Überwachung aller gefährdeten (Tumor)patienten durch regelmäßige quantitative Erfassung der Gerinnungsaktivierung mit wenigen, aber aussagekräftigen Parametern:

- Fibrinmonomere quantitativ und Thrombozytenzahl,
- oder Fibrinmonomere und D-Dimere halbquantitativ als Agglutinationstests und Thrombozytenzahl.

Das Fibrin als Endprodukt einer Gerinnungsaktivierung ist meiner Meinung nach als Fibrinmonomer der aussagekräftigste Marker für Diagnostik und Therapiekontrolle. Eine quantitative (halbquantitative) D-Dimer-Bestimmung kann als mittelbares Maß der gebildeten Fibrinmenge eingesetzt werden, wenn nur eine qualitative Fibrinmonomererfassung möglich ist (Hämagglutinationstest). Die D-Dimere funktionieren hier über die sekundäre Fibrinolyse als Maß für freies Thrombin, als quantitativer Thrombinmarker.

Im Einzelfall können diese Überwachungsparameter gezielt und indiziert ergänzt werden durch

- Thromboplastinzeit (Quickwert),
- PTT,
- Fibrinogen,
- AT III,
- D-Dimer,
- FSP,
- Plasminogen.

Ich halte regelmäßige Kontrollen der Gerinnungsaktivierung als Kontrolle einer Vitalfunktion klinisch für mindestens ebenso bedeutend wie folgende Laborkontrollen wie z.B.:

- täglich 3 Blutzuckerwerte bestimmen,
- tägliche Quick-Werte und PTT (2mal) bei Antikoagulation,
- Elektrolyt-, Kreatinin- und Blutbildkontrollen.

Durch Einsparung überflüssiger Laboruntersuchungen wie z.B. Harnstoffbestimmungen neben Kreatinin, Chlorid, Cholesterin, Triglyceride etc. läßt sich diese VitalfunktionÜberwachung sicherlich sogar kostenneutral durchführen.

Auf einige Besonderheiten möchte ich noch hinweisen. Häufig wird zur Behandlung einer paraneoplastischen Thrombose neben Heparin auch die orale Antikoagulation mit Cumarinderivaten empfohlen. Andererseits werden jedoch in allen Studien bei der Bewertung der oralen Antikoagulation Tumorpatienten ausgeschlossen, weil hier erfahrungsgemäß Thrombosen auch unter regelrechter Therapie auftreten können. Ein Widerspruch, der nie oder selten angesprochen wird.

Verschiedene Tumorprokoagulanzien, was immer das bedeutet, lassen sich eben nicht mit einem therapeutischen Vitamin-K-Mangel unterdrücken. wenn bei einer INR von 3,0 als Maß einer völlig ausreichenden Antikoagulation sich noch Fibrinmonomere oder D-Dimere ansteigend nachweisen lassen, muß auf

Heparin umgesetzt werden, welches direkt und endlich am Thrombin die Fibrinbildung unterbricht, es muß direkt ein Antithrombin quasi am Ende der Gerinnungskaskade (Heparin !) eingesetzt werden.

Wird eine primäre Aktivierung auch der Fibrinolyse erwogen, hat sich die parallele Bestimmung der konventionellen Fibrin/Fibrinogenspaltprodukte (FSP) parallel zur quantitativen D-Dimer-Bestimmung bewährt. Ergibt der quantitative Vergleich ein deutliches Überwiegen der FSP, so ist von einer primären Fibrinolyseaktivierung auszugehen und eine zusätzliche Behandlung mit Antifibrinolytika zu erwägen.

Weiterhin ist natürlich zu beachten, daß eine Diagnostik der hämostaseologischen Aktivierung nur bei Patienten sinnvoll durchgeführt werden sollte, bei denen auch therapeutische Konsequenzen in Betracht kommen und auch vollzogen werden.

In der hämatologischen Onkologie ist bei oft sehr ausgeprägten Thrombozytopenien eine Heparinprophylaxe sehr vorsichtig anzupassen, häufig bleibt nur die Aktivierung zu registrieren und im Verlauf zu bewerten. Eventuell sind Ungleichgewichte, Potentialdefizite auszugleichen. Eine Zytostasetherapie wird in der Regel planmäßig durchgezogen, eine Asparaginasetherapie bei hämostaseologischen Problemen jedoch gelegentlich unterbrochen.

Entnahmeartefakte sind zu bedenken und vor therapeutischen Konsequenzen auszuschließen.

Sachverzeichnis

Springer-Verlag und Umwelt

Als internationaler wissenschaftlicher Verlag sind wir uns unserer besonderen Verpflichtung der Umwelt gegenüber bewußt und beziehen umweltorientierte Grundsätze in Unternehmensentscheidungen mit ein.

Von unseren Geschäftspartnern (Druckereien, Papierfabriken, Verpackungsherstellern usw.) verlangen wir, daß sie sowohl beim Herstellungsprozeß selbst als auch beim Einsatz der zur Verwendung kommenden Materialien ökologische Gesichtspunkte berücksichtigen.

Das für dieses Buch verwendete Papier ist aus chlorfrei bzw. chlorarm hergestelltem Zellstoff gefertigt und im pH-Wert neutral.